尘螨与变态反应性疾病

主　编　崔玉宝

科学出版社

北　京

内 容 简 介

本书共 14 章，介绍了尘螨、尘螨变应原、尘螨源变态反应性疾病等内容，既覆盖了尘螨及其过敏原的基础研究进展，又涉及相关疾病临床诊断和治疗的前沿知识。

本书既可作为蜱螨学、昆虫学、寄生虫学、预防医学等教学研究人员的工具书，也可供变态反应科、呼吸内科、皮肤科、儿科和检验科医生参考使用。

图书在版编目(CIP)数据

尘螨与变态反应性疾病 / 崔玉宝主编. —北京：科学出版社，2018.12

ISBN 978-7-03-060297-8

Ⅰ. ①尘… Ⅱ. ①崔… Ⅲ. ①螨病–变态反应病 Ⅳ. ①R757.3 ②R593.1

中国版本图书馆 CIP 数据核字（2018）第 297300 号

责任编辑：康丽涛 / 责任校对：杨 赛

责任印制：徐晓晨 / 封面设计：陈 敬

科学出版社出版

北京东黄城根北街 16 号

邮政编码：100717

http://www.sciencep.com

北京凌奇印刷有限责任公司印刷

科学出版社发行 各地新华书店经销

*

2018 年 12 月第 一 版 开本：787×1092 1/16

2018 年 12 月第一次印刷 印张：16 3/4

字数：394 000

POD定价： 118.00元

（如有印装质量问题，我社负责调换）

《尘螨与变态反应性疾病》编写人员

主　编　崔玉宝

副主编　周　鹰　田　曼

编　委　（以姓氏笔画为序）

王　楠　江苏医药职业学院
田　曼　南京医科大学附属儿童医院
吴松泉　丽水学院
佟训靓　北京医院
张文娜　北京医院
周　鹰　无锡市儿童医院
俞黎黎　江苏医药职业学院
崔玉宝　南京医科大学附属无锡人民医院
彭江龙　海南医学院
滕飞翔　江苏医药职业学院

主 编 简 介

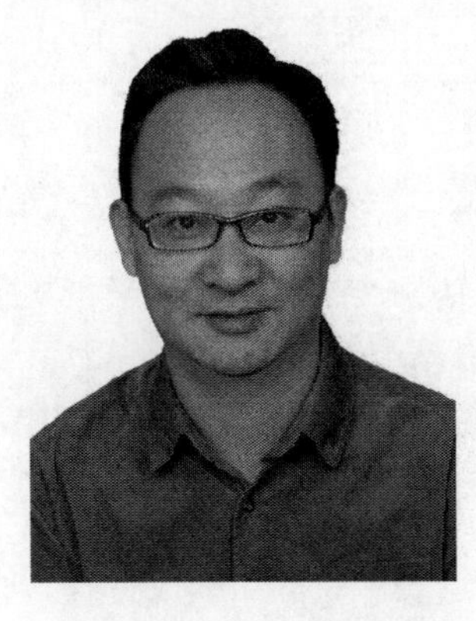

崔玉宝，男，博士，研究员，无锡市人民医院医学检验科学科带头人，江苏省第五期“333 高层次人才培养工程”第二层次中青年领军人才、江苏省“六大人才高峰”第六批高层次人才培养对象，2010 年 1 月至 2011 年 6 月先后在美国得克萨斯州立大学（University of Texas at San Antonio，UTSA）、美国克莱姆森大学（Clemson University，CU）研修。任国家自然科学基金同行评议专家、浙江省自然科学基金同行评议专家，先后被聘为中华医学会微生物与免疫分会青年委员、中国老年保健医学研究会检验医学分会委员、江苏省免疫学会转化医学分会委员、中国研究型医院学会过敏医学专业委员会委员、江苏省医师协会检验医师分会委员、《现代生物医学进展》和《检验医学与临床》等多家杂志编委，以及多家核心期刊、SCI 收录期刊的审稿人。

主要从事尘螨与变态反应性疾病研究，先后主持国家自然科学基金 4 项、江苏省重点研发计划（社会发展）等省厅级课题 6 项，发表学术论文 130 余篇，以第一作者/通信作者在 *Allergy*、*Clinical Reviews in Allergy and Immunology*、*Immunologic Research* 等 SCI 收录期刊发表论文 47 篇，申请专利 14 项（已授权发明专利 1 项、实用新型专利 3 项），副主编教材 5 部。

前言

变态反应性疾病患者占全球人口总数的10%～30%，并且随着全球气温的升高、人们生活水平的改善和诊断技术的提高，其发病率呈逐渐升高的趋势。作为一种生物体，尘螨广泛存在于居室内，尤其是分布在卧具、空调和地面等处。尘螨分泌物、排泄物及尸体的降解产物等均是强烈的变应原，过敏体质者吸入后可发生Ⅰ型变态反应，引起哮喘、鼻炎、异位性皮炎、湿疹、慢性荨麻疹、川崎病等疾病。据估计，10%的全球人口对尘螨过敏，80%的哮喘患者由尘螨致敏引起。尽管尘螨引起变态反应性疾病已广为人知，但由于尘螨种类繁多，其鉴定依据有赖于显微镜下形态观察，需要长期经验积累，国内从事尘螨研究的人员偏少，绝大多数书籍、文献仍依据《贮藏食物与房舍的螨类》进行尘螨分类和形态描述。因此，开展尘螨生理学、解剖学、生态学、发育生物学等的基础研究，对于尘螨控制、疾病预防及开发新型免疫治疗方法具有重要意义。

随着科学技术的迅猛发展和实验手段的更新，新的螨种不断被发现，人们对尘螨的形态描述、分类体系进行了大量的研讨、修订，对尘螨过敏原的鉴定已经从传统的免疫学方法发展到晶体结构解析和关键表位的置换，对尘螨源变态反应性疾病的诊断已经从经典的皮肤点刺试验发展到高通量的组分分辨诊断（component resolved diagnosis，CRD），对免疫治疗变态反应性疾病也从传统的皮下注射治疗发展到今天的舌下含服药物。

在编写过程中，作者力求翔实，但鉴于水平有限，不足之处在所难免，恳请同行批评指正，以便再版时修订。

此外，在本书编写过程中，东南大学医学院附属盐城医院赵盼雯、夏伟、易中权，以及盐城市亭湖区南洋中心卫生院张承伯等同志在图片拍摄方面做了大量工作，安徽理工大学医学院王健教授审阅了本书部分章节，在此一并致谢！

崔玉宝

2018年7月

目　录

第一篇　尘　螨

第二篇　尘螨变应原

第三篇　尘螨源变态反应性疾病

第一篇

尘　　螨

第一章 绪 论

螨类隶属于节肢动物门（Arthropoda）、有螯亚门（Chelicerata）、蛛形纲（Arachnida）、蜱螨亚纲（Acari），据估计，地球上的螨类有 540 000～1132 000 种，目前已记述和正式命名的有 45 000 种。除昆虫纲外，蜱螨是节肢动物门生物多样性最丰富的种群。

蜱螨亚纲有 2 个总目，下设 6 个目，即寄螨总目（Parasitiformes）和真螨总目（Acariformes），前者包括节腹螨目（Opilioacarida）、巨螨目（Holothyrida）、真蜱目（Ixodida）和中气门目（Mesostigmata），后者包括绒螨目（Trombidiformes）和疥螨目（Sarcoptiformes）。"尘螨"一词，译自英文"house dust mite"，指孳生于居室地毯、床、纺织品和家具等处积尘中的螨类，优势螨种如屋尘螨（*Dermatophagoides pteronyssinus*）、粉尘螨（*D. farinae*）和梅氏嗜霉螨（*Euroglyphus maynei*），隶属于疥螨目、羽螨总科（Analgoidea）、无气门股（Astigmatina）、麦食螨科（Pyroglyphidae）。因此，狭义上的尘螨系指麦食螨科螨类。

根据世界各地报道的螨类检出率及孳生数量，热带无爪螨（*Blomia tropicalis*）为热带和亚热带地区的优势螨种，其隶属于疥螨目、食甜螨总科（Glycyphagoidea）、垫螨科（Echimyopodidae）；食甜螨科（Glycyphagidae）的食甜螨属（*Glycyphagus*）和嗜鳞螨属（*Lepidoglyphus*）在温带地区农村房舍灰尘内孳生数量较多，这些螨种以往多见于储藏食物、谷物、麦秸、中药材等，被称为储藏物螨类（storage mite），螨类专家陆联高称之为"仓储螨类"，简称"仓螨"。

从房舍尘埃中检出的螨类多达 100 种以上，既包括麦食螨，也包括储藏物螨类。国外近年采用"住家螨类"（domestic mite）一词合并尘螨和储藏物螨类。为了尊重人们的习惯，本书仍然沿用"尘螨"一词泛指屋尘中孳生的所有螨类。

第一节 尘螨研究简史

尘螨与人类的关系由来已久，可以追溯到人类开始建造房屋和储存食物时。但现在已无从考证是不是人类自己将尘螨带入室内，从而引发了哮喘和其他变态反应性疾病。考古学家在欧洲新石器时代遗址，甚至在木乃伊遗骸肠腔内容物中，都已经证实储藏物螨类的存在。明确人类究竟是在新石器时代与尘螨发生了关联，还是在 20 世纪因房屋设计和建筑发生了尘螨致敏现象，将有助于人们更加全面地了解尘螨生物学。这两种假设现在均无法验证，但是与以往相比，现代房屋更加温暖、潮湿和不通风。

20 世纪 20 年代，人们采用屋尘粗提浸液对变态反应性疾病患者进行皮试，发现结果呈阳性反应，并且发现 30%以上的受试者屋尘皮试阳性。Voorhorst（1964）和 Oshima（1964）第一次描述屋尘变应原来源于螨类，1967 年，*Journal of Allergy and Clinical Immunology* 刊发了第一篇关于尘螨与呼吸道变态反应性疾病的论文。时至今日，屋尘中含有螨类，并可以致敏人体已成为生活常识。

（一）1650～1750 年

房舍和储藏物螨类的记录在古希腊著作中就已经出现。17 世纪，伴随着光学技术的进步和显微镜的出现，螨类图片开始出现。August Hauptmann （1657）绘制了第一幅螨类的草图，这张草图当时被认为是疥螨（scabies mite），但从其外形（不是疥螨的半球形）、很长的后半体刚毛和三对足来看，图中描绘的更可能是一种非寄生的粉螨幼虫，可能属于食酪螨属的某种，或食甜螨的嗜鳞螨属（*Lepidoglyphus*）。

Antony van Leeuwenhoek（1632～1723）是显微技术的先驱、微生物学的创始人，他发明了一种透镜研磨技术，并制造出单孔显微镜，这种显微镜能够将观察对象放大 270 倍。从 1673 年到去世，他在荷兰向伦敦皇家学会写了约 200 封信来描述自己的研究。1693 年，Leeuwenhoek 向皇家学会写信描述了在自己家中发现的一种尘螨（可能是食酪螨属螨类）的生殖生物学情况。Leeuwenhoek 对这些螨类做了一系列细致而详尽的观察，发现房子里孳生着数量丰富的螨类，他可以很容易找到它们，尤其是在奶酪和其他食品里。事实上，根据皇家学会的档案记录，Leeuwenhoek 利用显微镜观察到并拍摄了一些牛的视神经组织上的螨类片段。Leeuwenhoek 记录，在他制备组织切片之前螨类就已经感染了他的动物标本，这可能是已知最早的尘螨标本。

Robert Hooke（1635～1703）是一位自然哲学家和建筑师。1662 年，他成为伦敦皇家学会实验部门的管理员，后来又成为秘书。1665 年，他出版了著作 *Micrographia*。在这本著作中，有一幅尘螨的精细图片及他的观察报告，其中对这种螨类的记述代表了当时大多数人的想法：小的、“原始”的生物，是从腐烂物中自生而来。Henry Baker 在他的著作 *The Microscope Made Easy* 中，描述了尘螨摄食时螯肢的交替运动，这一著作于 1742 年在伦敦首次出版。

在 18～19 世纪，使用显微镜是一种非常时尚的娱乐方式。因为螨类无处不在，很容易被发现，对于显微镜爱好者来说是很好的观察对象。储藏物螨类因此成为了显微观察爱好者们共同的研究对象。

（二）19 世纪

随着显微镜的越来越常见及其光学质量的不断提高，人们开始观察到螨类的广泛存在及其多样性。19 世纪，蜱螨学（Acarology）作为一门学科得到了发展，欧洲出现了一群为数不多但非常高效多产的蜱螨学家（acarologist），他们开展了大量的分类学和生物学研究。作为领袖人物之一的英国学者，Albert Davidson Michael 出版了著作 *British Tyroglyphidae*，包括现在食甜螨总科（Glycyphagoidea）、粉螨总科（Acaroidea）和食菌螨总科（Anoetoidea）的螨类，以及其他多种螨类。Michael 的著作是早期有关粉螨和食甜螨生物学和生活史的最翔实的资料之一。在意大利，Antonio Berlese 和 Giovanni Canestrini 共同奠定了无气门股（Astigmatina）的分类学基础；而德国的 Paul Kramer 和法国的 Philippe Megnin 为认识粉螨和食甜螨的生活史和发育做出了贡献，他们描述了在生命周期中具有感染性的、分散的第二若螨（deutonymph）休眠体的性质和功能。食甜螨可作为小型哺乳动物巢穴和人类家居共同的孳生物，人们从这时开始就认识到两种生物之间存在着一定的关系。Michael 记述了几种食甜螨的生活史，他提及这些螨类在房舍和储藏物中大量孳生，并在简易座桥表面分离出了家食甜螨（*Glycyphagus domesticus*）。

与此同时，Trouessart 进行了大量的羽螨生物学和分类学的研究，这种螨类与哺乳动物寄生螨一起被归入家庭疥螨科（Sarcoptidae），他将屋尘螨（*Dermatophagoides pteronyssinus*）描述为 *Mealia pteronyssina*，后来 Bogdanoff 发现这个名字与莫斯科皮炎患者皮肤上的谢氏尘螨（*D. scheremetewski*）是同物异名。

（三）20 世纪

数百年前，人们就知道接触屋尘可以引起哮喘发作。20 世纪 20 年代，人们发现哮喘发作与接触变应原有关，并提出在屋尘中存在一种不同的变应原。第一次揭示哮喘与螨类关系的研究由 Ancona 于 1923 年开展，他描述了在搬运谷物袋的意大利村民们中发生的“流行性哮喘”，这些村民都严重感染了球腹蒲螨（*Pyemotes ventricosus*）。荷兰莱顿大学药理学家 Storm van Leeuwen 等描述了一位农民哮喘患者，其吸入的燕麦粉尘尘样孳生有大量粗脚粉螨（*Acarus siro*）和食甜螨（*Glycyphagus* sp.），并推测螨虫可能与屋尘变应原有关，尤其是湿度较大的房子里的屋尘，但是他未能证明螨虫与屋尘变应原之间的联系。人们从这一时期开始对屋尘进行采样分析，采取减少屋尘暴露的方法治疗哮喘患者，并研究影响屋尘提取物皮试阳性率的因素，如气候、海拔和土壤类型等（影响室内湿度的所有因素）。

Dekker（1928）首次报道从哮喘患者床下扫出的灰尘中检测到尘螨，提出螨类是引起哮喘发生的重要原因之一，并估计 60%以上患者的哮喘是由螨类引起的。他建议清扫屋尘以去除螨类，并报道执行这一方法的许多患者出现了明显的临床症状改善。Posse（1946）也提出屋尘中的螨类可能是导致哮喘的主要原因之一。在 20 世纪 30 年代至 60 年代初，针对室内发现螨类的论著几乎都集中在储藏食品，原因是第二次世界大战和实行食品配给制直到 1954 年才在英国结束，在此期间要确保稀缺的食物资源不会腐败变质。发现尘螨是变应原的主要来源归功于两个研究小组，一个在荷兰的莱顿，另一个在日本的东京，他们虽然在不同的地点，但是同时且独立地进行研究。Oshima（1964）在对在校儿童皮肤瘙痒症的一次调查中发现，尘螨在日本横滨学校的地板灰尘中大量存在。在某种程度上，这项研究是受 Sasa（1950）研究的启发，Sasa 研究了尘螨和人肺螨病疑似病例之间的联系，并且描述了被东京大学医院收治的一位女性支气管哮喘患者身上发现的尘螨。Oshima（1967）指出他在莱顿团队于 1964 年 12 月发表论文后得知了其生态学研究成果。Miyamoto 等（1968）报道了粉尘螨致敏性及其在哮喘中的作用，并提及他们的研究是“被 Voorhorst 和他的同事激发的”。

1956 年，Reindert Voorhorst 在荷兰莱顿教学医院（现莱顿大学医学中心）耳鼻喉科开始呼吸道变态反应性疾病的临床和科研工作时，他对屋尘变应原的来源非常感兴趣，致力于屋尘变应原可能的生物学来源，如真菌、动物皮屑、昆虫及螨类。螨类分类鉴定在当时仍然是个空白，Voorhorst 就请教蜱螨学家，何种螨类最有可能孳生在屋尘中。1959 年 9 月，Voorhorst 去了英国伦敦附近的斯劳（Slough），拜访专门从事储藏物昆虫和螨类研究的英国害虫危害实验室（Pest Infestation Laboratory），掌握到了储藏食物中最常见的 3

种螨类。与此同时，Voorhorst 对变态反应性疾病的本质有了更深的认识，并于 1962 年出版专著 *Basic Facts of Allergy*，该书最后一章记述了腐食酪螨、家食甜螨和粗脚粉螨粗提浸液皮试的研究结果，该结果表明虽然此 3 种螨类可能是变应原，但不是屋尘变应原的来源。他确信屋尘变应原一定来源于某种生物，并非如乌德勒支大学校医院皮肤科化学家 Luc Berrens 所提出的假设：屋尘的变应原的根源在于其中的生化分解物。Voorhorst 决定寻找其他的螨类，尤其是屋尘中孳生的螨类，而不是储藏物中的螨类。

1962 年，从事动物生态学研究的 Don Kuenen 教授帮助 Voorhorst 找了一位年轻的女硕士研究生 Marise Boezeman。Boezeman 应用农业昆虫学研究中简单、最直接的方法从屋尘中寻找螨类，即显微镜直接观察方法，很快就发现了 1 种螨类，经请教荷兰国家自然历史博物馆（National Museum of Natural History），确定该螨类以前未曾记述。后来，她从湿度较大的屋子里发现了更多的含有变应原成分的螨类。Voorhorst 确信这些就是他寻找多年的螨类，荷兰及国外的蜱螨学家鉴定这些螨类属于尘螨属。1963 年，Boezeman 获得了理学硕士学位，接着她为实验室培养这些螨类做了大量的准备工作，培养出来的螨类可用于变应原提取。Boezeman 后来做了一名普通生物学教师，但 Voorhorst 一直从事变态反应学研究工作。1963 年底，他邀请理学硕士 Spieksma F. T. M.深入开展室内螨类生态学研究，并开始大规模培养这些螨类。就这样，变态反应学家 Voorhorst 和生态学家 Spieksma 合作，研究获得了许多原创性的成果，证实了这些未知的螨类是屋尘变应原的罪魁祸首。

Dekker（1928）从哮喘患者床下扫出的灰尘中鉴定出尘螨和食甜螨，并认为其是屋尘中最常见的螨类。在此之前，还没有学者尝试用定量和重复采样方法对尘螨的分布和数量进行研究。莱顿团队的主要贡献是明确屋尘变应原与食甜螨、尘螨产生的变应原不同，并进一步明确了螨类是屋尘变应原的主要来源。他们的理由是屋尘含有其他未知的螨种，且尘螨广泛存在于人类居住环境。为了进一步证实这一观点，Spieksma 不得不进一步调查有多少家庭有螨类孳生，每个家庭中螨类的分布和数量以及具体的螨种。然而，Spieksma 第一次只调查了一个家庭，从 5～11 月每隔 3 周检测一次这里的螨类种群密度。Spieksma 面临的首要难题是解决灰尘采样和从中分离螨类的技术。在这之前有少量关于土壤和凋落物中非寄生螨类的生态学研究，这与 Spieksma 的研究大相径庭，Spieksma 在房舍螨类生态学研究中借鉴了这些研究方法，其后又对其进行了改良。他们对莱顿地区三栋房屋中的螨类种群动态进行了为期一年的监测（1964～1965），其后又对 150 个家庭中的螨类种群进行了监测，很快证明了这些房舍螨类的种群密度和室内潮湿度有关。

莱顿团队的研究报告显示，所有家庭均有螨类孳生，他们制作了 9209 张玻片标本，在每个家庭中都发现了屋尘螨，占麦食螨类总数的 88%；在 53%的家庭中发现了梅氏嗜霉螨，占麦食螨类总数的 11%，而只在 2%的家庭中发现了粉尘螨，只占麦食螨类总数的 1%。由于尘样采集方法不同，此次报道尘螨孳生数量低于世界各地后来的报道。

1964 年，在西班牙召开的欧洲变态反应学术会议上，Voorhorst 见到了民主德国 *Allergie and Asthma* 杂志的编辑，该杂志同意刊载他的初步研究报告。尽管 Voorhorst 坚信屋尘变应原来源于螨类，但学术界当时对此持怀疑态度。在几次全国性和国际性的会议上，关于屋尘变应原起源于螨类这一问题，同行专家进行了激烈的争论。比利时蜱螨学家 Alex Fain 鉴定该螨为屋尘螨。1966 年，*Allergy* 杂志收到第一篇关于此问题的完整研究报告，并于

1967 年 6 月刊登，也就在这个月里，Spieksma 获得了莱顿大学授予的博士学位。该文的其他作者：①Hendrik Varekamp，他继承了 Storm van Leeuwen 在 20 世纪 30 年代在此研究领域的知识，在这项研究中承担了大量的流行病学调查工作；②Maarten Leupen，建筑师，主要对研究中涉及的房屋湿度进行分类；③Ankie Lyklema，技师，主要承担尘样的采集与实验室内的加工处理工作。

1969 年，Voorhorst 等在 *House Dust Atopy and the House Dust Mite* 一书序言中记述了尘螨的发现过程及其在哮喘及变态反应中的作用。但是“尘螨引起哮喘”的学说在生物学上仍然被认为并不具有合理性，一直持续到 20 世纪七八十年代。现在，很少有医生不了解尘螨在变态反应性疾病中的重要作用。尽管如此，人们仍然没有意识到尘螨就是最重要的变应原来源，或者认为尘螨变应原暴露是变态反应发生及疾病症状发生最重要的原因，而不是复杂的、多因素影响的。

20 世纪 60 年代中期，科学家还进行了另外两个尘螨生态学研究。第一个是在比利时，Fain 在布鲁塞尔（Brussels）、安特卫普（Antwerp）、马利纳（Malines）、鲁汶（Louvain）和拉路维尔（La Louviere）等地区的 20 个家庭进行采样，结果显示螨类种群组成、孳生率与莱顿团队的研究结果相似。第二个是在日本，Yokohama 在寻找引起小学生皮肤瘙痒症的寄生虫时，从榻榻米上发现了尘螨属螨类。这是欧洲以外的地区第一次证实屋尘中孳生着螨类。

莱顿和东京的研究结果促使世界各地学者开始研究当地的尘螨种群。一个地毯式调查研究的时代开始了。大多数研究人员试图回答同样的问题：家庭中有多少种螨类？它们是哪些种类？有多少家庭孳生有螨虫？到 1970 年底，许多调查研究的成果发表，其研究范围小到几个样品的动物种群分析，大到对许多住宅的全面定量研究。这些调查只是反映了某一地区、特定时间内相对较少家庭中螨类种群情况，其研究结果通常包括螨类名录、孳生数量，往往用单位质量屋尘中的螨类数量、每种螨所占比例和每种螨孳生率来表示。

20 世纪 60 年代末，人们对与螨类分布和丰度相关的因素进行研究，并认为室内微生境是不均匀的。在此之前，人们就已经认识到了比较床、床上用品、家具和地毯中的螨类种群分布的必要性。有些学者通过检测床和床上用品中螨类分布，对此生境进行进一步的研究，报道了床垫的表面形态和缝隙、纽扣周围的积灰与螨类分布的关系。因为在陈旧、潮湿的房子里螨类的种群密度更高，室内湿度和温度的重要意义很快就得到了认可。

20 世纪 70 年代，人们开始对更具流行病意义的一系列变量进行研究。对哮喘病患者家庭与非哮喘志愿者家庭进行比较，对是否有宠物、集中供暖、双层玻璃、燃气、室内植物、每户人家人数、床和地毯的使用年限、房间高度、土壤类型、气候、海拔、与河道的距离、地下水道和排水系统、住宅建筑与设计、国内卫生标准等进行比较，开展了针对这些变量与尘螨种群密度或变应原水平关系的研究。

第二节 考古遗迹中发现的螨类

Kliks（1988）从分别来自秘鲁（Peru）、阿留申群岛（Aleutian Island）、肯塔基州（Kentucky）洞穴的三具木乃伊胃肠内容物及粪便残渣中发现了多种不明种类的无气门亚目螨类。Radovsky（1970）从内华达州垂发洞（lovelock cave）石缝里的人类粪便化石中找到了螨类孳生的证据。在内华达州金字塔湖（Pyramid Lake）的木乃伊粪便中发现了一种螨虫，后来证明是无气门股脂螨属（*Lardoglyphus*）一新种的休眠体（后来由 L. Radovskyi Baker 命名，1990）。兽皮、皮肤和干燥的动物遗迹都有各自的螨类种群。脂螨属部分螨种可以感染皮蠹属（*Dermestes*）甲虫的幼虫，这些甲虫是储藏物的主要寄生虫，并可寄生在哺乳动物、鸟类的巢穴和人类家居中。从来自智利的木乃伊肠内容物中发现了一种新的螨类（*Lardoglyphus robustisetosus*），以及一些肉干（或称干肉饼），这与该螨种需要摄食高蛋白的要求相一致。在非洲，与干肉饼同样的食物叫作干肉（biltong），它们都是已知最早的高蛋白储藏食品。Guerra 等（2003）在巴西伯南布哥州地区岩石掩体的人类和动物粪便化石中发现了多种螨类。在距今 8500～1 1000 年前，偶尔有从事狩猎和采集活动的人类在该掩体居住，后来被用作墓地。在这些人类粪便化石中，发现了储藏物螨类的皱皮螨属（*Suidasia*），同时还有甲螨和革螨。虽然没有对这些粪便化石逐个采用放射性碳同位素测定年代，但是仍然可以证明麦食螨、粉螨和食甜螨等与农业定居点之前的人类居住地存在关联。从挪威特隆赫姆市大教堂大主教宫殿中发掘出来的约公元 1500 年的考古材料中，含有大量的梅氏嗜霉螨和粗脚粉螨。

第三节　土著人群社区中发现的螨类

人类学家经常将现存土著人群作为研究对象来推测史前人类社会的许多问题。因此，针对部落人群与尘螨关系的研究对了解螨类和人类关系的进化具有十分重要的意义。

针对尘螨暴露与哮喘关系的研究，最著名的例子是 20 世纪七八十年代在巴布亚新几内亚（Papua New Guinea）开展的研究。在 20 世纪 70 年代，部落居民的房屋中几乎没有螨类，成人哮喘患病率只有 0.2%～0.3%。在简易的公众服务中心，螨类的数量较低，这种房间的地板是由木材或混凝土制成；墙壁是由纤维黏合材料制成；屋顶是由波纹铸铁制成。而在“建筑成本较高”的澳大利亚医疗人员所居住的房屋中，螨类的孳生数量较高。然而，他们只采集了 20 个样本，凭借这么少的样本，不可能确定螨类种群密度和房屋建筑类型的相互关系。

Baiyer 河地区（西部高原）和 Waisa 地区（东部高原）成人哮喘患病率分别为 0.1%和 2%。在 1975 年和 1978 年，研究人员分两次在 Baiyer 河房屋的毛毯上取了大约 11 份尘样，从地板上取了 23 份尘样。在 1978 年和 1980 年，研究人员在 Waisa 地区房屋的毛毯上取了大约 34 份尘样，从地板上取了 67 份尘样。在 Baiyer 河地区和 Waisa 地区的毛毯里都发现了大量的麦食螨，Baiyer 河地区地板样品中腐食酪螨（*T. putrescentiae*）的密度略微偏高，这是由于房屋地板的褥草层中包含咀嚼后吐出的甘蔗和从床上脱落的草和树叶。其螨种多样性相对较高，特别是食甜螨和粉螨，除了发现食酪螨属（*Tyrophagus*）和尘螨属（*Dermatophagoides*）之外，也发现了肉食螨属（*Cheyletus*）、粉螨属（*Acarus*）、食甜螨属（*Glycyphagus*）、嗜鳞螨属（*Lepidoglyphus*）、无爪螨属（*Blomia*）和跗线螨（*Tarsonemid*）。

东部高原南奥卡帕（Okapa）地区成人群的哮喘患病率高达 7.3%，可能与尘螨致敏相关。这些地区哮喘患病率较低的原因是大部分居民只使用单一的棉毯作为床上用品。研究还发现在很少清洗的毛毯（$n = 32$）上尘螨数量很高（每克灰尘有尘螨 1380 只），而大门附近地板（$n = 60$）上则相对较低（约为每克灰尘有尘螨 27 只）。Dowse 等认为在 20 世纪六七十年代期间棉毯使用的增加为尘螨提供了生存和繁衍所需的孳生地，使这里螨类种群密度达到了与发达国家城市住宅相近的水平。

对阿莎罗河谷地区的室内尘螨进行研究，发现阿莎罗河谷地区的住房条件与南奥卡帕地区相似，但阿莎罗河谷地区房屋毯子（$n = 25$）中的尘螨密度只有每克灰尘 283 只，而南奥卡帕地区房屋毯子中的尘螨密度高达每克灰尘 1371 只。Anderson 和 Cunnington（1974）的研究样本过少，而且在 Lufa 的样本采集使用了 12V 便携真空吸尘器，而在 Goroka 的样本采集使用了更强大的直流电真空吸尘器。Green 等（1982）、Dowse 等（1985）和 Turner 等（1988）通过将毯子在大塑料袋里摇晃的方式来采样，通过清扫来采集地板上尘样。因此，缺乏标准的采样方法和所收集的毛毯、地面样本的灰尘密度不一致使对螨类种群分布差异的比较失去了意义。

在 1964～1989 年，大约有 20 篇研究论文讨论尘螨和巴布亚新几内亚高原哮喘的流行病学情况。最有价值的生态学研究成果是发现了尘螨孳生在部落社区需要依赖于引入适宜其生存和繁殖的纺织物。这些文章指出，在欧洲人来到高原后，由树皮、树叶制成的腰带和生殖器覆盖物等传统服装已逐渐被西方服装所取代。在大多数的房屋中，特别是在东部高原的房屋中，有很多种旧衣服，并且广泛使用棉毯。与麦食螨类不同，粉螨可以进入室内并在腐烂蔬菜中大量繁殖。螨类利用植物作为孳生地比利用纺织物作为孳生地更早，由此可以推断，腐食酪螨可能代表着比尘螨属更古老的螨类变应原。

Sanchez-Medina 等（1993）研究了哥伦比亚 Mitu 地区印第安人尘螨接触和尘螨致敏的情况，他们发现床垫、吊床和地板中屋尘螨变应原 Der p 1 平均水平分别为 3.2 μg/g、0.8 μg/g 和 0.05 μg/g 尘样，对螨类变应原的变态反应非常普遍。在 82 位志愿者中，有 52%的受试者对尘螨提取物的皮试反应呈阳性，19.5%的受试者对热带无爪螨呈阳性反应，此项研究只以摘要的形式进行了发表。Walter Trudeau 和 Enrique Fernandez-Caldas 有关编织吊床中螨类的研究提供了更多信息，他们发现麦食螨科和食甜螨科数量一样庞大。使用床垫代替传统吊床，与巴布亚新几内亚东部高原省份的部落人群越来越多地使用棉毯有相似之处。在这两种情况下，引入新型纺织用品都会给尘螨提供更加适宜的孳生环境，因此也增加了人群对尘螨变应原的暴露风险。

Veale 等（1996）对澳大利亚农村土著社区家庭的 Der p 1 水平进行了检测，其中两个社区来自昆士兰州约克角（Cape York）半岛（指定为 CY1 社区和 CY2 社区），两个社区来自澳大利亚中部（指定为 CA3 社区和 CA4 社区）。Cape York 尘样中 Der p 1 水平分别为 12 μg/g 和 15 μg/g，澳大利亚中部尘样 Der p 1 水平则低于 0.05 μg/g，其原因可能是 Cape York 是潮湿的热带气候，而澳大利亚中部是干旱气候。尽管在变应原浓度方面的差异较大，CA4 社区人群对尘螨皮试反应的阳性率与 CY1 和 CY2 社区人群相似，虽然这归因于对疥螨类（scabies mite，*Sarcoptes scabiei*）的交叉反应，在社区之间还存在着房屋质量的差异。在 CY1 社区，住房条件相对较好，而在 CA4 社区，住房标准非常差。针对金伯利（Kimberley）一个偏远土著社区人群的哮喘病和对尘螨 IgE 抗体反应的研究显示，虽然这个社区人群的 Der p 1 暴露水平非常高，平均为 6 μg/g，且与在珀斯（Perth）的城市人群对 IgE 的反应存在明显差异，但是其尘螨皮试反应的阳性率和哮喘病患病率都比较低。

第四节　尘螨对人类的危害

尘螨体、卵、粪及培养基等提取物均可诱导变态反应性疾病患者皮肤试验呈阳性，用免疫印迹法和放射交叉免疫电泳等技术检测到尘螨粗提浸液中有 30 多条与过敏性哮喘患者血清 IgE 发生结合的条带。估计全球总人口有 10%、过敏性哮喘患者有 90%，因尘螨致敏引起。因此，尘螨最主要的危害是引起 I 型变态反应性疾病，如哮喘、过敏性鼻炎、异位性皮炎和慢性荨麻疹等。本书第三篇将详细讨论尘螨源变态反应性疾病的流行、诊断和治疗等。

螨类寄生的现象在动物界相当普遍，其寄生的方式既有终生寄生和发育过程中某一阶段的寄生，又有自由生活的某些种类侵入宿主体内的偶然寄生和既可自由生活又可寄生生活的兼性寄生。关于人体内的寄生螨，综合目前的研究结果认为，其可能为后一种类型。温廷桓（2005）指出人体肺螨症只是非特异性侵染，与动物肺内专性寄生有着本质的不同。

肺螨症（pulmonary acariasis）是研究报道最多的，是指自由生活的尘螨侵入呼吸系统寄生而引起的非特异性疾病。20 世纪 30 年代，日本报道在患者痰液中发现了螨，并有学者通过动物实验证实多种自由生活的螨类，能够通过一定途径进入呼吸道寄生于人体。Carter 等（1944）报道斯里兰卡某医院在 60.71%（17/28）的哮喘患者痰液中检获螨，研究开始以为是检测痰液的容器被污染，因为从病房尘样和空气样本中也能检测出同样的螨种。于是，严格地排除污染因素，再次进行检测，结果仍然是从痰液中检获了螨。在这 17 例患者中，至少有 1 例患慢性重度哮喘，研究确定螨在患者肺内至少寄生了 7 个月。所有病例均有血液中嗜酸性粒细胞计数增高的现象，无哮喘家族史，用砷剂（arsenic）治疗的前几天，痰液中螨的数量急剧上升，表明肺内的螨被驱逐；随后 2 个月，螨数量下降，患者症状减轻。1946 年，Wilson 检测东非 28 例热带嗜酸性粒细胞增多症（tropicl eosinophilia）患者，在 3 例患者痰液中检获螨。Kijima（1963）报道不仅在痰液中发现螨，而且在肺终末支气管内发现螨和螨卵。Farley（1989）用四年半的时间检测出 55 份痰液标本中含有成螨、卵及幼螨。Ryu 等（2003）报道从 1 名 23 岁医学生痰液中检测到一种跗线螨（*Tarsonemus floricolus*）2 只。Woerden（2004）提出假说，认为活的尘螨能够反复侵入细支气管并存活一段时间，从而引起哮喘。Woerden 认为寄生在支气管内的螨，可分泌蛋白水解酶，如 Der p 1，使得支气管上皮细胞从基底膜脱落；随后，螨以脱落的呼吸道上皮细胞为食物来源，由于上皮细胞脱落，其下面的组织细胞暴露，组织细胞反复接触尘螨蛋白质、变应原，诱发其对这些蛋白质致敏，反复感染即可以导致哮喘发生。

高景铭（1956）报道了我国首例人体肺螨症，他从 1 例支气管扩张患者痰液中检获了食酪螨和跗线螨。1983 年，魏庆云报道了 41 例肺螨症，此后报道的病例越来越多。现在认为，肺螨症的发生与职业有一定关系，如从事粮食和中草药加工、储藏的人群发生率高。

患者无特殊的临床表现，轻者类似上呼吸道感染和支气管炎；重者类似肺结核、胸膜炎和哮喘等，主要表现为咳嗽、咳痰、胸闷、胸痛、气短、乏力、低热、烦躁、痰血和咯血等。少数患者早晚咳嗽剧烈，伴有背痛、头痛、头晕、腹痛、腹泻等症状。患者外周血嗜酸性粒细胞计数明显增高，但红细胞、血红蛋白和血小板计数以及红细胞沉降率（简称血沉）、肝功能等均未见异常。胸部X线片显示肺门阴影增强、肺纹理增深及紊乱。肺螨症在临床上常被误诊为支气管炎、肺门淋巴结核、肺吸虫病、肺结核、胸膜炎等，误诊率为44%～77%。鉴别诊断主要借助胸部 X 线片、血液学检查等，询问既往病史、职业及工作环境等亦有参考价值。痰检螨阳性是确诊的依据，通常是收集患者 24 小时或早晨第一口痰，加等量 5%氢氧化钠消化 2～3 小时，镜检沉渣。有报道用卡巴砷、乙酰胂胺等治疗肺螨症；枸橼酸乙胺嗪、硫代二苯胺、依米丁等治疗肺螨症也具有良好效果，也有学者推荐用甲硝唑。

肠螨症（intestinal acariasis）是由某些螨类侵入消化道，损害肠腔或肠壁引起一系列以胃肠道症状为特征的一种消化系统疾病。Hinman 和 Kammeier （1934）记述了粉螨科（Acaridae）长食酪螨（*Tyrophagus longior*）引起的肠螨症。Robertson （1959）认为食酪螨可引起肠炎。Scala（1995）认为尘螨侵入人消化道会引起过敏性肠道综合征。Erben 等（1993）和 Spiegel 等（1995）分别报道了 1 例因误食粉尘螨引起的休克。1996 年，欧洲和日本的学者报道了误食粉尘螨污染的食物引起休克的病例。Sanchez-Borges 等（1997）报道了 30 例因为吞食螨类污染的小麦粉制成的食物而引起的速发型变态反应；患者在吞入食物 10 分钟至 4 小时，即出现呼吸困难、血管神经性水肿、气喘、流鼻涕等症状，皮试试验表明其对粉尘螨污染的面粉呈阳性反应，而对小麦提取物及其他食物均呈阴性。Wernecdk 等（2007）提出粪便中的螨易被误诊为蠕虫卵。我国学者温廷桓报道甜果螨（*Carpoglyphus lactis*）引起腹泻，推测因患者食用甜果螨污染的古巴砂糖。周洪福等（1986）报道了 2 起食用糖中污染的甜果螨所致的螨性肠胃病。人体感染尘螨后，轻者可无症状，也可以不治自愈；重者则可出现腹泻、腹痛、腹部不适、乏力和精神不振等症状。临床常误诊为过敏性肠炎、神经性肠炎、阿米巴痢疾或其他肠道寄生虫病，应结合病原学检查与之相鉴别。粪便检查包括直接涂片、饱和盐水浮聚法和沉淀集卵法，可查出卵、幼螨、若螨、成螨、活螨、死螨及其残体。此外，直肠镜检观察肠壁及黏膜有无典型病灶有助于本病诊断，氯喹、驱虫净、六氯对二甲苯、甲硝唑或伊维菌素对于治疗均有效。

尿螨症（urinary acariasis）是由某些自由生活螨类侵入并寄生人体泌尿系统而引起的一类疾病。Miyake 和 Scariba （1893）在日本从 1 例患血尿和乳糜尿的导尿标本中检获螨，后人鉴定其为跗线螨。Blane 和 Rollet （1910）从 1 例膀胱炎患者尿液中发现了螨。Dickson（1921）从 1 例慢性肾病伴蛋白尿的女性患者尿液沉淀中发现粗脚粉螨（*Acarus siro*）。Mackenzie （1923）从 7 例泌尿系疾病患者尿液中检获人跗线螨（*Tarsonemus hominis*）和家食甜螨（*G. domesticus*）。南非国家卫生实验室 Dini 和 Frean（2005）报道 1 例南非妇女尿液中检获 123 μm×78 μm 的螨卵，卵壳粗糙，检验人员轻轻压扁盖玻片下的卵，即可看见 6 条腿的幼螨。国内尿螨症的报道较少，只有杨子庄（1962）、徐秉锟和黎家灿（1985）、李朝品（1990）、李中申（1995）报道过尿螨症病例。

综合国内外文献，尿螨症患者尿液中检获的螨种主要为跗线螨、长食酪螨、粗脚粉螨、家食甜螨。患者主要的临床表现为夜间遗尿、尿频和尿路刺激症状，少数患者表现为血尿、蛋白尿、尿痛、发热及全身不适等症状。寄生泌尿道内的尘螨，破坏上皮组织、疏松结缔组织或更深层的组织及邻近血管，引起受损局部小溃疡。螨类代谢产物和排泄物等可引起局部组织炎症反应。尿螨症的诊断主要依据尿液检查，收集 24 小时尿液或早晨第一次尿液，离心沉淀后镜检获活螨、死螨，生活史任何时期的螨均可确诊，未经离心沉淀的尿液标本常不易检获螨体。据报道，氯喹、甲硝唑对于尿螨症具有较好的疗效。此外，解放军第 208 医院于 1981 年 11 月曾诊治外耳道及乳突根治腔内感染并孳生粉螨科螨类 1 例，根据症状、患处表现，所见粉螨的形态、结构、习性及数量，结合患者主诉等认为，所见的粉螨系自由生活种类，在偶然情况下被导入患处，适应或耐受了局部环境条件而得以生存繁殖。2005 年，台湾阳明大学附属医院在 *The New England Journal of Medicine* 报道了 1 例外耳道寄生螨，患者为一名 70 岁男性，外耳道瘙痒 2 月余，听力没有受损，也无耳鸣、耳漏现象，耳镜检查发现大量屋尘螨，包括卵、雌螨、雄螨，用含新霉素、曲安奈德、制霉菌素和短杆菌肽的滴剂治疗 2 个月后症状消失。常东平等（1998）报道阴道螨症 2 例，患者的典型症状为阴道奇痒、白带增多、腰痛、腹痛并有下坠感，取阴道分泌物涂片染色后光镜下见螨体，说明尘螨可通过不同途径侵入人体寄生，引起局部症状。

第五节　我国尘螨分布与季节消长情况

迄今为止我国至少对 18 个省（区）、3 个直辖市、51 个市县开展了人居环境的尘螨调查，包括北部黑龙江省、吉林省、辽宁省、内蒙古自治区、北京市、河北省、山西省；山东省（中东部）、江苏省、安徽省、上海市、湖北省、湖南省、江西省、四川省、重庆市；福建省（南部）、广东省、广西壮族自治区、云南省、海南省。我国人居环境螨类孳生率加权合并值为 60.9%（95% CI：56.1%～65.5%），其中北部城市人居环境中螨类孳生率明显低于南部城市及中东部城市，螨类孳生密度呈现相似的趋势（表 1-1）。

表 1-1　我国尘螨孳生现状

	南部	中东部	北部
文献数量（篇）	10	20	10
孳生率（%）	67.0	66.8	34.5
95% CI（%）	58.5～74.5	60.1～72.8	25.1～52.8
异质性（I^2）	0.495	0.495	0.490

北部城市人居环境中优势螨种以屋尘螨、粉尘螨为主；中东部多数城市的人居环境中屋尘螨及粉尘螨仍占有较大的比例，但东部上海的舍赫尘螨（*Hirstia domicola*）（15.5%）、中部成都的棕脊足螨（*Gohieria fusca*）（65%）在当地人居环境螨种分布中也占有优势；南部城市优势螨种呈现多样化趋势，除广州、深圳、西双版纳的屋尘螨、粉尘螨仍为优势螨种外，热带无爪螨、粉螨科、跗线螨科在南部其他城市的分布中占据优势。其中热带无爪螨在海口、深圳、福建省、广州、西双版纳傣族自治州、南昌和上海人居环境已有的螨

种调查中都有报道。

人居环境中螨类密度存在明显的季节消长趋势（图 1-1），北部城市螨类孳生密度在 9 月达到峰值；南部、中东部地区在 5～7 月均存在尘螨孳生高峰，中东部城市尘螨孳生密度在 11 月、南部城市在 2 月均形成了一个小高峰，且南部城市螨类孳生密度平均各月均高于中东部，而中东部高于北部。

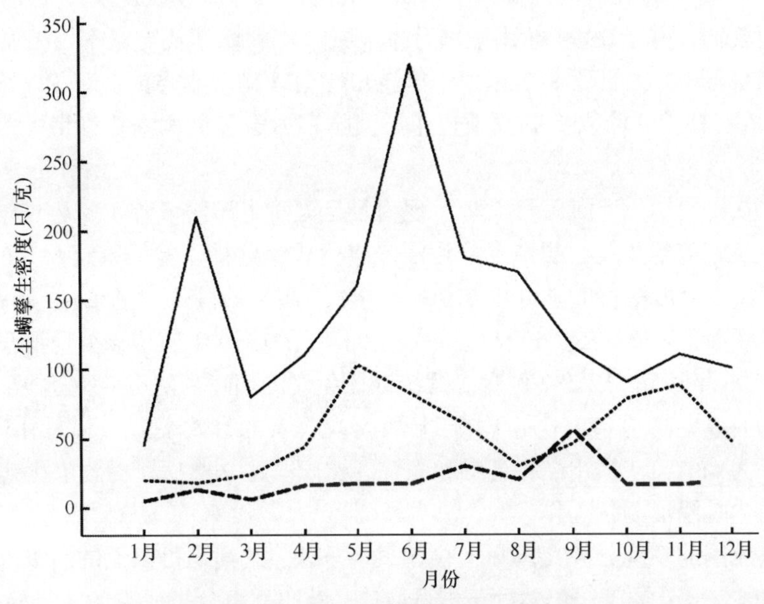

图 1-1　我国不同地区尘螨孳生季节消长

—南部（深圳）；……中东部（上海）；— —北部（东北三省）

第六节　我国尘螨研究概况

我国蜱螨学研究自新中国成立以后逐步得到发展，中国昆虫学会成立了蜱螨专业委员会。1963 年，首届全国蜱螨学术研讨会在长春召开，会议总结了我国仓贮螨类研究进展；1979 年，第二届全国蜱螨学术研讨会在苏州召开，大会中心发言涉及螨性变态反应及贮藏食品螨类研究；1983 年，第三届全国蜱螨学术研讨会在庐山召开，大会就医学螨类研究概况进行讨论，再次涉及尘螨变态反应；1988 年，第四届全国蜱螨学术研讨会在重庆召开，大会专题发言包括屋宇生物学与尘螨变态反应性疾病防治策略、肺螨病的研究进展等与尘螨有关的问题；1991 年，第五届全国蜱螨学术研讨会在上海召开，大会中心发言有尘螨变态反应性疾病研究与哮喘防治进展；第六届全国蜱螨学术研讨会于 1995 年在安徽省黄山市召开；第七届全国蜱螨学术研讨会暨系统与应用蜱螨学会（Systematic and Applied Acarology Society，SAAS）第一次学术讨论会于 1998 年在贵州省贵阳市召开；第八届全国蜱螨学术研讨会于 2005 年在福建省福州市召开；第九届全国蜱螨学术研讨会于 2009 年在江苏省南京市召开。以上历届学术会议均讨论了尘螨、储藏物螨类区系、分类、生物学、生态学特征及其与变态反应性疾病的关系、防治策略等。第十届全国蜱螨学术研讨会于

2013 年在西南大学召开；第十一届全国蜱螨学术研讨会于 2016 年 7 月在河北师范大学举办，围绕我国蜱、螨的生态学、分类与系统演化、生理生化、行为学、基因组学、蛋白质组学和生物信息学等问题展开研讨，展示了我国蜱螨学研究在新理论、新技术和生物防治应用中取得的新进展。

中国昆虫学会蜱螨专业委员会于 1982 年编写了《蜱螨名词及名称》，规范了蜱螨学名词及名称，1991 年第五届全国蜱螨学术研讨会上，忻介六教授建议进一步修订、增补，与会代表一致赞同，并于 1994 年出版增订本，共收集蜱螨学及与之密切相关的名词 2000 余条，蜱螨名称 5000 余条。1997 年，中国昆虫学会蜱螨专业委员会对《蜱螨名词及名称（增订本）》进行补编，收入新的词条近千条。本书所有名词术语均参考《蜱螨名词及名称（增订本）》及补编。

20 世纪 70 年代初，上海医科大学（现为复旦大学上海医学院）寄生虫学教研室率先在实验室内人工培养粉尘螨，提取变应原浸液进行成分分析、特征鉴定及标准化研究等，从 1974 年开始用上海医科大学红旗制药厂和上海第十三制药厂生产的粉尘螨注射液（沪药准字号）对哮喘、鼻炎及皮炎进行皮试和免疫治疗，1980 年应用该变应原浸液的治疗为 1680 例次，1995 年达到 112 282 例次。据统计，免疫治疗哮喘的有效率达 76.5%，其中治疗儿童哮喘的有效率高达 82%；用于螨过敏性鼻炎患者的有效率为 78%，用于特应性皮炎患者的有效率为 88.7%。此外，北京协和医院、沈阳军区 202 医院等设有变态反应科的医院也在开展粉尘螨浸液制备工作。

由于蜱螨亚纲的系统分类在国际上存在很多争议，尤其是目以上的高级阶元分类地位很不统一，我国尘螨分类工作仍然处于混乱状态，专职从事分类研究的人员极少。据报道，我国人工培养屋尘螨、粉尘螨、热带无爪螨、腐食酪螨、拱殖嗜渣螨、椭圆食粉螨、粗脚粉螨、甜果螨均获得了成功，但是未见对人工培养梅氏嗜霉螨、微角尘螨、间马尘螨等其他螨种的报道。对粉尘螨、屋尘螨、热带无爪螨变应原成分分析、免疫生物学特征、基因工程产品的报道较多，对其他螨种的研究较少。

第二章 尘螨形态

蜱螨为节肢动物门（Arthropoda）、蛛形纲（Arachnida）、蜱螨亚纲（Acari）的一类微小动物，体形微小，体长 0.1～0.4mm，必须借助于放大镜或显微镜才能看清楚，多呈椭圆形或圆形。尽管与昆虫相似，但仍有十分明显的区别，如昆虫躯体可明显地分为头、胸和腹三部分；而蜱螨最显著的特征就是分节减少，头胸和腹部的界限不能分开。蜘蛛、蜱螨、昆虫三者区别如下（表 2-1）。

表 2-1　蜘蛛、蜱螨、昆虫形态特征区别

	蜘蛛	蜱螨	昆虫
体躯	分头胸和腹两部分	头、胸、腹合一	分头、胸、腹三部分
腹节	无明显节	无明显节	有明显节
触角	无触角，有螯肢（为口器附肢）	无触角，有螯肢（为口器附肢）	有触角，触角与口器无关
眼	只有单眼	有的有单眼	有单眼和复眼
口器	吮吸式口器，从头胸部前方伸出	吮吸式口器，位于颚体前端	咀嚼式或吸收式口器
脚须	1 对，6 节，雄蛛变传精液器官	1 对，6 节	无脚须
足	成蛛 4 对，在头胸部	成螨 4 对，在足体部	成虫 3 对，在胸部
翅	无翅	无翅	多数有翅 2 对

第一节　尘螨体躯的划分

尘螨体躯以围颚沟（circumcapitular furrow）为界分为颚体（gnathosoma）和躯体（idiosoma）两部分。颚体呈卵圆形，位于体躯前端部分，相当于昆虫的头部，所以也称为“假头”，由 1 对螯肢、1 对须肢及其下方的口下板组成。颚体以后的部分为躯体，分为足体（podosoma）和末体（opisthosoma），足体是具有 4 对足的部分，末体是第 4 对足以后的部分。足体含前 2 对足的部分叫前足体（propodosoma），含后 2 对足的部分叫后足体（metapodosoma）。整个螨体分为前半体（proterosoma）和后半体（hysterosoma），前半体包括颚体、前足体，后半体包括后足体和末体。有些螨种，前足体和后足体之间有一条清晰的横沟，称分颈缝（sejugal furrow）或颈缝（sejugal suture），也是前半体和后半体的分界线（图 2-1）。

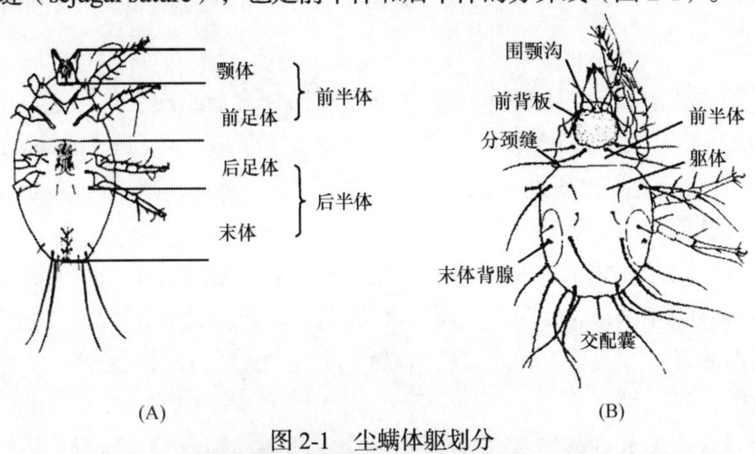

图 2-1　尘螨体躯划分

（A）食酪螨雌成螨腹面；（B）食酪螨雌成螨背面

第二节 颚 体

蜱螨的颚体与昆虫的头部相似，位于躯体前端，由关节膜与躯体相连，所以活动自如，可以部分缩回躯体。脑并不在颚体内，而是在颚体后方的躯体中；眼也不在颚体，是在前足体的背方或背侧方。颚体基部是颚基(gnathobase)，背面为螯肢(chelicera)1对，两侧为须肢（pedipalpus，palp）1对，下面为口下板（hypostoma）1块，上面为头盖（epistoma，tectum）1块（图2-2，图2-3）。不同螨种，这些结构的形态各有差异，故成为重要的分类学依据。前气门亚目颚体演化成刺吸动植物的工具，中气门亚目颚体演化成管状，雄螨螯肢变为传送精子至雌螨生殖孔的工具。

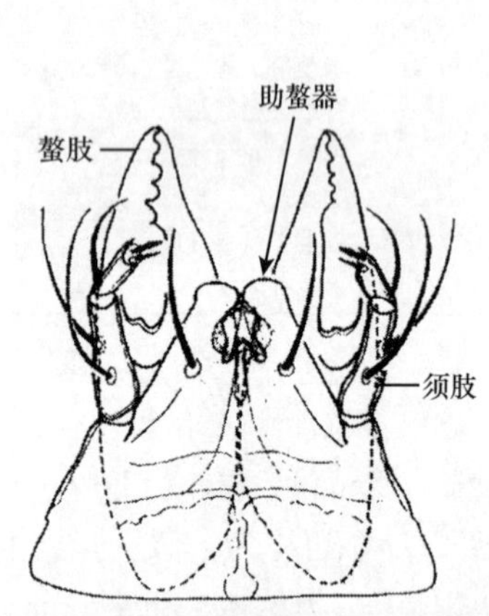

图 2-2 颚体腹面观

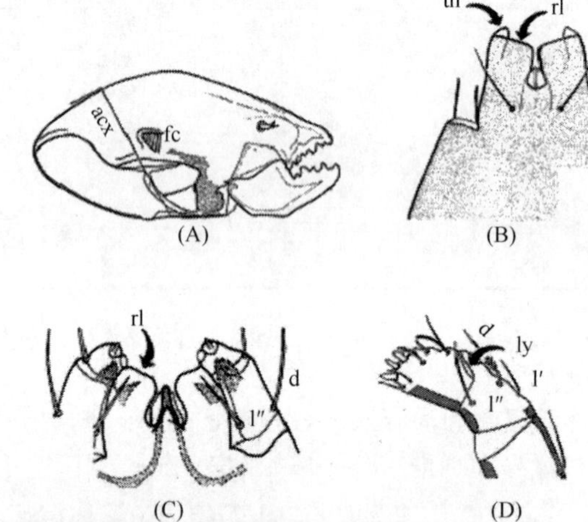

图 2-3 无气门股螨类颚体形态特征

（A）螨左侧螯肢正面观；（B）食甜螨科部分下颚体腹面观；（C）线嗜酪螨（*Tyroborus* sp.）上颚体和须肢前半部腹面观；（D）线嗜酪螨上颚体和须肢前半部。acx：螯骨架至螯肢的附器；fc：螯窝；ly：掌状裂解物；rl：外膜远端板层；th：舌状齿；d：胫骨刚毛

一、螯 肢

螯肢位于颚体背部，1对，均由三节基节和两部分端节组成，与须肢同为取食器官。每一螯肢均两侧扁平，后端基节较大，前端延长的端节部分为螯钳（chelae），其背侧为定趾（fixed digit），腹侧为动趾（movable digit），定、动趾构成剪刀状造型。在定趾的内面有锥形距，其前面为上颚刺。

螯肢是螨分类的依据之一。如厉螨科（Laelaptidae）螯肢的定趾和动趾上有锯齿，皮刺螨（Dermanyssidae）螯肢为针状；恙螨定趾退化，动趾变为镰刀状；叶螨螯肢左右基部融合成一个完整的口针鞘（stylophore），该针鞘附有鞭状的口针（stylet），此针为动趾，可刺伤植物组织，吸取液汁。

螯钳有齿，有抓取和粉碎食物的功能。在中气门目（Mesostigmata）某些螨类，其雄螨动趾上有各种各样的突起，称为导精趾（spermatophoral process），能够把精包（spermatophore）移交至雌性生殖孔。

二、须　肢

须肢（pedipalpus，palp）位于颚体侧腹，1对须肢通常由3节组成，其基节形成颚基，其余各节均为须肢的主体。须肢本身为感觉器官，具有趋触毛（thigmotropic hair），因为抓取食物演化成为取食器官，还可以在取食后清洁螯肢。须肢形状因种类而不同，其节数、各节刚毛数、形状及排列等均为分类的依据。节腹螨目、中气门目、蜱目的须肢由转节、腿节、膝节、胫节、跗节及趾节组成，但跗节常退化，残存为爪或毛。而前气门亚目、无气门股和甲螨亚目须肢的趾节完全消失，前气门亚目和隐气门亚目须肢一般由5节或更少节数组成。

三、口 下 板

口下板（hypostoma）位于颚体中央下方，一般被螯肢和须肢覆盖。口下板基部有特殊排列的毛。

四、头　盖

头盖（tectum，epistoma）位于颚体中央背面，为覆盖颚体的膜状物，无色透明，需要在相差显微镜下观察。头盖形状因种而异，多数头盖前缘呈弧状，或前缘有锯齿状突起，或中央突出呈针状，或中央凹陷。

第三节　躯　体

尘螨躯体（idiosoma）头、胸、腹合而为一，具有昆虫头部、胸部和腹部的某些功能。其形状多样，营自由生活的无气门股螨类常为长卵圆形或亚圆形，而营寄生生活的大多数前气门亚目螨类则多狭长，适宜于寄生在毛孔（如蠕形螨科）、羽管（羽管螨科）及螨瘿（瘿螨科）等场所。

Grandjean在1933～1947年发表了系列论文，建立起了螨类刚毛的通用命名系统，提出的假说现已经得到证实，即刚毛是在个体发育过程中是按顺序增加的。通过微分干涉显微镜、扫描电镜等进行观察，现已经能够将第二若螨肛板上高度变化的结构与第一若螨、第三若螨的刚毛对应起来。而且，通过冷冻溅镀扫描电镜技术（SEM cryo-sputter technique），可使活螨在液氮中瞬时冷冻。我们可以在近乎自然的状态下，观察到螨虫后半体尾弯部（caudal bend）的重要部位，包括刚毛（setae）、杯形托（cupule）和末体侧腺（latero-opisthosomal gland）等（图2-4），这样就能够推断体节的边界。

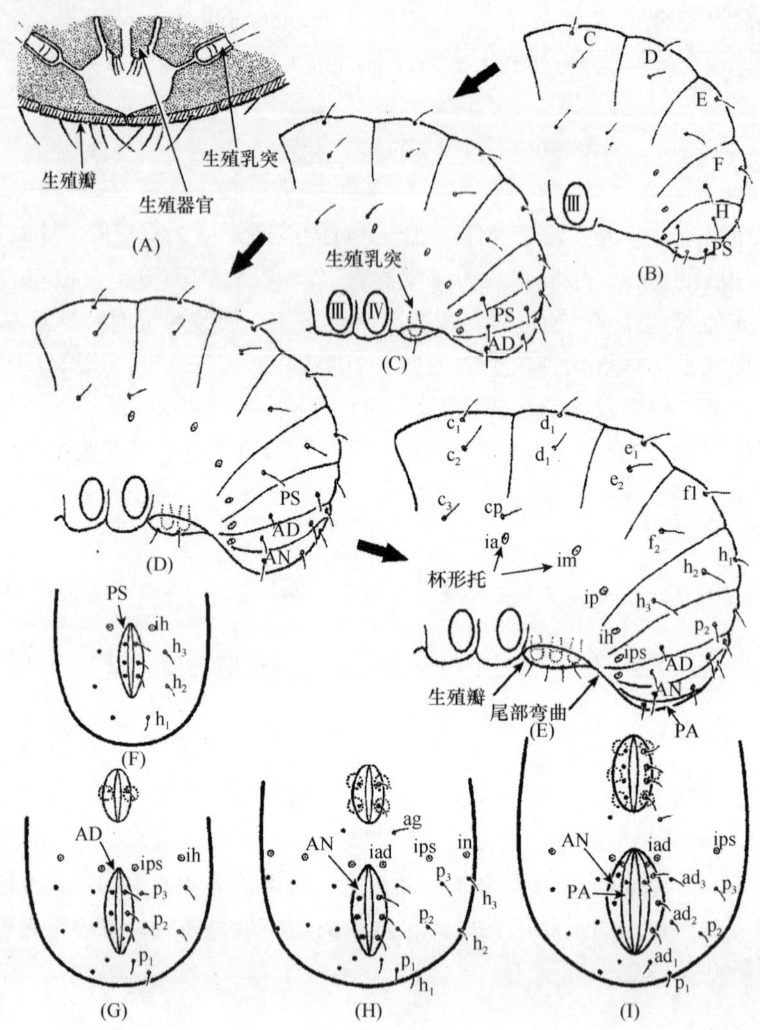

图 2-4　真螨目个体发育过程中体节、刚毛、杯形托和生殖乳突变化

（A）成螨生殖前腔示意图，显示生殖器官和生殖乳突；（B）幼螨后半体左侧面，显示体节、刚毛、生殖瓣和杯形托；（C）前若螨后半体左侧面；（D）第二若螨后半体左侧面；（E）第三若螨后半体左侧面；（F）幼螨后半体腹面观，无体节界限；（G）前若螨后半体腹面观，无体节界限；（H）第二若螨后半体腹面观，无体节界限；（I）第三若螨后半体腹面观，无体节界限

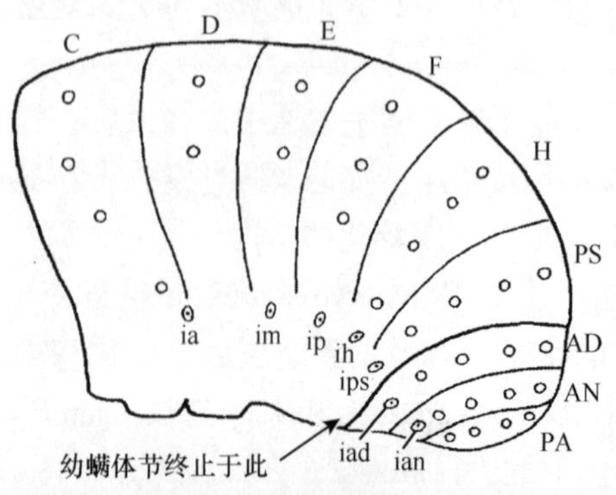

图 2-5　真螨目幼螨体节和刚毛（原创）

无气门股螨类前背板（prodorsum）刚毛的最大数量是 4 对，即“顶部的”（verticals，vi、ve）和“胛部的”（scapulars，sci，sce），并在整个个体发育过程中均存在。幼螨具有 6 个后半体体节（C、D、E、F、H 和 PS），其上的最大单独毛序为 4、2、2、3、4 和 4 对（图 2-5）。每个体节均有 1 对杯形托。每次蜕皮时，在肛侧添加一段体节，该体节含有 4 对刚毛和 1 对杯形托。在幼螨体节中，假肛（pseudanal）体节（PS）位于肛门两侧。尽管

在任何时间点的体节添加都可能被缩减，这要看特定螨类的情况，最完整的发育过程如下：在第一若螨阶段，体节 PS 被一个新的体节所替代，即包围着肛门并带有 4 对刚毛的肛侧 AD 体节；在第二若螨阶段，在肛侧部位添加了肛门体节（AN），其上带有 4 对刚毛；在第三若螨阶段，添加的肛周体节（PA）有 4 对刚毛。在体节形成以后，幼螨每个龄期每个体节都要出现一个单独的杯形托，分别形成杯形托 ips、iad 和 ian（分属 PS、AD 和 AN 体节），在肛周体节未观察到有杯形托形成，尽管我们推测它们是先天性的存在。

在现有的螨种中，添加于生殖部位的生殖乳突或生殖盘和刚毛无法归于特定的体节。生殖乳突的最大数量是 3 对，幼螨期则没有，在第一若螨阶段有 1 对，在第二若螨阶段有 2 对，在第三若螨和成螨阶段有 3 对。每个龄期生殖刚毛的数量都要增加，在第二若螨阶段之初就添加了 1 对侧殖毛。先天性的基节刚毛数量，如 Grandjean 所描述的甲螨亚目那样，每个基节有 4 对；已确认这些刚毛都是在个体发育过程中添加的。

一、背　面

躯体背面具有不明显的分节或有分节的痕迹，如粉螨科躯体可由分颈缝分为前足体和后半体两部分；麦食螨科也有分颈缝，但没有粉螨科明显；食甜螨科、嗜渣螨科和果螨科螨类，则没有上述分颈缝。在狭螨属和尾囊螨属中，躯体后缘膨大成叶状。

前半体背面是前背板，无气门股螨类背部最前面的结构是一对螯肢。尽管某些螨种，如麦食螨亚科（Pyroglyphinae），螯肢部分被前半体覆盖，即顶盖（tegmen）。许多无气门股螨类有前背板，其比周围的角质区还硬，通常为卵形或近似矩形，并有非常漂亮的刻纹。前背部刚毛一般分布在前背板周围，食甜螨总科和粉螨总科的前背板有 4 对刚毛。最前部的是内顶毛（internal verticals，vi），位于前背板的前部或中央。侧位（lateral）是外顶毛（external verticals，ve）。垂直线后是胛毛（scapular setae，sce）。麦食螨科胛毛一般比较长，尤其是尘螨亚科（Dermatophagoidinae），但是其胛内毛（sci）短而细；除了俳羽螨亚科（Paralgopsinae）的 sci 可能长而粗。麦食螨科只有 2～3 对前背毛，其内顶毛和外顶毛均缺如，除了俳羽螨亚科仍有内顶毛，这是鉴别该亚科的重要依据之一。

前背板与第 1 足之间的基节上毛（supracoxal seta，scx）不是前背部刚毛，但是显微镜下可见其起源于前背板侧缘。许多种粉螨均可见基节上毛，因为其有纤细的分枝和刺。

分颈缝后的后半体（hysterosoma）上有许多刚毛，分别命名为 c、d、e、f、h、p 和 ad。p 和 ad 位置在腹侧。麦食螨科有 4 对 c 刚毛，c_1 位于中央，c_2 位于 c_1 的前外侧（anterolateral），c_3 在足Ⅲ的腹前侧，cp 位于 c_3 的后方。背毛 d 系列由 2 对刚毛组成，d_1 几乎位于后半体中间，d_2 位于 d_1 之后，与 c_2 几乎垂直。许多麦食螨有后半体板，尤其是雄螨，其上有类似于前背板的刻纹，从刚毛 d_2 周围起始至末体尾缘。尘螨亚科雄螨的后半体板最大，雌螨后半体板小甚至缺如。e 和 f 分别由 2 对和 1 对刚毛组成，e_2 和 f_2 位于后外侧，在末体侧腺（latero opisthosomo gland，gla）开口后方，而 e_1 位于中央；在 d_1 后方，麦食螨科和粉螨科末体尾缘有 3 对非常长的 h 刚毛，h 刚毛起于腹侧，位于肛门后方。h_1

刚毛总是很小，刺毛状，位于h系列刚毛最中间部位，在肛门的后侧方。在h系列刚毛前腹侧面是假肛刚毛p，或称ps，麦食螨有2对p刚毛：靠前的为p_3，位于肛门前侧边缘；p_2，位于后侧（图2-6）。

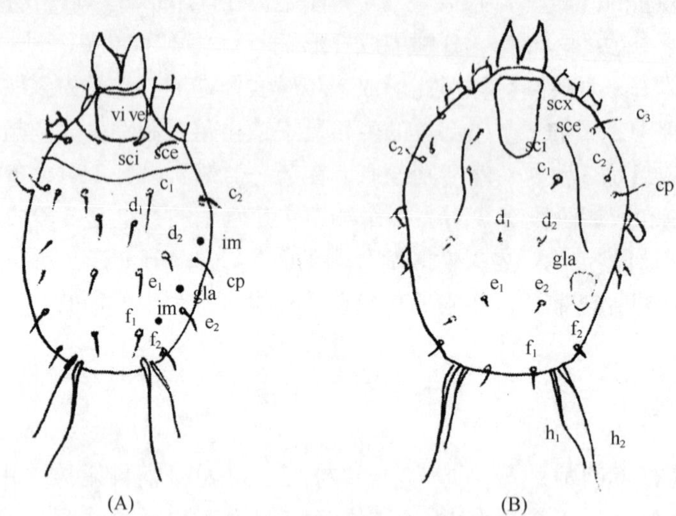

图2-6 尘螨背面刚毛命名

（A）粉螨；（B）麦食螨。后半体体节分为C、D、E、F、H和PS。刚毛p_1和p_2位于假肛体节，gla位于侧腹腺体；sci：内胛毛；sce：外胛毛；scx：基节上毛；ve：外顶毛；vi：内顶毛

二、腹 面

真螨目的基节（coxae）与腹面（ventral surface）融合在一起形成基节板（epimeral plate，或称基片）或基节内突（epimere）。基片Ⅰ邻近基片Ⅱ，而基片Ⅲ邻近基片Ⅳ，基片Ⅰ、Ⅱ和基片Ⅲ、Ⅳ中间有距离。基片上见有孔状刻纹，由骨化区形成界线，称为表皮内突（apodemata，apodeme）。疥螨目（Sarcoptiformes）许多种类表皮内突发展成基片前缘的主要组成部分，就像甲螨一样没有完全覆盖基片。麦食螨科基片Ⅰ、Ⅲ和Ⅳ各有刚毛1根，但基片Ⅱ没有刚毛。麦食螨成螨生殖器（genitalia）位于基片Ⅲ和Ⅳ中间，在生殖器前、后各有刚毛 1 对，在生殖器前方或侧方有一对生殖乳突。生殖器的后方有一纵向肛缝（longitudinal anal slit）。

三、毛 序

绝大多数螨体的每根刚毛和其他毛样感觉结构都已命名。常用刚毛名字的缩写，如vi是内顶毛（internal vertical setae）的缩写。在许多蜱螨学文献中，采用拉丁语描述刚毛的名字，如setae vertical internae。也有部分螨类刚毛太多，无法命名。但是大多数螨类，如无气门亚目刚毛数量相对较少，相当容易识别和计数。这些结构的排列、命名，在生活史各个时期的发育形成，以及不同种、属、科间的同源性，称为毛序

（chaetotaxy）。刚毛具有不同形状、长短和图案纹饰，为显微镜下鉴定螨种提供了非常方便的标示，是分类鉴定的重要依据之一。因此，对于从事分类学工作的研究人员来说，刚毛的命名具有重要意义。

因为分类实际工作需要，不同学者对自己感兴趣的螨类进行了刚毛命名。因此，刚毛的命名有多种不同的体系，初学者在阅读以往文献时容易发生混淆。近年来，学术界努力明确真螨目刚毛的同源性，包括前气门目（Prostigmata）和疥螨目（Sarcoptiformes），后者又包括甲螨目（Oribatida）和无气门亚目（Astigmata）。中气门亚目（Mesostigmata）与真螨目刚毛的命名完全不同。Griffiths 等（1990）建立同时用于无气门股（Astigmatina）和甲螨目的刚毛命名体系，试图探讨二者刚毛的同源性，此与二者共同的进化起源一致（图 2-6，图 2-7）。

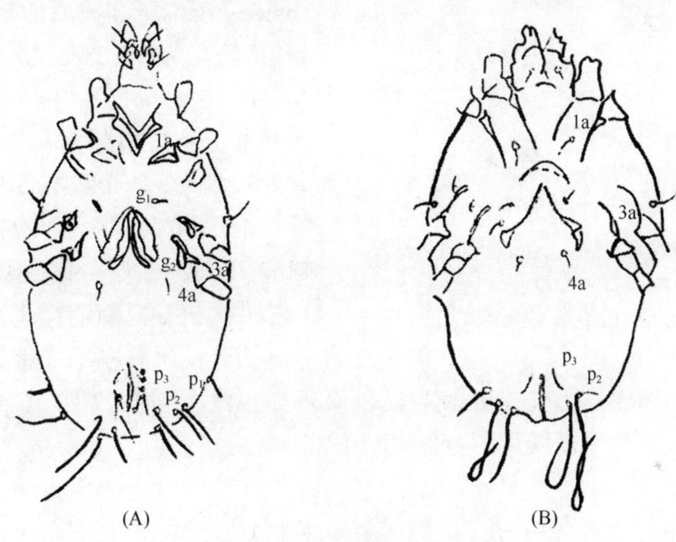

图 2-7　尘螨腹面毛序

（A）粉螨科雌螨；（B）麦食螨科雌螨。1a、1b、1c：基节板 1 上的刚毛；2a：基节板 2 上的刚毛；g_1、g_2：生殖刚毛 1 和 2；p_1～p_3：假肛刚毛

螨类在生活史的不同时期，毛序也不相同。其中，幼螨刚毛最少；其次是若螨；最后是成螨。对于螨类躯体分区及外部形态描述均参考成螨，因为人们对成螨形态了解得最多。许多螨种的记述始于成螨标本，而对其余各龄期没有记述。

第四节　足、足上刚毛及感棒

成螨和若螨有 4 对足，幼螨有 3 对足，但植食性的瘿螨（eriophyid mite）成螨只有 2 对足。无气门股螨类每足均由 6 段节片组成。第 1 段为基节，与螨体腹侧面融合，融合部分称为基片（epimeron）或基节板（图 2-8）。基片骨化的边缘为表皮内突（apodeme）。第 2 段为转节（trochanter），大部分无气门股转节较短，近似于锥体形。第 3 段为腿节（femur），是最长或者第 2 长的节片。第 4 段为膝节（genu），通常比较短，接下来是胫节（tibia）和跗节（tarsus）。跗节上有许多顶端结构，称为端跗节（telotarsus），有 1 只

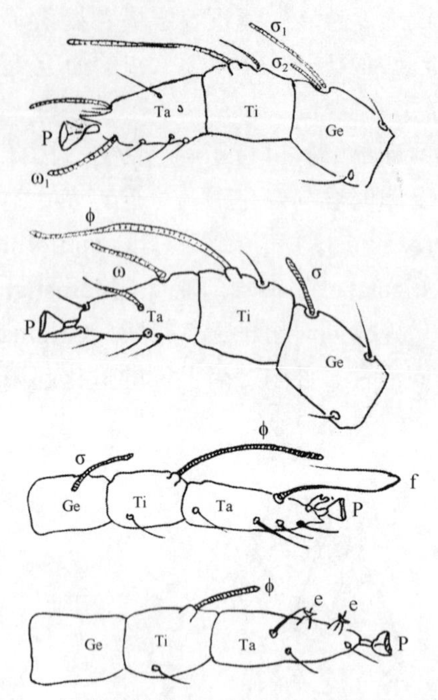

图 2-8 屋尘螨雄螨足、刚毛、感器和第二性征
Ge：膝节；Ti：胫节；Ta：跗节；P：爪；ω、ϕ、σ：感棒；f：梳齿状刚毛；e：跗节 4 上的吸盘

爪或多只爪，并有垫状爪垫（pad-like pulvillus）。

足上每节均有一定数量的刚毛和其他毛样结构（图 2-8）。感棒是中空、钝头结构，在高倍显微镜下可见许多同心环包绕着，位于足远端背面及须肢。细小的芥毛（famulus）仅存在于足Ⅰ跗节。跗节上许多刚毛形成了小刺（spines）。像螨类躯体一样，随着龄期增长，足每个节片的刚毛数量增加。在麦食螨第三若螨（tritonymphs）和成螨的足Ⅰ跗节有 1 根芥毛（简写为 ε）、2～3 根感棒（solenidion，即 ω_1、ω_2 和 ω_3），和 8 根正常的刚毛。跗节Ⅱ上有 1 根感棒和 8 根刚毛，跗节Ⅲ有 6 根刚毛，跗节Ⅳ有 5 根刚毛。所有胫节（tibiae）都有 1 根感棒和 1 根刚毛。膝节Ⅰ有 2 根感棒和 2 根刚毛，膝节Ⅱ有 1 根感棒和 1 根刚毛，膝节Ⅲ只有 1 根感棒，膝节Ⅳ没有刚毛或感棒。腿节Ⅰ和Ⅱ都有 1 根感棒和 1 根刚毛，腿节Ⅲ和Ⅳ既没有感棒也没有刚毛。转节Ⅰ～Ⅲ都有 1 根感棒和 1 根刚毛，只有转节Ⅳ既无感棒也无刚毛。

第五节 外生殖器

生殖器是节肢动物重要的分类依据之一，螨类也不例外。本节将详细叙述外生殖器（genitalia）的功能解剖。

一、雌　　螨

无气门亚目雌螨（female）外生殖器有两个开口（图 2-9），前方一个为外阴（vulva），在足Ⅲ、Ⅳ之间，为产卵部位；后方一个为交配时的受精部位（inseminated during copulation），即交配囊（bursa copulatrix），该孔非常小，即使在显微镜下也不易看到，其位置偏离肛缝末端，偶见有小乳突。骨化的囊导管（ductus bursae）[当然也有未骨化的如奥氏尘螨（*Dermatophagoides aureliani*）]，可引导精子进入受精囊（receptaculum seminis），其为精子储存部位。雌螨生殖器的形态结构是尘螨属（*Dermatophagoides* spp.）种类鉴别的重要依据。

雌螨外生殖器前方的开口称为产卵孔（oviporus），该英文单词字面意思是卵–孔（egg-hole），由前面骨片组成称为前殖板（epigynium），形状像倒过来的字母“U”，后面像倒过来的字母“Y”，整个外阴类似“U”或“V”形。外阴侧缘为孔状刻纹的骨化区域，某些麦食螨有中缝。前殖板和外阴形态有助于分类学鉴定。

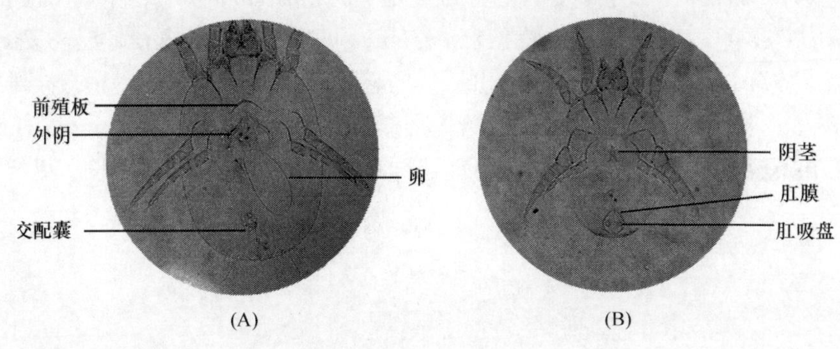

图 2-9 屋尘螨光镜下形态

（A）雌螨；（B）雄螨

二、雄 螨

麦食螨阴茎（penis）周围有表皮包绕，没有使用时部分倒转，交配时直立（erect）伸出。雄螨（male）阴茎长、柔弱，在两片传输骨片（transmission sclerite）间向后伸出。阴茎基部有椭圆形或者倒“V”形的多孔板。阴茎前方为生殖乳突。阴茎在分类学中具有一定的价值，不同螨种其形状不同。尘螨属雄螨阴茎在种类鉴定中的价值比不上雌螨受精囊，部分原因是很难看见其形状，除非标本中的阴茎完全外翻。

第六节 副性征和麦食螨雄螨多态性

一、副 性 征

雄螨有几丁质肛周环（chitinised perianal ring）包绕的肛吸盘（图 2-9）。无气门亚目螨类都有腿吸盘（leg sucker），位于跗节Ⅳ，跗节Ⅲ有圆锥形或双歧形的刺，还有其他的刺。尘螨属某些种类，如屋尘螨、粉尘螨和奥氏尘螨，围绕胛毛 sci 和 sce 小孔周围的骨化区较为典型，但是在雌螨并不典型甚至缺如。与雄螨相比，雌螨的末体侧腺发育良好且体大。

二、雄螨多态性

雄螨多态性（andropolymorphism），或者雄螨异态性（heteromorphism），就是其生活史过程中有多种形态的雄螨。尘螨和一些麦食螨均存在此现象，包括肉食螨科（Cheyletidae）在内的前气门亚目也有此现象。从分类学角度或螨种鉴定的需要，雄螨多态性容易引起混淆，因为人们容易把不同螨种的变种误认为其他螨种。麦食螨科只有 2 个变种，而根螨亚科（Rhizoglyphinae）有 4 个变种。

麦食螨科雄螨异态性已有记述于麦食螨亚科的非洲休尘螨（*Hughesiella africana*）、瓦莱休尘螨（*H. valerioi*）和尘螨亚科的异足尘螨（*D. anisopoda*）、粉尘螨（*D. farinae*）、新热带尘螨（*D. neotropicalis*）、简尘螨（*D. simplex*）、贝氏椋尘螨（*Sturnophagoides bakeri*）、巴西椋尘螨（*S. brasiliensis*）和岩燕椋尘螨（*S. petrochelidonis*）。上述异态性雄螨一对基片Ⅰ（epimeron Ⅰ）融合形成“Y”或“V”形结构，但是同种的（homeomorphic）雄螨、雌螨基片Ⅰ并不融合。异态性雄螨足Ⅰ可能比同种的雄螨和雌螨足Ⅰ更长、更粗，骨化更严重。

第三章　尘螨系统分类学

分类学是进行科学的识别、描述、定义某种生物的学科，有界（kingdom）、门（phylum）、亚门（sub-phylum）、纲（class）、亚纲（sub-class）、目（order）、下目（infra-order）、亚目（sub-order）、总科（superfamily）、科（family）、属（genus）、种（species）等分类阶元。鉴于实用性的考虑，需要比较该生物体与相近种类的形态特征，找出其独特的分类学依据。在大多数动物类群中，尤其是节肢动物，这些分类主要依据形态学特征，并借助行为、生态、生物化学、基因序列、蛋白质特征和生物地理等多种手段，具有可靠性和重复性。但是，对于新发现的种类，需要记述其与已有种类的形态学区别，即形态种（morphospecies）。形态种是分类学家对某一生物种第一次给出的精确描述。对不同来源形态种的比较可能会证明该形态种含有多个生物种，获得这个结论可能不仅仅是通过形态学比较，还需要借助于行为和生物学特征。对非单性生殖的物种，必须与同一生物种进行交配才能繁殖后代。因此，描述其种类特征时还需要观察其生活史及种群生物学，最典型的例子就是粉尘螨和微角尘螨之间不可能进行交配。

获得准确的分类依据和有效的鉴定程序，可为其他领域的科学家了解某一生物种提供便捷的方法。例如，研究某个螨种的变应原，这就需要掌握尘螨分类学知识，如各螨种是否有特定变应原，不同螨种分布和生物学的差异。这种分类学结果往往会使人们对不同螨种的临床意义得出相反的结论，如有多少人受到这种螨类的危害，在这种螨周围有多少人，如何控制由这些螨种引起的变态反应性疾病。

第一节　尘螨种类命名

种是分类系统中最基本的阶元，可以与别的物种相区别。尘螨种类命名按国际动物命名法则（international code of zoological nomenclature，ICZN）进行，该法则以英语和法语同时刊出，最新版本在 1999 年出版，2000 年 1 月 1 日起执行。ICZN 由国际动物命名委员会负责管理，收集世界各地关于动物命名的建议，出版动物命名学报（*The Bulletin of Zoological Nomenclature*）。ICZN 对病毒、细菌、真菌及植物同样适用。从某种程度上来说，命名晦涩难懂，但是与法律一样具有约束力。命名的目的是获得生物稳定的科学名字，将生物分类的混乱程度降低到最低。

一、双　名　法

动物命名学报已记述的 45 000 个螨种均有学名（scientific name），该学名由两个拉丁字或拉丁化的文字所组成。前面一个是该螨种的属名，后面一个是种本名，如微角尘螨的学名为 *Dermatophagoides microceras*。属名用主格单数名词，第一个字母要大写；后面的种本名用形容词或名词等，第一个字母不需要大写。这种复合命名称双名法

（binomial nomenclature），由 Linnaeus 在第 10 版 *Systemat Nature* 中提出，也是官方记录的动物命名来源。双名法在一定程度上改变了早期动物命名的混乱状态，如同一生物有多个名字。

双名法形象生动，如 *Dermatophagoides* 起源于希腊语 dermis（意思是“皮肤”），phagos 指喂养（feeding），而后缀-oides 意思是“有点像”，因此粗糙地译为“喜欢吃皮肤的生物”。这个命名是 Bogdanoff 描述属名 *Dermatophagoides* 时提出来的，与 Fürstenburg（1861）在疥虫样皮肤病里提出的“*Dermatophagus*”有一定相似之处。“microceras”一词起源于拉丁语 micro，意思是“小”（small），ceres 意思是“蜡”（wax），而 cera 意思是“小蜡形象”或“小蜡样”。

双名法起源于分类，每一种隶属于某一属、科、目。每一生物种名必须是独一无二的，以斜体字形式出现，但是科及以上分类阶元不需要以斜体字表示。双名法命名的生物种，要给出第一次记述该种的学者姓氏及年份，这不需要以斜体字表示。比如微角尘螨双名法为 *Dermatophagoides microceras* Griffiths and Cunnington，1971。这样做的目的是方便研究人员查阅文献，掌握生物种的确切形态及相关研究资料，也容易与同一属其他种区别。如果将命名者姓氏及年份放在圆括号内，表示这个种名已经由另外一个学者重新鉴定、分类，比如 *Euroglyphus maynei*（Cooreman，1950），这种螨是由 Cooreman 最初记述并置于 *Mealia* 属，后来由 Fain 重新分类置于 *Euroglyphus* 属。尽管在动物命名中没有体现出对该种进行重新分类的学者，但是在植物命名中以省略形式给予体现。当然，正式的引用需要给出某种重新分类的详细信息，包括完成该工作的学者姓名和年份。

二、同物异名和最古老的名字

同一螨种如果有多个名字，称为同物异名（synonymy）。国际动物命名法则规定优先使用最古老的名字，接下来的名字是初级同物异名。但是如果一个名字已被广泛使用，即使能够用其更早的名字替代，也只得采用现行的名字，如 *Dermatophagoides pteronyssinus*，并不是该螨种最古老的名字。根据 Gaud（1968）和 Domrow（1992），种名为 *pteronyssoides*。此后，Oshima （1968）提出 *Dermatophagoides* 作为属名不合适，因为该属已由 Fain 重新修订，模式种 *D. scheremetewskyi* 并没有被重新描述；根据国际动物命名法则，接下来能够用的名字 *Mealia* 具有优先权。因此，与 *Dermatohpagoides pteronyssinus* 比较，*Mealia pteronyssoides* 可能是该种更好的科学名称，但是只有少数分类学家知道这个名字。如果将该种命名为 *Mealia pteronyssoides*，那么根据变应原的命名法则，相应的变应原将更名为 Mea p 1，Mea p 2 等。Gould（1991）指出墨守成规遵照执行分类学法则，尤其是生物种名的更换，以及国际动物命名法则优先规则，将会导致一系不良后果，并谈到分类学重要依据之一是节约工作量：科学家们在记述新种时，应通晓已经广泛应用于出版物中的物种名字。

与现在相比，19 世纪的光学显微镜光学水平较差，为研究体积微小、形态复杂的螨类增加了障碍。所以那时知道的种类很少，每个种类仅有一段拉丁文的记述，没有图片，与其真实分类距离甚远，所以需要对每个新种进行充分的文字描述。但是，现在的研究人员能够使用现代生物技术进行研究工作，比如能够得到某螨种全 DNA 序列，能够借助各种显微镜进行详细的形态学描述，从不同角度绘制一页一页的图，并很容易获得扫描电镜图谱。

三、模式标本

对分类学家来说，名字和物种是相互独立的两个概念，而模式标本（type specimens）是名字与物种间的联系桥梁，其代表某种螨的典型形态和鉴别要点。分类学家在描述某螨种时选择模式标本，在后续修订工作中仍可以按严格的指南指定特定类型。通常来说，分类学家在记述新种时，从中选择某个或某些标本作为模式标本。

第二节 蜱螨分类系统

系统学（systematics）研究生物多样性和种系发育关系，即生物之间的进化关系。分类学（taxonomy）为系统学及种系发生提供依据。分类学特征多种多样，有些特征既包括分类学，又包括系统学；有些特征只涉及分类学或系统学之一。

检索（classification）与分类学并不完全是一回事，检索是在种、属已经明确的情况下进行的工作。检索表是一群生物在分类学上的结构层次，其根据这些种类是否具有共同的特征分组制订。假设检索表是根据种系发育制订的，那么检索表与种系发育关系就是完全一致的，最起码在理论上是这样。在实践中，许多分类检索表是手工绘制的，其与生物进化无关，是根据相对少的共同特征制订的，只不过用于鉴定螨种。

近 30 年来，蜱螨系统学知识急剧增长。对螨类不同分类阶元同源性、生殖系统解剖学、染色体模式、遗传系统模式、标志进化关系的分子标记等方面的研究均有了较大的进展。新种、新属、新科不断发现，并挑战已经存在的新属、新科等分类阶元。此外，系统发育学和遗传分类学的长足发展已经为蜱螨学家们广泛接受，并对蜱螨分类检索产生了新的冲击。尽管如此，蜱螨亚纲高级分类阶元，如同节肢动物门其他亚纲一样，仍然没有变。主要的分歧来自于应用的概念方法和不相似的特征。进一步说，目前的分类系统有失偏颇，因为其主要依据温带气候的欧亚大陆和北美地区螨类区系研究资料，而对世界上其他地区螨类的了解极其有限，包括从温带到热带生境、南半球的寒温带区域。更好地了解螨类种系发生关系和分类检索，需要广泛地应用严格的分类系统学方法调查全世界螨类区系的分布，包括生殖系统和其他器官、系统的结构、感受器、细胞核和线粒体 DNA 等遗传和分子标记等方面的知识。

本书采用 Krantz 和 Walter （2009）分类系统，在蜱螨亚纲下设 2 总目 6 目 125 总科，即寄螨总目（Parasitiformes）和真螨总目（Acariformes）。与 Krantz （1978）、Evans （1992）等分类体系相比，该系统在寄螨总目下设节腹螨目（Opilioacarida），这是因为节腹螨目更接近于寄螨总目螨类，而与其他高级分类阶元关系较远；三殖板股（Trigynaspidina）仍然作为一个单独的股，保留在中气门目（Mesostigmata）下，但是对应的单殖板股（Monogynaspidine）派生自早期的绥螨亚目（Sejida）。在真螨总目内，将并系的内气门亚目（Endeostigmata）部分成员并入绒螨目（Trombidiformes），其他成员仍然列入疥螨目（Sarcoptiformes）。研究显示，无气门亚目（Astigmatina）是单系发生，起源于甲螨亚目（Oribatida），但是甲螨是多系发生。因此，如果将甲螨处理为一个自然分类单位，其应当包括无气门亚目。因此，将以前的甲螨目（Oribatida）降格为亚目，将无气门目降格为无气门股（Astigmatina），置于甲螨亚目（Oribatida）、甲螨总股（Desmonomatides）下；以前将寄殖螨亚目（Parasitengona）和跗线螨亚目（Tarsonemina）作为单独的亚目，本书将其作为股（cohort），分别隶属于大赤螨总股（Anystides）和异气门总股（Eleutherengonides），其起源可以追溯至三叠纪（Triassic）。该系统将股作为一种比较高级的分类阶元，用于目和科水平之间。总股（supercohort）、股（cohort）和亚股（subcohort）名字后缀分别为-ides、-ina 和-ae。

蜱螨亚纲分类系统表述如下。

亚纲　蜱螨亚纲（Acari）
寄螨总目（Parasitiformes）
节腹螨目（Opilioacarida）
节腹螨总科（Opilioacaroidea）
巨螨目（Holothyrida）
巨螨总科（Holothyroidea）
蜱目（Ixodida）
蜱总科（Ixodoidea）
中气门目（Mesostigmata）
绥螨亚目（Sejida）
绥螨总科（Sejoidea）
三殖板亚目（Trigynaspida）
梭巨螨股（Cercomegistina）
梭巨螨总科（Cercomegistoidea）
角螨股（Antennophorina）
角螨总科（Antennophoroidea）
黑面螨总科（Celaenopsoidea）
费螨总科（Fedrizzioidea）
巨寄螨总科（Megisthanoidea）
步甲螨总科（Parantennuloidea）
继螨总科（Aenictequoidea）
单殖板亚目（Monogynaspida）
小雌螨股（Microgyniina）
小雌螨总科（Microgynioidea）
海姿螨股（Heatherellina）
海姿螨总科（Heatherelloidea）
尾足螨股（Uropodina）

尾足螨亚股（Uropodiae）
滨岓螨总科（Thinozerconoidea）
多盾螨总科（Polyaspidoidea）
尾足螨总科（Uropodoidea）
糙尾足螨总科（Trachyuropodoidea）
箭毛螨亚股（Diarthrophalliae）
箭毛螨总科（Diarthrophalloidea）
异岓螨股（Heterozerconina）
异岓螨总科（Heterozerconoidea）
革螨股（Gamasina）
表刻螨亚股（Epicriiae）
表刻螨总科（Epicrioidea）
岓螨总科（Zeroconoidea）
狭螨亚股（Arctacariae）
狭螨总科（Arctacaroidea）
寄螨亚股（Parasitiae，或 Parasitina，或 Neotocospermata）
寄螨总科（Parasitoidea）
皮刺螨亚股（Dermanyssiae，或 Dermanyssina，或 Neopodospermata）
维螨总科（Veigaioidea）
胭螨总科（Rhodacaroidea）
真蛜螨总科（Eviphidoidea）
囊螨总科（Ascoidea）
植绥螨总科（Phytoseioidea）
皮刺螨总科（Dermanyssoidea）
真螨总目（Acariformes）
绒螨目（Trombidiformes）
跳螨亚目（Sphaerolichida）
球螨总科（Lordalycoidea）
跳螨总科（Sphaerolichoidea）
前气门亚目（Prostigmata）
携卵螨总股（Labidostomatides）
携卵螨总科（Labidostomatoidea）
真总螨总股（Eupodides）
吸螨总科（Bdelloidea）
海螨总科（Halacaroidea）
真足螨总科（Eupodoidea）
镰螯螨总科（Tydeoidea）
瘿螨总科（Eriophyoidea）

大赤螨总股（Anystides）
大赤螨股（Anystina）
盲蛛螨总科（Caeculoidea）
阿德螨总科（Adamystoidea）
大赤螨总科（Anystoidea）
副镰螯螨总科（Paratydeoidea）
桃土螨总科（Pomerantzioidea）
寄殖螨股（Parasitengonina）
赤螨亚股（Erythraiae）
陷口螨总科（Calyptostomatoidea）
赤螨总科（Erythraeoidea）
绒螨亚股（Trombidiae）
下长绒螨总科（Tanaupodoidea）
奇泽螨总科（Chyzerioidea）
绒螨总科（Trombidioidea）
恙螨总科（Trombiculoidea）
水螨亚股（Hydrachnidiae）
盾水螨总科（Hydryphantoidea）
邹喙螨总科（Eylaoidea）
溪螨总科（Hydrovolzioidea）
水螨总科（Hydrachnoidea）
腺水螨总科（Lebertioidea）
湿螨总科（Hygrobatoidea）
雄尾螨总科（Arrenuroidea）
阴绒螨亚股（Stygothrombiae）
阴绒螨总科（Stygothrombidioidea）
海殖螨总股（Eleutherengonides）
缝颚螨股（Raphignathina）
肉螨总科（Myobioidea）
蝪螨总科（Pterygosomatoidea）
缝颚螨总科（Raphignathoidea）
叶螨总科（Tetranychoidea）
肉食螨总科（Cheyletoidea）
异气门股（Heterostigmatina）
跗螯螨总科（Tarsocheyloidea）
异肉食螨总科（Heterocheyloidea）
长头螨总科（Dolichocyboidea）
微轮螨总科（Trochometridioidea）

盾螨总科（Scutacaroidea）
矮蒲螨总科（Pygmephoroidea）
跗线螨总科（Tarsonemoidea）
疥螨目（Sarcoptiformes）
内气门亚目（Endeostigmata）
阿里螨股（Alycina）
阿里螨总科（Alycoidea）
线美螨股（Nematalycina）
线美螨总科（Nematalycoidea）
喜螨股（Terpnacarina）
奥赫螨总科（Oehserchestoidea）
喜螨总科（Terpnacaroidea）
无爪螨股（Alicorhagiina）
无爪螨总科（Alicorhagioidea）
甲螨亚目（Oribatida）
古甲螨总股（Palaeosomatides 或 Palaeosomata）
棘甲螨总科（Acaronychoidea）
古甲螨总科（Palaeacaroidea）
栉甲螨总科（Ctenacaroidea）
窝关节甲螨总股（Enarthronotides 或 Enarthronota）
短甲螨总科（Brachychthonioidea）
奇缝甲螨总科（Atopochthonioidea）
缝甲螨总科（Hypochthonioidea）
原卷甲螨总科（Protoplophoroidea）
异缝甲螨总科（Heterochthonioidea）
类缝甲螨总股（Parhyposomatides 或 Parhyposomata）
类缝甲螨总科（Parhypochthonioidea）
混居甲螨总股（Mixonomatides 或 Mixonomata）
新缝甲螨总科（Nehypochthonioidea）
新罗甲螨总科（Eulohmannioidea）
全罗甲螨总科（Perlohmannioidea）
上罗甲螨总科（Epilohmannioidea）
无角罗甲螨总科（Collohmannioidea）
新卷甲螨总科（Euphthiracaroidea）
卷甲螨总科（Phthiracaroidea）
甲螨总股（Desmonomatides 和 Desmonomata）
惰甲螨股（Nothrina）
扁甲螨总科（Crotonioidea）

短孔甲螨股（Brachypylina）
小赫甲螨总科（Hermannielloidea）
新滑甲螨总科（Neoliodoidea）
迭蜕甲螨总科（Plateremaeoidea）
鹿甲螨总科（Damaeoidea）
藓甲螨总科（Cepheoidea）
多翼甲螨总科（Polypterozetoidea）
小棱甲螨总科（Microzetoidea）
美甲螨总科（Ameroidea）
龙骨足甲螨总科（Eremaeoidea）
剑甲螨总科（Gustavioidea）
步甲螨总科（Carabodoidea）
奥甲螨总科（Oppioidea）
顶藓甲螨总科（Tectocepheoidea）
水棱甲螨总科（Hydrozetoidea）
滨甲螨总科（Ameronothroidea）
卷边甲螨总科（Cymbaeremaeoidea）
龙足棱甲螨总科（Eremaeozetoidea）
扇沙甲螨总科（Licneremaeoidea）
尖前翼甲螨总科（Phenopelopoidea）
角翼甲螨总科（Achipterioidea）
小甲螨总科（Oribatelloidea）
山足甲螨总科（Oripodoidea）
尖棱甲螨总科（Ceratozetoidea）
大翼甲螨总科（Galumnoidea）
无气门股（Astigmatina 或 Astigmata）
裂甜螨总科（Schizoglyphoidea）
薄口螨总科（Histiostomatoidea）
寄甲螨总科（Canestrinioidea）
半疥螨总科（Hemisarcoptoidea）
食甜螨总科（Glycyphagoidea）
粉螨总科（Acaroidea）
下恒螨总科（Hypoderatoidea）
翅螨总科（Pterolichoidea）
羽螨总科（Analgoidea）
疥螨总科（Sarcoptoidea）

蜱螨亚纲总目和亚目的检索表

1a. 基节Ⅱ后方有1～4对背侧或腹侧的气孔，基节游离，可以移动；足Ⅱ～Ⅳ具有围足节缝，跗节Ⅰ亚末端背部有聚集的感棒。	寄螨总目（Parasitiformes）
1b. 基节Ⅱ后方无可见气孔。足基节常与足体腹面愈合形成基腹板；足Ⅱ～Ⅳ没有围足节缝和切割器官，跗节Ⅰ末端和亚末端处背面有稀疏配对的刚毛。	真螨总目（Acariformes）
2a. 须肢跗节有1或2只端爪，基节Ⅲ水平后方有4对背侧方气门；肛门位于终端；转节Ⅲ和Ⅳ分成2片。	节腹螨目（Opilioacarida）
2b. 须肢跗节没有端爪，在内基底面有爪样结构；末体基节Ⅰ～Ⅲ侧部或基节Ⅳ后方有1对腹外侧气门；肛门位于腹部或腹部近顶处；转节Ⅲ和Ⅳ完整。	3
3a. 下颚体的口下板变形为有倒齿的刺器但没有颚角；须肢跗节无爪；气门位于基节Ⅳ之后，或基节Ⅱ～Ⅲ之间的侧面，每个气门被一气门板包围，没有长形的气门沟；跗节Ⅰ亚端部背面有感觉器官（哈氏器，Haller's organ），由一个深的凹点，前方有凹陷小窝，内生许多感觉毛。	蜱目（Ixodida）
3b. 口下板有颚角、刚毛或柔韧的颚角；须肢跗节有叉状趾节爪；末体气门常有长形气门沟延伸至前部；跗节Ⅰ背部没有明显的哈氏器，最多有一个凹点或凹窝。	4
4a. 下颚体腹面至少有5对刚毛（不包括颚角），胸叉缺如或者由一对胸叉丝组成；成螨肛瓣有至少有2对刚毛；螯肢基部为柔软的角质层；无口上板。	巨螨目（Holothyrida）
4b. 下颚体腹面最多有4对刚毛（不包括颚角）；一般有胸叉，其基部有1～2根胸叉丝，该结构在某些寄生螨类退化或缺如；成螨肛瓣无毛，或最多有毛1对；螯肢基部为骨环，头盖通常覆盖颚体。	中气门目（Mesostigmata）—5
5a. 产卵孔为生殖板覆盖，一般有刚毛0～1对，偶见有4或5对刚毛；第二若螨和成螨足Ⅳ最多有刚毛18根；无刚毛av4、pv4和腹间骨片（ventral intercalary sclerite）。	单殖板亚目（Monogynaspida）
5b. 产卵孔为一大的生殖板覆盖，其上有刚毛6根或更多，很少有2或4根刚毛；产卵孔或为2～4块生殖板或其残骸覆盖；第二若螨和成螨足Ⅳ最少有刚毛20根；一般有刚毛 av_4 和 pv_4，但是在某些螨类缺如，在原巨螨科（Promegistidae）某些螨类纤细；基跗节和端跗节间腹面通常有骨片。	6
6a. 产卵孔为一大的生殖板覆盖，有6根或更多的刚毛，很少有2～4根刚毛，生殖板前方缺口或切迹；螯肢无疣。	绥螨亚目（Sejida）
6b. 产卵孔为2～4块板覆盖（包括2块侧殖板、1块中殖板，偶见1块胸殖板），这些生殖板可有不同程度融合或减少；中殖板裸露，近似三角形，但是常缺如或与其他结构融合；每块侧殖板有1至多根刚毛，游离或向后与腹部融合和（或）在内部相互融合；螯肢动趾内侧或终端有枝状、刷状或丝状赘生物。	三殖板亚目（Trigynaspida）
7a. 螯肢很少呈钳状，定趾退化或消失，动趾延伸成钩状、刀状、针状、短剑样结构。螯肢基部有时在内侧融合；须肢简单，有时退化成拇指爪状，有时缺如；下颚体无助螯器，至少足Ⅱ和足Ⅲ步行器具2侧爪，爪间突呈垫样或放射样，着生有黏毛或偶见爪或吸盘；末体无成对的侧腺；末体刚毛c列常有2对刚毛（c_1～c_2），很少有3对或更多鞭毛；气门1对，开口于螯肢基部或前背板前方，气门沟背面位于螯肢基部或前背板前缘。	绒螨目（Trombidiformes）—8
7b. 螯肢呈典型钳状，通常呈齿状，很少呈尖状或针状；螯肢基部分开；须肢简单，从来没有拇抓突起；下颚体常有助螯器或假助螯器；足Ⅰ～Ⅳ常有1或3爪，双爪罕见；爪间突呈爪样或吸盘样，从来不呈垫样，偶见放射样；末体有数对侧腺，末体刚毛c列常有3～4对刚毛或更多毛；无气管系统，即使有气管系统也只是起自足基部，或是位于足或躯体某部的短气管；气门和气门沟绝对不位于螯肢基部或前背板。	疥螨目（Sarcoptiformes）—9
8a. 气门1对，开口于两螯肢基部或前背板，瘿螨总科（Eriophyoidea）、长须螨科（Stigmaeidae）、长头螨总科（Dolichocyboidea），某些螨类无前背板；前背板常有4对或更少的刚毛，偶有多毛，有时有1～2对感觉器；螯肢很少呈钳状，只有携卵螨科（Labidostomatidae）、莓螨科（Rhagidiidae）、吸螨科（Bdellidae）呈钳状，定趾呈鞘状或完全退化；基节区连续，足Ⅱ～Ⅲ基节区分开。	前气门亚目（Prostigmata）
8b 无呼吸系统；前背板有3或6对刚毛，包括丝状感毛，有时位于感觉毛窝内如跳螨科（Lordalycidae）；螯肢为具齿的钳，基节区连续。	跳螨亚目（Sphaerolichida）

续表

9a. 体小，柔软，最多有一个明显的前背板；成螨有生殖瓣但并未骨化；足跗节有不成对的爪间突爪，简单或放射状，成对的侧爪有时缺如；末体无侧腺，刚毛短、分枝典型，楔形、树突状或星形；椭圆形或球形螨一般具 5～6 对前背刚毛，少许螨种背部多毛，其中 1～2 对位于感觉窝内；长形或蠕虫状螨，后者常为球形，通常有退化的前背毛，无感器窝，有时含不成对的喙毛。	内气门亚目（Endeostigmata）
9b. 螨体大小不等，具有明显的前背板或完全骨化的前背板，躯体骨化程度高；前背有 6 对或更少的刚毛，其中 0～1 为感器窝毛；生殖瓣骨化程度高或者缺如；足跗节有不成对爪间突爪，该爪间突爪不呈放射状，或退化成爪垫，或者缺如；末体具侧腺，刚毛长并具有不同修饰，但很少分枝。	10
10a. 前背板除刚毛外，无专门的感觉器官；生殖孔暴露或为生殖盖部分覆盖，生殖孔呈倒“V”、“U”或“Y”形，成螨有 2 对生殖乳突或不同程度退化、修饰；生殖孔没有明显的板；躯体常轻度骨化，足基部的基节板发育不良或轻度形成；足前跗节有爪间突爪和肉盘，或前跗节呈吸盘样、真正的成对爪缺如；寄生螨足Ⅲ～Ⅳ前跗节修饰或缺如；须肢多分 2 节，偶见 3 节；雄性成螨具有骨化完全的阴茎，均具有杯形肛侧吸盘。	甲螨亚目无气门股（Suborder Oribatida，Cohort Astigmatina）
10b. 前背具有一对起自感觉窝的刚毛或盅毛（假气门器官）；生殖孔为成对炸弹舱样生殖瓣覆盖，成螨有 3 对生殖孔突；生殖孔或为成对骨化生殖瓣覆盖；成螨躯体骨化完全，足基部基节板发育良好；足前跗节常有成对真实的爪，爪具有中等大小爪间突（三趾）或只有爪间突（单趾），偶见双趾；无寄生形式，前跗节Ⅲ～Ⅳ通常没有明显修饰；须肢常分 5 节，偶见 2～4 节；雄性成螨无骨化阴茎，无肛吸盘。	除无气门股的甲螨亚目（Oribatida，excluding Astimatina）

第三节　尘螨分类与检索

屋尘中检出来的螨类多达 100 余种，主要隶属于食甜螨总科（Glycyphagoidea）、粉螨总科（Acaroidea）和羽螨总科（Analgoidea）。大部分螨种都与其他动物有着密切联系，只有极少数无气门螨类生活史某时期或整个生活史时期与其他动物没有联系。食甜螨总科与哺乳动物生活在一起，粉螨总科与昆虫、鸟类和哺乳动物生活在一起，而羽螨总科总是与鸟类生活在一起，螨类通过对宿主的吸血活动等方式与人类生产生活发生千丝万缕的联系，从而将其栖息场所转移至人类居室尘埃中。

一、无气门股分类

无气门股下设 10 个总科，这种分类主要依据非痒螨类螨（Nonpsoroptidid Astigmata）的种系发育关系。痒螨（Psoroptidia）包括羽螨（feather mite）的翅螨总科（Pterolichoidea）和羽螨总科（Analgoidea），以及皮肤寄生虫疥螨总科（Sarcoptoidea）。麦食螨科（Pyroglyphidae）隶属于羽螨总科（Analgoidea）。OConnor（1981）记述了无气门亚目详细的分类及历史。

二、食甜螨总科分类

食甜螨总科下设 7 个科，其中有 4 科 6 属见于屋尘中，即嗜渣螨科（Chortoglyphidae），包含嗜渣螨属（*Chortoglyphus*）；垫螨科（Echimyopodidae），包含无爪螨属（*Blomia*）；

食甜螨科（Glycyphagidae），包括脊足螨属（*Gohieria*）、食甜螨属（*Glycyphagus*）和嗜鳞螨属（*Lepidoglyphus*）；嗜湿螨科（Aeroglyphidae），包含嗜湿螨属（*Glycycometus*），也就是以前所说的澳食甜螨属（*Austroglycyphagus*）。近年来，食甜螨被认为是螨类变应原的主要来源之一，仅次于麦食螨科（Pyroglyphidae），已知有 10 种食甜螨能够产生变应原。

嗜渣螨属第二若螨是北美洲和中美洲啮齿目动物卵泡内寄生虫，其成螨可能孳生于动物巢穴内。其中，拱殖嗜渣螨（*Chortoglyphus arcuatus*）全球分布，孳生于储藏食物和房舍内，能够产生变应原致敏人体。

与嗜渣螨属一样，无爪螨属主要与哺乳动物有着密切联系，其第二若螨是卵泡内寄生虫，成虫孳生于动物巢穴内。从屋尘中已分离出几种无爪螨，主要是热带和亚热带地区。过去 10 年内，无爪螨致敏人体的报道越来越多。遗憾的是无爪螨的分类仍然很混乱。已经报道的热带无爪螨（*B. tropicalis*）和库氏无爪螨（*B. kulagini*）变应原的分离鉴定显示，它们很有可能就是同一个生物种。明确其分类、全球分布及种类组成，必将极大地帮助人们了解无爪螨所致变态反应性疾病的流行病学。

脊足螨属主要发现于啮齿动物和食虫植物，其中棕脊足螨（*G. fusca*）为全球分布，见于储藏物和屋尘。

某些学者认为嗜鳞螨属是食甜螨属的同物异名。如 OConnor 认为嗜鳞螨属与其他许多属一样合法有效，在遗传分类学上是食甜螨属的组成部分之一，他发现许多没有记述的食甜螨种类弥补了食甜螨与其他属间的距离。尽管如此，除非所有新种被正式记述，该属被完全修订，否则实践工作中仍然要沿袭传统，将嗜鳞螨属和食甜螨属作为两个不同的属。嗜鳞螨属前背板缺少头脊，但有一个大的羽毛样亚跗鳞片，而食甜螨属有头脊没有亚跗鳞片。这两个属都有数种具有重要的经济意义，即储藏物害虫。常见于屋尘中的有害嗜鳞螨（*L. destructor*）和家食甜螨（*G. domesticus*），这两种螨均为全球分布，但多见于温带地区房屋内、谷仓和谷物中，是引起农民过敏的主要原因之一。

嗜湿螨属，也就是澳食甜螨属，与鸟巢和蝙蝠粪有关，其中 3 种螨见于热带地区屋尘中，即苏里南地区分离获得的罗氏嗜湿螨（*G. lukoschusi*），马来西亚分离获得的马来嗜湿螨（*G. malaysiensis*）和吉隆坡嗜湿螨（*G. kualalumpurensis*）。*G. geniculatus* 为全球分布，主要见于储存谷物、蜜蜂和鸟类巢穴。人们一直忽略该属螨类的临床致敏性，只零星记录其于热带地区尘螨调查的结果中，以往文献记录其为澳食甜螨属（*Austroglycyphagus* sp.）。该螨容易与无爪螨混淆，比我们目前了解的分布更广泛，更常见（表 3-1）。

表 3-1　屋尘中常见的食甜螨

总科（super family）	科（family）	亚科（subfamily）	属（genus）	种（species）
Glycyphagoidea				
	Euglycyphagidae			
	Chortoglyphidae		*Chortoglyphus*	
	Pedetropodidae			
	Echimyopodidae		*Blomia*	

续表

总科（super family）	科（family）	亚科（subfamily）	属（genus）	种（species）
	Aeroglyphidae		*Glycycometus*	
	Rosensteiniidae			
	Glycyphagus			
			Gohieria	
			Glycyphagus	
			Lepidoglyphus	

三、粉螨总科分类

Klimov（2011）记述了粉螨总科（Acaroidea）5 科、49 属、180 种。其中，3 科 5 属见于屋尘，并具有致敏性，即脂螨科（Lardoglyphidae）的脂螨属（*Lardoglyphus*）、皱皮螨科（Suidasiidae）的皱皮螨属（*Suidasia*）、粉螨科（Acaridae）的粉螨属（*Acarus*）、食酪螨属（*Tyrophagus*）和食粉螨属（*Aleuroglyphus*）。

在粉螨总科中，粉螨属和食酪螨属常见于屋尘，并且能够产生变应原。粉螨分类复杂，各螨种形态相似，鉴定困难。以往调查室内孳生尘螨时，最常见的粉螨种类为粗脚粉螨（*Acarus siro*）和腐食酪螨（*Tyrophagus putrescentiae*）。

Griffiths 修订了粉螨属，其中 1984 年的版本记述其有 21 种，有 15 种罕见或很罕见，在有限的地区记述过 1～2 次；其余种类常见，全球分布，是具有经济意义的重要害虫，某些种类分布广泛，包括土壤、储藏物、生长的植物等。

四、麦食螨科分类

Gaud 和 Atyeo（1996）在麦食螨科（Pyroglyphidae）下设三个亚科，即尘螨亚科（Dermatophagodinae）、麦食螨亚科（Pyroglyphinae）和徘羽螨亚科（Paralgopsinae）。自 Cunliffe（1958）记述该科只含有一个麦食螨属（*Pyroglyphus*）起，麦食螨科的定义、概念及组成已发生翻天覆地的变化。Dubinin （1953）将尘螨属（*Dermatophagoides*）放在表皮螨科（Epidermoptidae）下，直到 Fain 修正。Fain（1965）认识到尘螨属和麦食螨属的联系，于是把尘螨属挪到麦食螨科下面，Fain（1965）修订的麦食螨科（Pyroglyphidae）还有麦食螨属，该属曾有休尘螨亚属（*Hughesiella*），*Bontiella* 属和嗜霉螨属（*Euroglyphus*，该属曾有 *Gymnoglyphus* 亚属）。Fain （1967）进行第 2 版修订时，在麦食螨科下设两个亚科，即尘螨亚科（Dermatophagoidinae），该亚科包含麦食螨属 *Bontiella* 属和嗜霉螨属（*Euroglyphus*），该亚科以前属于痒螨科（Psoroptidae）；麦食螨亚科（Pyroglyphinae），该亚科包含尘螨属（*Dermatophagoides*）和椋尘螨属（*Sturnophagoides*）。Fain 第 3 版（1988）修订时在麦食螨科下设 3 个亚科，即徘羽螨亚科 Paralgopsinae（含有 *Paralgopsisb* 属），Onychalginae 亚科（含有 *Kivuicola* 属、*Onychalges* 属和 *Paramealia* 属）和 Guatemalichinae 亚科（含有 *Fainoglyphus* 属、*Guatemalichus* 属和 *Pottocola* 属）。OConnor （1982）把麦食螨科（Pyroglyphidae）列为总科，与羽螨总科（Analgoidea）并列。Gaud 和 Atyeo （1996）

采用了与 Fain（1988）不同的分类依据拟定亚科，认为 Fain 提出的 Onychalginae 和 Guatemalichinae 均无效，都是尘螨亚科（Dermatophagoidinae）的同物异名；他们并不赞同 OConnor 依据 6 个外部形态特征把麦食螨列为 1 个亚科（Pyroglyphidea），认为只有 1 个依据，即位于跗节 I 顶端感棒 ω_1，未见于羽螨总科其他螨种。Gaud 和 Atyeo （1996）认为麦食螨科与羽螨总科亲缘关系更近，因此将麦食螨科列为羽螨总科下的一个科。

麦食螨科也许是羽螨总科和痒螨总科的共同祖先，在亚科和属水平只能依据少数形态特征进行分类（表 3-2）。位于跗节 I 顶端的感棒 ω_1 是麦食螨科与羽螨总科其他科螨类鉴别的重要依据之一。事实上，与哺乳动物关系密切的痒螨总科其他螨类也有此感棒 ω_1。

表 3-2　屋尘中常见的麦食螨

科（family）	亚科（subfamily）		属（genus）		种（species）	
	现名	曾用名	现名	曾用名	现名	曾用名
Pyroglyphidae						
	Dermatophagoidinae	Guatemalichinae	*Dermatophagoides*		*D. pteronyssinus*	
		Onchalginae			*D. farinae*	
					D. microceras	
					D. siboney	
					D. evansi	
					D. neotropicalis	
			Hirstia		*H. chelidonis*	
					H. domicola	
			Sturnophagoides		*S. bakeri*	
			Malayoglyphus		*M. intermedius*	
					M. carmelitus	
	Pyroglyphinae		*Asiopyroglyphus*		*A. thailandicus*	
			Pyroglyphus		*P. morlani*	
			Bontiella		*B. bouilloni*	
			Weelawadjia		*W. australis*	
			Campephilocoptes		*C. atyeoi*	
					C. paraguayensis	
			Euroglyphus		*E. maynei*	*Mealia maynei*
						Dermatophagoides maynei
						Dermatophaogides scheremetewskyi
			Gymnoglyphus		*G. longior*	*Mealia longior*
						Pachylichus crassus
						Dermatophagoides crassus
						Dermatophaogides longior
					G. osu	*Dermatophagoides dalarnensis*

续表

科（family）	亚科（subfamily）		属（genus）		种（species）	
	现名	曾用名	现名	曾用名	现名	曾用名
			Hughesiella		*H. africana*	*Dermatophagoides africanus* *Pyroglyphus africanus* *Hughesiella africana*
	Paralgopsinae					

第四节　尘螨分类中存在的问题

尘螨鉴定中常常存在各种问题，最常见的是鉴别粉尘螨（*D. farinae*）和微角尘螨（*D. microceras*），但是这两种螨的形态特征均已完全清楚。分类学问题往往发生在对螨种形态的描述上，如不同学者对同一螨种形态的描述不同，同一学者多次记述同一螨种。

一、热带无爪螨、库氏无爪螨和格氏无爪螨形态学描述

迄今为止，无爪螨属（*Blomia*）分类主要依据于 van Bronswijk 等（1973）发表的 2 篇文章，第 1 篇文章记述从热带和亚热带尘样中分离获得了热带无爪螨（*B. tropicalis*），第 2 篇文章比较了无爪螨不同螨种的形态特征，并重新描述了库氏无爪螨（*B. kulagini*）形态。Fain 等（1977）简要概述了无爪螨在分类学上的混乱，并认为 *Chortoglyphus gracilipes Banks*，1917 也属于无爪螨，格氏无爪螨（*B. gracilipes*）有一根长长的交配管（copulatory tube），跗节Ⅰ末端有感棒 ω_1、ω_2，此与库氏无爪螨、热带无爪螨一致。格氏无爪螨末体后区没有两个角皮突起（也就是 van Bronswijk 所说的小疣），但也有可能是因为标本制作质量较差所以没有看见，除了这个特征外，其余与库氏无爪螨非常相似。遗憾的是库氏无爪螨的模式标本丢掉了，所以没有办法确定它是不是格氏无爪螨的同物异名。van Bronswijk 等 （1973）在日本分离制作了库氏无爪螨标本，但是该标本与 Zachvatkin 最初记述的形态有些不同。因此，只有从适宜孳生地，比如莫斯科粮仓中储存的小麦中，分离制作新的标本，才能真正描述出库氏无爪螨的形态特征。

OConnor（1981）提出储藏物和屋尘中不同种类的无爪螨形态极其相似，因此它们有可能是同一个生态种（synanthropic species）。Colloff （2009）收集了缅甸、哥伦比亚、巴西、澳大利亚和菲律宾等不同地区的无爪螨标本，发现所有无爪螨均与热带无爪螨非常相似。如果从莫斯科粮仓内取材分离制作模式标本或者寻找其他标本重新描述库氏无爪螨，证实其为热带无爪螨的同物异名，那么库氏无爪螨将是有效的名字，根据国际动物命名法则规定的优先原则。

对于 1939 年以前将模式标本保存在欧洲各标本馆、博物馆的分类学家来说，他们都面临着类似于无爪螨分类混乱的问题，因为第二次世界大战破坏了所保存的标本，再次发现库氏无爪螨标本似乎不太可能。

二、屋尘螨命名

对于屋尘螨，Baker 等（1956）最早命名为谢氏尘螨（*Dermatophagoides scheremetewskyi*），Oshima （1968）命名为 *Mealia pteronyssina*，Fain（1966）命名为 *Dermatophaogides pteronyssinus*，Domrow （1992）命名为屋尘螨（*Dermatophagoides pteronyssoides*），这么多的名字究竟哪种是正确的？Gaud （1968）和 Domrow （1992）根据国际动物命名法则优先原则，将其命名为 *Paralges pteronyssoides* Trouessart，1886，是 *Dermatophagoides pteronyssinus*（Trouessart，1897）的首异名（senior synonym）。Gaud 的推测主要依据 Fain （1966）罗列的屋尘螨（*D. pteonyssinus*）标本的地理分布情况，在巴黎自然历史博物馆（Museum national d'histoire naturelle de Paris）保存的 Trouessart 的一张载玻片标本上有数只雌、雄屋尘螨（*D. pteonyssinus*）以及从南非好望角获得的伯劳鸟标本。这就是 Trouessart 记述的 *Paralges pteronyssoides* 标本和宿主。Fain 等（1974）指出已经有 50 余年没有使用 Pteronyssoides，根据国际动物命名法则第 23b 规定，它已经成为一个遗忘名（nomen oblitum），因此应当被废除。有学者反对使用 *Pteronyssoides* Trouessart，1886，因为用于该螨种最早的名字是 *Scheremetewskyi* Bogdanoff，1864。Gaud （1968）提出 *Paralgoides anoplopus* Gaud & Mouchet，1959 可能是 *Paralges pteronyssoides* Trouessart，1887 的同物异名，其模式标本与 Trouessart 收集的标本没有区别。这些名字也体现了屋尘螨（*D. pteronyssinus*）的某些生物学特征。*Paralgoides anoplopus* 是 *Paralges pteronyssoides* 的同物异名，也是 *Dermatophagoides pteronyssinus* 的同物异名，后者体现出该螨种鸟类宿主范围的扩大。Gaud 综合多种鸟类宿主，以及每只鸟身上只见到少量的螨虫，认为屋尘螨（*Dermatophagoides pteronyssinus*）只是偶然见于鸟类的羽毛，并非真正的羽毛寄生虫。

三、屋尘螨、粉尘螨和微角尘螨

Fain 提出了粉尘螨（*D. farinae*）、微角尘螨（*D. microceras*）同一种群内形态学变异的证据，Thomas 等（1992）报道屋尘螨、粉尘螨同一变应原存在分子多态性，于是人们考虑此 3 种螨均有可能是独立的、密切相关的、形态非常相似的亲缘种。有证据表明北美洲和欧洲屋尘螨雌螨受精囊分叶具有地区特异性，即不同地区分叶不同。有人认为全球广泛分布的物种因适应辐射和地理气候等可能会形成不同地区的地理株或新物种。尽管如此，居室内孳生的物种不大可能形成新的地理株。远系杂交繁殖也许有可能，因为人类迁徙活动会携带螨进入新的地方。

第四章 尘螨生理学和内部解剖

尘螨生理学以尘螨的生命活动及其机体各个组成部分的功能为研究对象，掌握尘螨内部解剖结构有助于理解生理学功能。尽管尘螨种类繁多，外部形态多样，内部器官、生理功能、食性等也各不相同，但这些都有可能追溯至某种共同的起源。换句话说，即使不同螨种内部组织和器官之间具有显著差异，也可以从一个原始的模式出发，明确其变异的程度和衍化的途径。例如，尘螨的消化和排泄方式有较大的差异，但都是由一种比较原始的咀嚼式口器类型的消化道特化而成，故其基本结构和功能相似。

尘螨的生理功能复杂多样，各种功能之间相互联系、相互影响，每种功能通常需要多个组织器官联合完成，如体壁、血液循环和脂肪体共同承担防卫功能。尘螨通过神经系统和分泌的激素协调机体各系统，确保机体与外界环境保持平衡。这些调控机制一直是生理学和生物化学探讨的热点，包括对变应原基因表达的调控作用机制。

尘螨生理学为探讨其调控机制提供了知识准备，也有助于理解尘螨数量丰富、分布广泛、产生变应原并致敏人体等现象。例如，尘螨消化食物的场所并不是胃，而是非常长的消化道，在消化道腔隙、盲端和自由浮动端分布有许多消化细胞。与其他生物消化系统相比较，此过程消耗能量似乎很少。完成消化工作后，消化道细胞死亡，死亡的细胞和细胞内的酶类等均随粪便排出体外，围食膜（peritrophic membrane）内所有物质从头合成。很少有证据表明螨类能够充分重新利用其粪便中的各种酶类。但是如果没有细胞内消化和消化酶的低吸收等现象，悬浮在空气中的尘螨粪便颗粒（由许多更小的颗粒组成）也许不可能像现在这样具有较强的变应原性。本章同时对尘螨解剖学内容进行了详细介绍，以帮助理解其生理机制。

第一节 消 化 系 统

摄取食物并进行消化、吸收、利用是生物体生长、发育和繁殖必不可少的生理活动，最常见的形式是生物间互相残食；最基础的效应是消费种群随着食物消耗的增加而增加。同一群落的生物存在相互作用的网络称为食物网（food web），包括该生物群落内某种生物以另外一种生物为食，以及能量和营养在群落内如何转移等。食物质量和类型、代谢抑制剂的生成、消费率等都对生物体生长、发育速度、生存及种群生长有直接效应。食物质量和利用程度对不同器官、系统具有连锁效应（knock-on effect）。例如，食物中水、氮的含量与生物体渗透调节和排泄系统的工作效率直接相关。

一、口器和取食

螨类口器形态多样，由许多基本结构和附属结构组成。口器起自螨体的部分称为颚体

（gnathosoma），是第 1 对足对应的躯体前部的融合体。

螨类有不同的取食方式。跗线螨和肉食螨具有专门的螯肢粉碎食物[图 4-1（A）]。跗线螨粉碎真菌的菌丝摄取其液体内容物，而肉食螨伏击其他螨类吸取其液体内容物。因此，实验室人工培养跗线螨和肉食螨需要有活的微生物组成其基本饮食。食甜螨主要以真菌菌丝和孢子的固体块为食。与以真菌菌丝液体内容物为食相比，这种饮食方式缺乏专门化，因此也有学者认为这种饮食方式是无气门股螨类最早的取食方式。甲螨亚目和粉螨总科口器进化得并不是很好，它们的口器像剪刀，即所谓"螯合-锯齿"（chelate-dentate chelicerae）样螯肢[图 4-1（B）]。麦食螨也有"螯合-锯齿"样螯肢，其取食范围似乎比其他房舍螨类更为广泛。

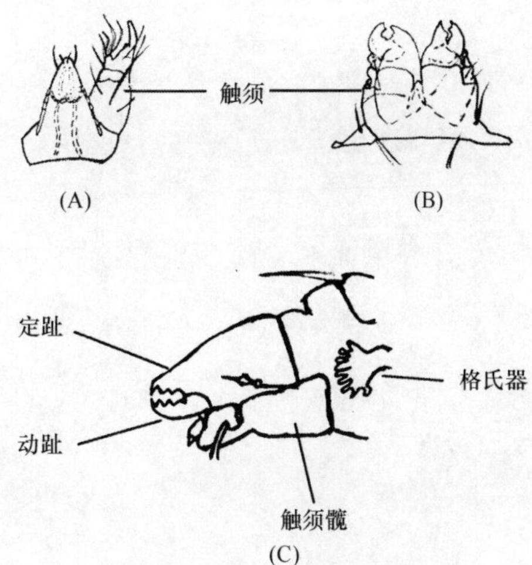

图 4-1　螨类螯肢结构组成

（A）普通肉食螨螯肢背面观，示刺吸式螯肢（piercing chelicerae）；（B）屋尘螨背面，示螯合-锯齿；（C）粗脚粉螨横面观，示螯合-锯齿

包括麦食螨在内的许多螨类，其螯钳呈圆柱形、桶形或杆状，位于螯肢前部末端。螯钳背部是不动的臂或片，称为定趾（digitus fixtus，fixed digit）[图 4-1（C）]。定趾腹侧是一形状相似的结构，是定趾与螯钳圆柱状部分的铰链，该结构称为动趾（digitus mobilis，mobile digit）[图 4-1（C）]。两趾内缘通常是锯齿状或刺状，类似于剪刀，主要作用是捕获和切割食物形成能够吞食的碎片。动趾仅能在垂直面移动，不能做横向或圆周运动，像人类颌骨的咀嚼运动。

一般情况下，螯钳通过螯鞘（cheliceral sheath）与躯体连接，即一块附着于螯杆（cheliceral shaft）的关节膜（arthrodial membrane）。但前气门亚目（Prostigmata）的某些螨类螯钳没有与躯体连接，其螯肢的活动幅度更大。螯钳、螯肢能够独立活动，可以缩回躯体，也可以伸出来捕食，这些运动由牵缩肌控制，其附着于螯杆腹侧前部末端和躯体背部外壳内面后段。尘螨自身体膨（body turgor）引起流体静压升高，会使螯肢被动伸缩，但在干旱条件下，尘螨水分丢失，导致体膨压力太低，螯肢无法伸缩，会导致尘螨无法进行摄食活动。

螯肢侧面有分节的须肢，可以辅助螯肢摄取食物进入口腔，但其主要功能是感觉。须肢上有许多串化学感受器和机械感受器，负责感受食物的味道。绝大部分化学感受器位于须跗节（palp-tarsus）。螯肢腹面称为螯沟（chelicerae furrows），形成颚体底（infracapitulum）或口下板（hypostome）的内面。螯杆腹侧是口前腔的背面；两个螯沟中间是上唇，是咽壁向前延伸的一个细长结构，覆盖了口前腔背面中间部分。

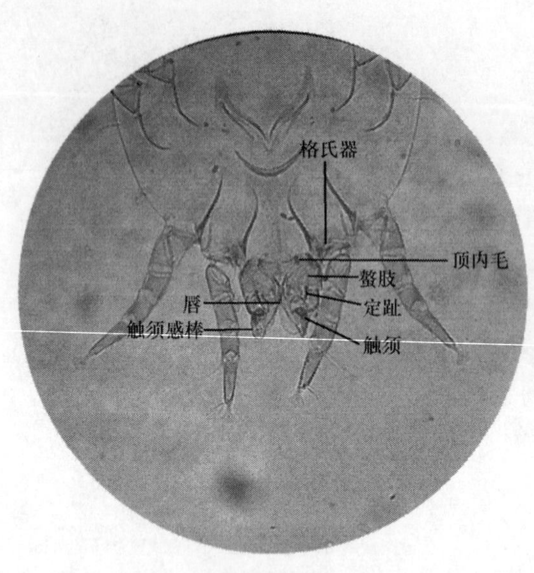

图 4-2　屋尘螨颚体和口器前面观

螯钳完全收缩进入口前腔将食物摄入，但是食物入口过程仍未明了，可能是螯沟引导及口腔压力挤压等因素将食物拖到螯沟的后面。当口前腔充满食物时，其前面和背侧是上唇，背面是螯肢，侧面是螯肢侧边的角质脊（cuticular ridges），角质脊与口下板侧缘相交（图 4-2）。口前腔封闭后，咽泵（pharyngeal pump）优先吮吸半液体食物中的液体，为食物整体进入狭窄咽部（pharynx）和食管（oesophagus）提供润滑作用。在摄食过程中，唾液中的淀粉酶与水分等物质，与口前腔内的食物混合，起到预消化和润滑双重作用。唾液腺开口于前颊腔内，由躯体内部前背侧和前腹侧一串葡萄状结构组成（图 4-3）。

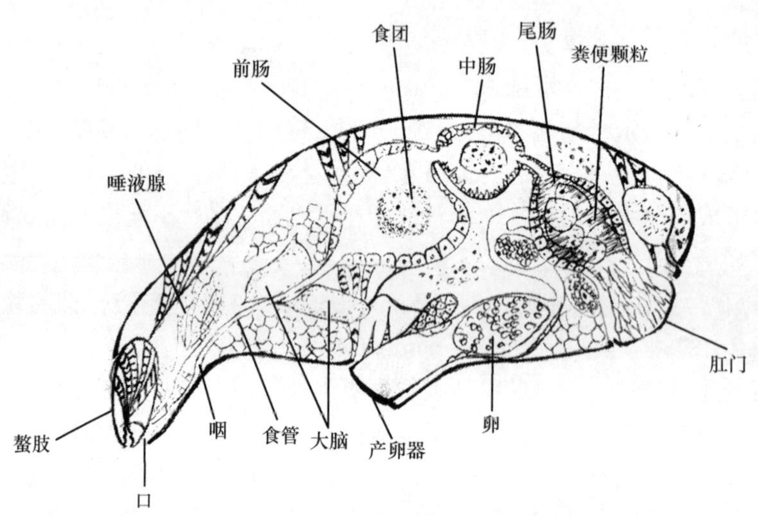

图 4-3　无气门股螨类矢状面消化系统主要结构

二、肠道解剖学和消化排泄功能

肠道是螨与周围环境的重要界限，既是食物的入口，也是毒素和病原生物的入口。了解肠道功能对探讨尘螨控制措施具有重要的作用，如苯甲酸钠和二钠八硼酸等毒素可经消化系统杀灭尘螨。事实上，这些杀虫剂对尘螨肠道的作用机制仍未明了。

Šobotník 等（2008）报道了粗脚粉螨消化系统的解剖结构，收集了以往文献中描述螨类消化系统不同部位的术语（图 4-3）。

（一）咽和食管

食物通过口前腔进入咽（pharynx），但不是所有进入咽的食物都是半液体状态。咽可以从 2～3 μm 膨胀到 20 μm，足以容纳如真菌孢子、头皮屑及螨外皮等固体颗粒。咽横截面扁平，侧边缘背部弯曲，背面还附着许多扩张肌，在食物吞入过程中打开。通过扩张肌的收缩、肠分泌物和唾液中酶、水分的调节作用，共同使食物形成均匀泥状通过咽部。在肌肉收缩和舒张作用下，食物在食管里蠕动。尘螨肠道总体呈星状，表明肠道壁弹性大、可伸缩。粉尘螨活体消化系统收缩频率最高的部位是咽部，每分钟收缩 7～27 次，平均每分钟 20 次；前中肠（anterior midgut）每分钟收缩 3～18 次，平均每分钟 8 次；中肠后段（posterior midgut）平均每分钟收缩 3 次；后肠（hindgut）平均每分钟收缩 2 次。在食菌嗜木螨（*Caloglyphus mycophagus*）和粗脚粉螨（*A. siro*）中都观察到了食管瓣的存在，该瓣的存在可阻止食物回流入咽。食管–咽（oesophageal-pharyngeal region）周围为脑，被一基底膜和食管外部内陷部分隔离，参与组成充满着血淋巴的血腔。

（二）中肠和中肠盲囊

食物从咽进入食管，再进入前中肠。消化和吸收的主要场所是中肠及其侧部单个或成对的末端封闭的盲囊。前中肠是细胞内消化的主要场所，而中肠盲囊（midgut caeca）是细胞外消化主要场所。某些节肢动物以富含角蛋白物质为食，其中肠盲囊可能是浸析和消化场所，可以破坏角蛋白中的二硫键，有助于食物进一步的消化吸收。在充血的尘螨标本中，其中肠盲囊饱满，与中肠其余部分很难区分。

尘螨前中肠上皮组织由基底膜上附着的一层立方细胞组成。用超声波粉碎辅助解剖的害嗜鳞螨（*L. destructor*）固定标本中可清晰地看到基底膜外为排列规则的纵向和横向肌肉，消化细胞沿着前中肠腹侧面成行排列。这些细胞都是单核，含有许多微绒毛、粗面内质网和空泡。部分消化细胞膨胀成气球形，伸入肠腔较多，仅仅通过细长的颈与基底膜相连接。通过该颈，气球形细胞向中肠肠腔生长。在中肠肠腔中有许多游离的变性细胞。与腹面上皮相比，中肠背部和侧部上皮由单核立方细胞组成，其含有微绒毛、溶酶体、线粒体和许多粗面内质网，但这些立方细胞与肠腔内容物被一层未命名的物质所隔离开，该层物质的作用仍未明了。在赫加螨（*Histiogaster carpio*）前中肠可看到两种细胞，即立方细胞（cuboidal cell）和球形细胞（globular cell），在粉尘螨和屋尘螨也发现类似现象。后来，在研究嗜木螨（*Caloglyphus* spp.）时，这两种细胞分别被命名为消化细胞（digestive cell，verdaumgszell）和腺细胞（gland cell，drüsenzell）。前中肠有两种类型的细胞：扁平、嗜碱性鳞状细胞内含有许多颗粒，立方细胞内充满空泡。也有学者认为肠上皮细胞只有一种类型，细胞呈现不同的形状是因为其处于发育和分化的不同时期。立方细胞分化形成大的空泡样细胞，并从上皮生长伸向肠腔。

中肠盲囊细胞与前中肠细胞完全不同，其含有许多电子致密体，有可能是溶酶体和密集排列的微绒毛；另外，这些细胞内没有食物空泡，表明它们并不具备吞噬作用。中肠盲囊是细胞外消化的主要场所。赫加螨中肠盲囊细胞为大的棒状细胞（club-shaped cell），其形成肿胀的尖，并在尖上生长出球形结构，这些无核的球形结构几乎充满盲囊腔。这些细胞也许能够生成溶酶体，大的溶酶体内还会有许多小的溶酶体，其破裂后释放出许多酶，有助于食物的细胞外消化。在食菌嗜木螨也观察到了相似的细胞，其生长出大的单个空泡伸向盲囊腔。

（三）后中肠和围食膜

后中肠与前中肠由一个阀或括约肌分隔开，其由上皮组织组成，当肠道充满时，阀能够扩张到相当大的程度，中肠后段收缩使得肠内容物（包括死掉的消化细胞、大量食物残渣和未消化物）通过阀。后中肠的细胞有非常长的微绒毛（3.5 μm）和许多粗面内质网。中肠后段也是细胞外消化的场所之一，但是其最重要的功能是消化产物的吸收部位。

随着食物通过阀进入中肠后段，食物就已进入围食膜。围食膜是一个可大可小的网状结构或者是含有几丁质的纤维垫，其包绕食物球，位于中肠后段，将食物球与肠上皮分隔开。围食膜厚 1～2 μm，其外层壁极细小，由毡状排列的纤丝组成，直径约 3.5 nm，长约 300 nm，允许小分子物质通过。围食膜具有弹性，其可以随着内容物增多向后延伸，最终内容物随着体积增加形成球状结构。最后，围食膜及其周围均脱离阀的约束，食物球自由浮动在中肠后段，一段时间后进入后肠（图 4-3）。

尘螨固态围食膜一般只位于中肠后段，但在粗脚粉螨中肠前段细胞分离出的黏液样分泌物，其可能是围食膜的液态前体。许多昆虫围食膜贯穿整个中肠，从而将中肠肠腔分成两部分，即中肠上皮细胞与围食膜之间的围食膜外部和位于围食膜与中肠肠腔间的围食膜内部。中肠的分区有助于水、酶类及足够小的消化产物进入围食膜孔，这些物质在围食膜外部流入中肠盲囊进行细胞外消化的中间和最终过程。在粗脚粉螨，围食膜细胞位于中肠侧面，与中肠盲囊开口非常接近，但目前仍没有文献报道尘螨中肠的分区。

围食膜是昆虫独特的结构，该结构为中肠提供了屏障，使其免受微生物感染，还可以保护中肠后段上皮不被未消化的固体食物机械损伤，为食物球提供润滑，结合并排出毒素。有研究表明棉铃虫（*Helicoverpa armigera*）围食膜具有抗氧化作用，可以有效地进行羟自由基清除，保护肠道不被食物中的氧化剂氧化损伤。

（四）后肠和肛门

角质层下的后肠内食物球直径由 30 μm 减小到 15 μm，体积减小为原来的 1/8。食物球变成彩色，从浅到深棕色，形成了粪便颗粒。每个粪便颗粒都是密封的，它们通过没有密封在围食膜内的黏液聚集在一起。粪便颗粒最终与 3～5 个其他颗粒聚集在一起形成一个粪便微球，其体积与变应原颗粒大小及变应原暴露有关，直径是 30～50 μm，这些粪球从肛门排出。与粪球结合在一起的黏液，可能是后肠角皮下细胞分泌的，通过角皮下孔道进入后肠。

（五）肠道 pH

肠道不同部位具有不同的 pH，显示了消化模式及涉及的酶类性质（不同酶类均有最佳 pH）。以羊毛为食的衣蛾（*Tineola bisselliella*）其肠道环境为碱性，pH 约为 9.4，主要消化酶类为角蛋白水解金属蛋白酶（keratinolytic metalloproteinase）。在螨培养基中添加不同指示剂，如石蕊、酚红、中性红和通用指示剂，观察活螨 pH 指示剂颜色的变化，结果显示中肠呈弱酸性，后肠呈中性、弱碱性。尘螨（*Dermatophagoides* spp.）中肠 pH 为 6.8～7.4，后肠 pH 为 6.2～8.5。尘螨如果摄入了角蛋白，其后肠碱性会更强。因此，如果尘螨能够消化角蛋白，它们利用的可能并不是酶类，因为酶类需要在较高的 pH 下才能发挥作用。

不同酶类最佳活性 pH 与尘螨中肠中性到轻度酸性环境相适（pH 为 6.0～8.5）。粉尘螨和屋尘螨组织匀浆中的淀粉酶、蔗糖酶(又称转化酶)、纤维素酶和几丁质酶，在 pH 5.0～8.5 范围时活性最佳。与蛋白酶相比，糖类活性最佳时 pH 略呈酸性，反映了肠道不同部位活动的差异。糖类似乎更适合在呈微酸性环境的中肠消化，而不是在呈中性或弱碱性的中肠后段。

（六）氧化还原电势

氧化还原电势（oxidation-reduction potential，ORP）是肠道电势（electrical potential）形成氧化（oxidation）和还原反应（reduction reaction）的一种措施，这种措施主要是针对标准的氢电极电势（hydrogen electrode potential，E_0），以毫伏（millivolt，mV）为单位，此时 E_0=0。负氧化还原电势代表还原环境（a reducing environment），正电势代表氧化环境（oxidizing environment）。以角蛋白为食的昆虫表现为负氧化还原电势，以角蛋白为食的蛾类电势为–400～–100mV，地毯甲虫电势为–230～–170mV。氧化还原电势可能与 pH 有关，从前中肠向后中肠增长。

尚无文献报道尘螨肠道氧化还原电势，但消化酶类体外实验结果表明，肠道环境呈较强的酸性，如尘螨变应原第 1 组分 Der p 1 需要在酸性试剂如二硫苏糖醇（dithiothreitol，DTT）或半胱氨酸酶活性前体的作用下才能形成。

三、消　化　酶

尘螨具有多种消化酶，部分具有重叠的底物特异性，这些酶类中一部分是变应原。一般来说，动物消化系统能够检测出来的消化酶种类取决于其营养专门化（trophic specialisation），可以反映其饮食种类。各种房舍螨类酶类组成相似，但肠道和唾液腺含有的酶类相对含量具有种群特异性。营养专门化反映酶表达和活性数量的差别，而不是质量差别，因此消化生理学研究不能仅限于饮食类型的有关内容，应从进化角度阐述各种酶类及其分类，以及与节肢动物不同摄食习性相适应的特征，包括消化道解剖学和生理学。

粗脚粉螨各种酶类含量差别体现了其营养专门化，以谷物蛋白质为食，尤其是胚乳，这是一种特殊的摄食习性，起源于农业生产和谷物储藏。与其他螨类相比，粗脚粉螨似乎没有半胱氨酸蛋白酶。Der p 1 可以被难溶于水的种子储藏蛋白谷醇溶蛋白（prolamin）结合并灭活，该蛋白常见于小麦、大麦和黑麦粉。为消化小麦蛋白，粗脚粉螨利用了另外一种没有被谷物成分灭活或抑制的蛋白酶类。半胱氨酸蛋白酶抑制剂存在于人类上皮和角质层，但对尘螨吞入人皮屑对 Der p 1 是否具有抑制效果仍未清楚。尘螨除了含有变应原性的消化酶类外，还含有多糖酶类，能够消化真菌细胞壁成分如甲壳素和甘露聚糖。

（一）消化酶类变应原定位

通过免疫组织化学技术等可以检测到尘螨酶类变应原的组织定位。变应原染色呈阳性部位主要位于颊–咽区（buccal-pharyngeal region）、中肠前段和后段、表皮和表皮下组织。颊–咽区也是唾液腺所在部位，节肢动物最常见的唾液腺相关酶类是淀粉酶和蔗糖酶。害嗜鳞螨变应原第 2 组分染色强阳性位于颊–咽区，也就是以前所知道的 Lep d 1。粉尘螨变应原第 2 组分 Der f 2 结构与氨酰基转移酶的 2 个调节区域极其相似，提示第 2 组分变应原与细菌对螨的免疫应答有关。尽管如此，第 2 组分变应原的功能仍然未知。

中肠盲囊和粪便颗粒对 Der p 1 染色呈阳性，这些半胱氨酸蛋白可能位于中肠消化细胞。其他重要的节肢动物中肠酶类包括溶菌酶（lysozyme），丝氨酸蛋白酶类包括胰蛋白酶（serine proteinases trypsin，尘螨变应原第 3 组分）、糜蛋白酶（chymotrypsin，尘螨变应原第 6 组分）、胃蛋白酶（pepsin）、弹性蛋白酶（elastase）、氨肽酶（aminopeptidase）、羧肽酶（carboxypeptidase）、糖苷酶（glucosidase）和几丁质酶（chitinase）。尘螨半胱氨酸蛋白酶细胞内合成场所仍未知。除了起源于唾液腺的淀粉酶、外肽酶（exopeptidase）和碱性磷酸酶（alkaline phosphatase）外，其他酶类都与浆膜有关。

（二）糖苷酶

α-淀粉酶水解多糖 1,4-α-葡聚糖链，如淀粉、糖原和葡萄糖。尘螨变应原第 4 组分是淀粉酶样酶类，见于螨粪和活螨组织匀浆。其与许多无脊椎动物淀粉酶的理化特征相近，包括电荷异质性、自由巯基组及分子量（约 60 kDa）。昆虫淀粉酶分子量为 48～68 kDa，酸性等电点 pI 为 3.5～6.5，其最适宜 pH 与昆虫肠道 pH 对应，通常为 5.0～7.0，但在衣蛾幼虫则高达 9.0 及以上。

某些昆虫淀粉酶活性取决于钙离子活化、热稳定性和（或）组织灭活；其他一些昆虫淀粉酶与氯化物或其他阴离子结合，引起其在较高 pH 时活性达到最佳状态，从而活化。在害嗜鳞螨、粉尘螨和屋尘螨提取液中均检测出了淀粉酶。

葡糖淀粉酶（glucoamylase）从葡聚糖链非还原性末端连续清除葡萄糖单位，因此根据对淀粉基的作用难以对其与淀粉酶进行区分。用硫酸铵分级沉淀在 0～60%饱和分数的屋尘螨中检测出大量的淀粉酶，而葡糖淀粉酶主要见于 60%～80%饱和分数。此外，淀粉酶与移位矩阵结合，而葡糖淀粉酶并不与移位矩阵结合。

几丁质酶水解葡萄糖单位（*N*-acetyl-*D*-glucosamine unit）。几丁质酶由多聚糖和壳质组成，是节肢动物外骨骼和真菌细胞壁的主要成分，在多种房舍螨类中均检测到了几丁质酶活性。如粉尘螨变应原第 15 组分（Der f 15），是引起犬过敏的主要变应原，具有几丁质酶活性。热带无爪螨第 12 组分 Blo t 12 与 Der f 15 有较高的氨基酸序列同源性。

溶菌酶通过水解 *N*-乙酰神经氨酸（*N*-acetylmuraminic acid）和 *N*-乙酰氨基-*D*-葡萄糖（*N*-acetyl-*D*-glucosamine）配糖键（glycosidic linkage）溶解细菌细胞壁肽聚糖成分。研究人员在多种螨类，如粉尘螨和梅氏嗜霉螨，检测到细胞壁溶解酶，并指出其在螨体的功能可能是分解几丁质和溶解细菌。用含有溶壁微球菌（*Micrococcus lysodeikticus*）的琼脂糖凝胶电泳检测屋尘螨也有细胞壁溶解酶，但是与其他细胞壁溶解酶有所不同，其不具有分解几丁质的特性。根据分子量、等电点和热、酸稳定性等理化特征推测尘螨变应原第 2 组分可能是细胞壁溶解酶。但是尘螨变应原第 2 组分与已知的细胞壁溶解酶并不具有氨基酸序列同源性，其降解溶壁微球菌的能力也不同。

溶菌酶具有溶解细菌细胞壁的能力，是肠道抗革兰氏阳性杆菌的一种防御机制，这也是围食膜的功能之一，提示细菌是尘螨食物来源之一。在屋尘螨粪便微球中检测到溶菌酶，但是正常情况下尘螨变应原第 2 组分主要见于螨体，少量见于螨粪。从屋尘螨和粉尘螨分离获得 13.8 kDa 溶菌酶，然后用原核表达体系生产，获得的成熟蛋白与细菌蛋白 P60 家族氨基酸序列同源性最高，但是前导序列表明其更具有真核生物的特性，表明该基因可能起源于细菌，后来通过水平基因转移整合入螨基因组。

转化酶（invertase，sucrose α-*D*-glucohydrolase）是最活跃的糖酶，其水解蔗糖和麦芽糖成 α-*D*-葡萄糖。糖酶活性高是尘螨消化皮屑表面细菌的证据之一。

（三）半胱氨酸内肽酶类或半胱氨酸蛋白酶

Der p 1 把肽切割成赖氨酸残基，而不是精氨酸或酪氨酸。半胱氨酸内肽酶类偶见于昆虫肠道，多见于饮食专一者，如以植物汁液和血液为食的半翅目昆虫（hemiptera）、以种子为食的甲虫（seed-feeding beetle）。昆虫肠道内这些半胱氨酸内肽酶类可能是胰蛋白酶的补充，因为种子和植物树液中的胰蛋白酶抑制剂会灭活天然存在的胰蛋白酶。

Der p 1 需要还原剂才能活化。屋尘螨培养基提取液中若使半胱氨酸蛋白酶活性达到最大，则 DTT 的最佳浓度需达到 1.5 mmol/L。半胱氨酸蛋白酶可能是尘螨适应肠道还原环境的一种方式；在这种还原环境中，不仅酶被激活，皮屑中角蛋白的二硫键也被破坏。

从腐食酪螨体和粪便提取液中分离获得了组织蛋白酶（cathepsin）B 和组织蛋白酶 D，只是其含量远低于其他酶类。组织蛋白酶 B 是溶酶体样细胞内核酸内切酶，但并没有在其他螨种检测到，也许是因为对消化道酶类的研究大多采用 API ZYM 检测系统，该系统并没有涉及组织蛋白酶的检测项目。

（四）金属羧肽酶

在屋尘螨全螨粗提浸液中检测到了羧肽酶 A 活性，在屋尘螨和粉尘螨全螨粗提浸液和培养基中均检测到了羧肽酶 B 的活性。这些酶类均见于哺乳动物胰腺组织，每分子紧紧结合一个锌离子，如果清除锌离子该酶就没有了催化活性。谷氨酸残基也是维持这些酶类活性所必需的。羧肽酶释放出 C 端氨基酸，羧肽酶 B 优先释放 *L*-赖氨酸（*L*-lysine）和 *L*-精氨酸（*L*-arginine）。从腐食酪螨粪便提取液中检测到羧肽酶 A 和羧肽酶 B，表明它们可能是围食膜内部的酶。

（五）丝氨酸内肽酶或丝氨酸蛋白酶

尘螨变应原第 6 组分具有糜蛋白酶（chymotrypsin）活性，其与其他无脊椎动物、脊椎动物糜蛋白酶及第 3 组分胰蛋白酶具有相似的 N 端序列，且偏好 C 端含有苯丙氨酸和酪氨酸的底物。在屋尘螨、粉尘螨和梅氏嗜霉螨培养基和全螨提取液中均检测到了糜蛋白酶，另外，在腐食酪螨粪便颗粒上，发现糜蛋白酶的含量非常高。

胰蛋白酶（trypsin）属于丝氨酸蛋白酶家族，其切割蛋白质羧基末端的*L*-氨基酸如精氨酸和赖氨酸。尘螨变应原第3组分 Der p 3 与脊椎动物和无脊椎动物胰蛋白酶具有40%～50%的同源性，尤其是具有催化活性的部位同源性最高。尘螨胰蛋白酶缺少多聚天冬酰-赖氨酸（polyaspartyl-lysyl）活性肽，缺少其他动物身上典型的胰蛋白酶活性。在屋尘螨全培养基（含卵、幼螨、若螨、成螨、粪便）提取物中检测出了胰蛋白酶，但是在螨体提取物中没有检测到该酶(表 4-1)，这也许是因为制备螨体提取物时有内源性抑制剂(endogenous inhibitors）和自溶（autolysis）现象发生，或者是胰蛋白酶只在组织中有少量存在，而不是在肠道和非专性营养的螨类。高水平胰蛋白酶存在于腐食酪螨粪便微球提取液中，而不是存在于螨体提取液中，表明胰蛋白酶主要存在于围食膜内部，可能仅限于肠道。

表 4-1　屋尘螨消化酶生理生化特征

	变应原	分子量（kDa）	螨粪提取物	螨体提取物	最佳 pH
淀粉酶（amylase）	4	60	++	+	6.4
葡糖淀粉酶（glucoamylase）		52	+	+	6～7
溶菌酶（lysozyme）		10	+	+	6
胰蛋白酶（trypsin）	3	28～30	+++	—	7～8.5
糜蛋白酶（chymotrypsin）	6	25	+	+	ND
丝氨酸（serine）	2	14	+	++	
胶原酶（collagenase）	9	28			ND
半胱氨酸酶（cysteine protease）	1	25.134	+	+	7
脂肪酶（lipase）		52			ND

注：ND（=not determined），没有检索到文献报道。

在尘螨全培养基提取液和富含粪便的培养基提取液中均检测到了胶原酶活性物质。胶原酶最初被认为是弹性蛋白酶样酶类，但与其他弹性蛋白酶不同，其对弹性蛋白-地衣红或者琥珀酰-丙氨酰-丙氨酰基-*L*-亮氨酸-对硝基苯胺（SA_3PLpNA）没有反应。底物特异性的研究结果表明，屋尘螨变应原第9组分（Der p 9）是胶原酶。脊椎动物胶原酶是含锌金属蛋白酶（zinc-dependent metalloproteinase），切割天然胶原的一个键从而使N端和C端片段断开。目前，仍不清楚螨胶原酶是否依赖金属离子活化。依据与其他无脊椎动物丝氨酸蛋白酶高度的序列同源性，螨胶原酶似乎与胰酶酶和糜蛋白酶更接近，依据带电荷、底物特异性和对乙二胺四乙酸（EDTA）缺少抑制等特点可以对这3种酶类进行区别。

（六）酯酶和脂肪酶

尘螨摄入脂肪的相对含量较大，脂肪酶是尘螨重要的消化酶类。节肢动物能把饮食中的甘油三酯水解成游离脂肪酸、甘油酯和甘油，水解发生部位是中肠，这也是脂肪吸收最活跃的部位。饮食中的脂肪最终合成为生物活性类脂和脂肪来源分子，包括激素、细胞膜和表皮成分，以及涉及免疫、生殖、蜕皮、化学通信、神经生理学及神经细胞结构和功能的类固醇、介质和调节分子。

在屋尘螨培养基中检测到了52 kDa的脂肪酶，通过层析分析，该酶具有电荷异质性，酯解活性主要峰值的等电点位于 5.3、5.7 和 6.1。在屋尘螨检测到磷脂酶活性，表明其能够水解磷脂形成游离的脂肪酸和甘油酯。

（七）酶多态性现象

色谱聚焦（chromato focusing）分析显示屋尘螨含有 9 个胰蛋白酶主要亚型和 2 个糜蛋白酶亚型，而粉尘螨含有胰蛋白酶和糜蛋白酶亚型各 2 个。屋尘螨胰蛋白酶主要亚型的等电点 pI 为 4～8，而粉尘螨胰蛋白酶亚型的等电点 pI 分别为 4 和 4.5。屋尘螨糜蛋白酶亚型的等电点 pI 分别为 3.8 和 4.4，而粉尘螨糜蛋白酶亚型的等电点 pI 分别为 3.7 和 4.1。葡糖淀粉酶分子量大小不一，分布在 10～60 kDa，有多个亚型。屋尘螨和粉尘螨中均只检测到一种分子量的溶菌酶，但其有 3 个亚型，其中 2 个是主要亚型。

（八）种群生长不同时期酶的表达情况

比较屋尘螨和粉尘螨生长发育不同时期消化酶的表达情况，即起始期（initial）、潜伏期（latent growth，8 周）、指数增长期（exponential growth，16～18 周）和衰亡期（population decline，22～26 周），一般来说，酶含量的增加与螨类种群数量成正比，尽管在旧的培养基上仍有大量蛋白酶类（主要是糜蛋白酶），但是在螨类生长早期，没有检测到这种酶类。目前仍不清楚为什么只在培养基中含有高水平的糜蛋白酶，而该培养基中含有许多将要死亡的螨类。

四、天然饮食和食物质量

尘螨究竟以何为食？这个问题很难回答，是因为现有的研究手段很难对小型昆虫肠道内容物进行成分分析，而且尘螨营养生物学的研究零星、不系统。实验室培养尘螨所用食物种类多样，表明在尘螨天然生境中，其食性相当广泛。

（一）肠道内容物分析

从新鲜屋尘样本中分离获得屋尘螨，压片制作（squash preparations）标本后置显微镜下可见许多成分，包括浸软的头皮屑（以偏振光下角蛋白的双折射为标志）、真菌的菌丝和孢子、酵母和细菌，以及许多没有鉴定出来的颗粒。在一年的研究时间内，连续从床垫内和卧室地板采集 600 余只屋尘螨，分析其肠道内容物，结果发现花粉、微生物孢子、真菌菌丝、细菌和植物来源纤维（可能来自于床单上的棉花）较常见，几乎一年四季均可见到。还有报道从微角尘螨肠道检查到飞蛾翅膀鳞片，该微角尘螨标本采自一只飞蛾。

（二）以皮屑为食

尘螨会吞入皮屑，但目前尚无学者证实皮屑是尘螨的主要食物和营养来源。这种说法可以追溯至 Bogdanoff（1864）首次记述尘螨属（*Dermatophagoides*），英文单词 Dermatophagoides 暗示以皮肤为食。该样本取自疥疮患者的头皮（但是该患者可能就是未明确的湿疹），因为疥疮确诊需要取皮损组织检出疥螨。

此后，多篇文献报道与皮肤疾病密切相关的尘螨，如在制备好的哺乳动物兽皮上发现屋尘螨，在活的鸟和哺乳动物皮肤、巢穴也发现了屋尘螨，从而佐证了尘螨取食与皮肤微环境有关。

如果仅用人皮屑培养尘螨，其种群增长非常慢；如果额外添加酵母粉，其生长则会显著增加。对于种群增长率非常慢的原因，一个最简单的理由是仅含角蛋白难以代表平衡饮食，如过多的氨基酸分解代谢，缺少钠、钾和其他矿物质。人皮屑加酵母粉作为培养基，相对于仅用人皮屑，螨的生长率显著增加，表明缺乏维生素 B_{12} 极有可能是限制其生长的因素。

人皮屑主要由角蛋白和脂肪组成，皮脂、免疫球蛋白抗体、酵母和细菌均含有这两种物质，而角蛋白和脂肪中都含有胆固醇和甘油三酯。角蛋白的类型分为软、硬两种，前者形成细胞骨架，后者形成羽毛、头发和指（趾）甲微纤丝。很少有节肢动物以角蛋白含量丰富的物质为食，如羊毛、头发、毛皮、皮肤和羽毛。蠹虫（clothes moth）、地毯甲虫（carpet beetle）、食毛虱（biting lice）、羽螨（feather mite）和羽管螨（quill mite）幼虫都是以角蛋白为食的重要节肢动物，有数千种。据估计，羽螨约有 8000 种、食毛虱约有 2500 种，而整个节肢动物有上百万种，所以能够消化角蛋白似乎是节肢动物中少有的种类。

角蛋白是坚硬、难溶的结构蛋白，其由多肽链组成，该多肽链二级结构包括螺旋（helices）和超螺旋（supercoiled）。数条肽链组成一捆，类似于一股绳子。与其他结构蛋白如胶原蛋白或弹性蛋白比较，角蛋白的一个显著特征是有高比例（2%～45%）的含硫半胱氨酸残基，这意味着除了 N—H 和 C═O 基团间的氢键（螺旋支持该稳定结构）外，同一条链上不同螺旋还能通过二硫键（S—S，该键由不同螺旋之间半胱氨酸的—SH 基团氧化形成）连接在一起，此键的断裂需要还原反应。

角蛋白具有高度的抗水解特性，因为许多二硫键使得其结构坚硬，但是在中度还原环境下，二硫键很容易断裂，部分原因是角蛋白的三级结构及不同类型角蛋白的半胱氨酸含量不一。与含量低的氨基酸相比，含量高的半胱氨酸残基抵抗蛋白水解的可能性更大。人上皮细胞含有 8 nm 长的纤维，依据氨基酸序列将其细胞骨架角蛋白分为两种类型，即 I 型和 Ⅱ 型，且其半胱氨酸含量非常低，只有 0.2%。这些角蛋白形成相对疏松的纤维束，而头发、指（趾）甲和角等纤维高度有序、包装紧密，因此与头发微纤角蛋白相比，上皮骨架角蛋白可能更容易被节肢动物消化。

节肢动物消化角蛋白的机制仍未明了。半胱氨酸含量低的螨类，其消化上皮细胞骨架角蛋白可能不需要专门酶类，唯一特殊的需要是中肠和（或）中肠盲囊的还原环境，可以通过起源于已经消化的角蛋白半胱氨酸残基实现此环境。

过敏性皮炎患者居室内尘螨孳生密度高，因为患者大量脱落的皮屑为螨类孳生提供了食物来源。尽管银屑病患者的皮屑也是大量脱落，但是其居室内尘螨孳生密度并不高于健康人群。关于过敏性皮炎患者住宅内尘螨孳生密度高，另一种解释是患者脂肪含量高。不同皮屑营养含量不同，尤其是皮屑变成脂肪后。饮食脂肪组成和浓度是衡量螨类种群生长的重要指标，其中的某些脂肪酸影响了螨类的生长发育。

健康非过敏性皮炎患者的新鲜皮屑能够抑制螨种群生长，因此可以用丙酮脱脂后的皮屑作为螨培养基，但是粉尘螨在培养过程中并不以新鲜皮屑为食。过敏性皮炎患者皮屑比非过敏性、银屑病患者脂肪含量低，各种特殊脂类物质含量不同，这些区别源自于过敏性皮炎患者神经酰胺合成障碍从而削弱了上皮屏障功能，导致角质层下的脂质层无法正常形成。非过敏性疾病患者角质层神经酰胺水平偏低，这种现象与干性皮肤有关，在老年人中更为显著，有学者将此归因于高水平的神经酰胺酶活性及神经酰胺降解的不断增加。因此，过敏性皮炎患者或者干性皮肤老年人的皮屑比健康、非过敏或年轻人的皮屑对尘螨更具有营养价值，原因有以下 3 点：①只有部分组装的角质层脂肪，比全部组装的脂质层更容易消化；②总的脂肪含量可能与螨类膳食更为匹配；③那些抑制螨种群生长的游离脂肪酸在皮屑中浓度更低。

（三）噬菌现象——以细菌为食

许多微生物也以皮屑为食，包括所谓的人体皮肤正常菌群，主要包括革兰氏阳性菌，如葡萄球菌、棒状杆菌、八叠球菌和微球菌。有证据表明尘螨中肠内含有内共生细菌，这些细菌都与上皮细胞微绒毛密切相关，也不能在营养琼脂平板上生长。为了在含有较低氧化还原电势的中肠盲囊中生存，这些菌可能不得不适应厌氧环境。

内共生细菌可能是土壤中无气门股螨类纤维素和木质素降解酶的来源，这些螨类以高等植物的腐生物为食。

在屋尘螨和粉尘螨中均检测到纤维素酶，原因是有肠道共生细菌存在。有几种细菌具有角质溶解功能，包括芽孢杆菌（*Bacillus* spp.）、链霉菌（*Streptomyces* spp.）等革兰氏阳性菌。从土壤分离出来的数种细菌具有降解羽毛角蛋白的能力，根据这些细菌的多样性、丰富性和普遍存在，推测它们可参与尘螨消化角蛋白的过程。

大多数与尘螨有关的细菌均来源于川崎病（Kawasaki disease）病原学文献。从粉尘螨和屋尘螨组织匀浆分离和鉴定出了芽孢杆菌、葡萄球菌（*Staphylococcus* spp.）、革兰氏阴性非发酵菌和革兰氏阳性菌。有报道从尘螨中鉴定出 20 种细菌，包括表皮葡萄球菌（*Staphylococcus epidermidis*）、枯草杆菌（*Bacillus subtilis*）和假单胞杆菌（*Pseudomonas* spp.）。2015 年，在进行粉尘螨全基因组测序时，研究人员用核酸酶消化培养基，想确保基因组 DNA 的纯度，但是测得的全基因组数据中，仍然有 112 000 条序列片段（sequencing reads）与 100 种细菌有关，其中 71 000 条序列片段（63.4%）为肠杆菌属，而且免疫组化实验也已证实在粉尘螨肠道里含有丰富的细菌。该研究获得粉尘螨全基因组数据 53.5Mb，其中 14.3kb 为微生物组数据。2018 年 1 月 30 号，*Clinical and Experimental Allergy* 在线发表论文指出，在粉尘螨整个肠道均有革兰氏阳性球菌分布，在血腔内分布有革兰氏阴性的胞内巴尔通体（*Bartonella* spp.）。

在许多尘螨、储藏物螨类中检测到溶菌酶活性，表明它们能够而且确实以细菌为食。通过检测螨粗提浸液、螨培养基，发现 14 种隶属于粉螨、食甜螨和麦食螨的螨类具有溶菌酶活性。体内试验证明螨类能够在体内消化荧光标记的溶壁微球菌，与对照组相比，以细菌为培养基的螨类种群生长密度有所增加。

（四）噬真菌作用

屋尘中的某些霉菌，尤其是阿曲霉（*Aspergillus amstelodami*），可以部分消化以人皮屑和酵母为主的实验动物饲料，使这些预先消化的皮屑脂肪含量降低，从而对尘螨更可口更有营养。如果仅以真菌为培养基，将无法满足粉尘螨生殖繁衍所需。当然，这也不能说明在野生环境下尘螨不以真菌为食。在实验室培养情况下，真菌密度相当高，但是因为真菌毒素的生成，使得真菌对尘螨具有拮抗效应。

在人皮屑和屋尘组成的培养基中加入青霉状曲霉（*Aspergillus penicilloides*）或匍匐曲霉（*Aspergillus repens*），屋尘螨种群密度增加。因此，也许螨类种群密度增加并不是真菌预先消化了皮屑，而是因为青霉状曲霉是螨类食物来源之一。因为预先接种阿曲霉使得尘螨种群密度增加，此结论是与没有阿曲霉的培养基比较得出的，但是没有严格地评估真菌的作用效果，只是对含有阿曲霉的培养基，而不是对预先接种阿曲霉的培养基中螨类的生长情况进行了评价。如果螨类以真菌定植的皮屑为食，真菌分生孢子（包括空的孢子）聚集在粪便微球里并扩散。真菌孢子能够通过螨类肠道并幸存下来，能够在粪便微球中发芽，菌丝能够穿透围食膜。保存在盖玻片上完整粪便微球中的孢子，即使在没有任何食物来源时也能够给真菌提供足够的营养，满足菌丝发育和分生孢子梗（conidiophore）形成。

帚状曲霉（*Aspergillus penicilloides*）是屋尘螨必需的营养物质，培养基和床垫尘埃中的嗜干霉菌（*Xerophilic fungi*）也与屋尘螨生长密切相关，提示真菌对尘螨孳生具有重要意义。屋尘螨偏爱松散、通气的环境，如果在不适宜的环境中真菌菌丝会引起堵塞。帚状曲霉与螨类建立了共生关系，以灭菌的酵母和干粉组成的培养基培养屋尘螨，其中一组添加帚状曲霉，一组不添加真菌。在添加真菌培养组，发现真菌会降低该螨生存率和发育速率，影响其成虫期及繁殖力，并且随着真菌密度增加，其对屋尘螨的危害也增加，可能是由于菌丝体堵塞住了尘螨的基板。尽管如此，在不含真菌的培养基中尘螨子代生长缓慢，表明其饮食中需要有真菌成分。由此推测真菌对尘螨具有双重作用，既具有益处又有危害，因此应用选择性杀菌剂控制尘螨会导致螨种群密度增加或减少。

迄今为止，所有研究报道均囿于真菌和麦食螨，但是粉螨和食甜螨均以真菌为食。现有研究主要集中在调查某种螨类偏爱哪些真菌为食。有些研究采用琼脂斜面培养上纯培养的真菌为材料，但是纯培养真菌密度大，这是尘螨在野生环境不可能碰到的。如此高密度的真菌会对尘螨的生长发挥不良作用，通过产生真菌毒素，竞争食物资源，或者改变底物的物理性状。

采用菌丝体和孢子的片段饲养螨类，可以避免上述真菌密度高或低的问题。以酵母和小麦胚芽为饲养基观察粗脚粉螨、害嗜鳞螨和长食酪螨产卵情况，并以牙枝状枝孢菌（*Cladosporium cladosporioides*）、赤曲霉（*Aspergillus ruber*）、匍匐曲霉（*A. repens*）和圆弧青霉（*Penicillium cyclopium*）菌丝球添加饲养基，以匍匐曲霉和圆弧青霉孢子添加饲养基为对照，最终发现在含有真菌的饲养基中，螨类产卵量减少，其中长食酪螨产卵情况最好，而害嗜鳞螨产卵情况最差。对螨类而言，赤曲霉是最适合的真菌来源食物，而牙枝状枝孢菌最不适合。真菌菌丝球比孢子更适于作为饲养基成分。

腐食酪螨和粗脚粉螨广泛存在于野生和人类居住环境中。对野生环境中食甜螨肠道内容物的分析揭示出每种螨可能只含有某一种真菌来源的菌丝体和孢子，因此螨类偏爱的真菌种类有限；相反，腐食酪螨是实验室培养真菌的最常见污染物。

尽管真菌对储藏物螨类具有毒性作用，会引起螨类生殖能力下降，螨类仍偏爱真菌，以真菌为食，并消化其吞入的真菌。储藏物螨类通过吞食或者产生抗真菌化合物限制某些真菌的生长。食物中的真菌有利于尘螨生长，为其提供矿物质、维生素和其他营养成分，这些物质很难从其他天然食物来源中获取，就像水的来源一样。归纳不同文献对真菌的生化分析，发现其主要成分的构成比差异很大，DNA 浓度非常低，只有其他真核生物和细菌的 1/10。真菌的许多蛋白与碳水化合物以共价键结合在一起，形成糖蛋白和聚糖，两者都是细胞壁的组成成分。真菌的碳水化合物主要是多糖，单糖的浓度非常低，它们都是细胞壁的组成成分。

真菌既是螨类的一种食物来源，也是尘螨的一种环境危害或尘螨迁移的物理障碍，两者具有正相关性，粗略考查螨类和霉菌生长的最佳湿度可以了解这种关系。以麦芽为培养基，在相对湿度（relative humidity，RH）75%和 80%时，帚状曲霉生长良好，数量很大，抑制了屋尘螨生长；但是在相对湿度 71%时，帚状曲霉数量下降，对屋尘螨的生长并不发挥抑制作用。在皮屑上，霉菌在相对湿度 71%和 75%时生长适中，刺激屋尘螨种群增长。没有证据表明这种种群密度的增长是因为螨虫以真菌为食，但是其肠道内含有帚状曲霉分生孢子，表明其摄入真菌。

用颗粒状酿酒酵母（bakes's yeast，*Saccharomyces cervisiae*）培养屋尘螨、热带无爪螨和腐食酪螨很多年，其生长良好。评价酿酒酵母对屋尘螨的营养价值，发现该培养基（酵母和皮屑 1∶1）含有 15%的可溶性蛋白，这种可溶性蛋白 83%来源于酵母，17%来源于可溶性的皮屑。皮屑中的蛋白质绝大多数是结构蛋白，即角蛋白。在尘螨种群增长的初期，培养物中可溶性蛋白的含量也相应增加，表明尘螨起初能够容易消化蛋白。随着种群增长速率趋向平稳，培养物中的蛋白含量与螨种群密度成正比。

（五）食粪性

尘螨吞食自己的粪便。1990 年，在第二届尘螨变应原与哮喘国际会议上 John Rees 展示的录像显示，实验室培养的一只尘螨正在吞食粪便微球。实验室培养的屋尘螨，如果一直没有分开培养，连续几个星期没有添加任何新的培养基，也可以观察到其食粪现象。当种群密度突然下降时，食粪现象是食物缺乏的一种标志。但是没有证据表明尘螨在自然环境下经常吞食粪便，也没有文献报道粉螨总科或食甜螨总科螨类有食粪现象。探讨食粪现象，可以进一步了解螨类消化道生理学和变应原形成。

动物食粪现象的发生是因为其食物中有些成分没有完全消化就排泄了，这些成分需要再次进入肠道进行消化。能够吃进去许多植物纤维素的兔子，是食粪哺乳动物的代表者。螨类食粪现象，可能具有营养循环的优点，将粪球中的大量消化酶类重新吞入，有助于消化吸收，微生物的转移、接种和生长有助于其消化。尘螨消化的过程表面看起来似乎不是很方便，也许这仅仅是食物一次性吞入消化道的一个偶然事件。

（六）恶性细胞吞噬作用

在螨粪里存在尘螨外皮，但这并不是恶性细胞吞噬（cannibalism）现象的直接证据，因为许多陆生节肢动物换羽或蜕皮时会吞食角皮碎片。腿节大小的颗粒可以通过肠道，尽管发现者并没有记述是否在肠道中检查到完整的腿节，也没有报道观察到尘螨吞食其他尘螨。但是肉食螨（*Cheyletus* spp.）在没有食物来源时，能够快捷地捕食自己的后代。

（七）碎食性——以有机废料为食

碎食性（detritivory），也就是以有机废料为食，主要是处理屋尘中的有机残骸。皮屑和尘螨粪便是废料，但是上文已经描述了如何处理。屋尘中有机物的种类不一，如果是来源于地毯，其有机物种类很多；如果是来源于床尘，其有机物种类偏少。

地毯尘埃中有机物成分包含尘螨食物，但不是头皮屑，绝大部分是人类食物残渣。尘螨人工培养基成分多样，也可以用人体溢出物（human spillage）培养。

还有报道用床上残留的人精液饲养螨类。英国格拉斯哥志愿者床上 80%的尘样具有前列原酸性磷酸酶活性或者镜下可见精子头。仅用屋尘饲养雌性尘螨，观察 12 天，发现其产卵量从 1.4 下降到 1.3，而以屋尘和干燥精子（2∶1）混合物饲养，其产卵量增加到平均每天 2.5 个。在类似的气候条件下，床垫定期污染精液可能会大大增加尘螨的种群密度。

（八）小结

迄今为止，尘螨在自然环境中以什么为食，喜欢吃什么，从不同的饮食中摄取哪些营养成分，仍未明了。人体脱落的皮屑和微生物是螨类营养的主要来源，尘螨具有食碎屑和腐生生物的特性。但对尘螨获得营养主要来自于人头皮屑，仍存在争议。

支持者认为：①真菌预消化皮屑上的脂肪有助于螨类消化；②生理能力，尘螨肠道酶类和氧化还原电势完全能够消化 α-角蛋白；③在尘螨微生态中有丰富的皮屑，其显然是螨的食物来源；④在人工培养时，尘螨以皮屑为食。

反对者认为：①没有生理学的证据表明尘螨消化角蛋白，在螨粪便微球里，可以见到完整的皮屑；②体外研究表明，尘螨吞食真菌菌丝、酵母菌、鱼食、狗食、干的水蚤、麦芽和其他人工饮食，但为什么这么多的杂食性物质在螨类自然生态环境中没有？③人体皮屑角蛋白并不是螨类营养的主要来源，但是脂类，或者微生物来源脂类，是其主要营养来源。尘螨吞食皮屑但并不消化这些皮屑。

五、饮食需要

（一）维生素和矿物质

维生素和矿物质在动物代谢过程中的一个主要功能是充当辅酶因子。将维生素 B 和维生素 D 添加到床垫尘、地板尘中，能够显著增加地板尘中屋尘螨的产卵力和促进种群生长，但是在床垫尘样中屋尘螨生长缓慢。叶酸（维生素 B_9）、核黄素（维生素 B_2）、维生素 B_1、烟酸（维生素 B_5）、维生素 B_6 和生物素（维生素 B_{12}）已被证实是粗脚粉螨生长和繁殖所必需的维生素。

矿物盐类包括钡、镉、钴、铜、碘、铁、锂、锰、铝、银和锌，如果以 0.25%～6.0%的浓度（*m/m*）添加到麦芽类培养基中，都能够抑制腐食酪螨产卵。

（二）氨基酸

氨基酸是食物氮的主要来源。腐食酪螨必需氨基酸包括精氨酸、异亮氨酸、组氨酸、亮氨酸、赖氨酸、甲硫氨酸、苯丙氨酸、酪氨酸、苏氨酸、色氨酸和缬氨酸。

（三）脂类

当食物中脂类含量超过 80%时，粉尘螨种群生长受到抑制，当脂类含量在 4%～6%时，其生长状态最好。当食物中含有 2%～10%的蓖麻油（含 85%蓖麻油酸）、椰子油（含 50%月桂酸）、薰衣草油、甘油三酯的甘油三乙酸酯、月桂酸单甘酯和单甘酯时，粉尘螨的生殖受到抑制。

油酸和亚油酸丰富的植物油能够刺激尘螨生殖，如亚麻籽（含油酸和亚油酸各 20%）、大豆、棉籽、芝麻籽、花生（含 60%油酸）和橄榄（含 80%油酸），具有类似作用的动物类脂肪有鱼肝油、黄油（含棕榈酸和油酸各 25%）、绵羊油和猪油（含 25%棕榈酸和 50%油酸）。将油酸、亚油酸和棕榈酸单独作为添加剂可以提高尘螨繁殖能力。磷酸甘油卵磷脂可能是最好的脂类食物，因为螨类需要从中获得磷元素。将猪油添加到人皮屑和酵母，或干水蚤的食物中，观察到屋尘螨种群密度增加，在相对湿度不利的情况下能延长螨类生存。

当去脂的人皮屑或酵母混合物的脂类含量为 8.5%时或脱脂的干水蚤食物的脂类含量为 14%时，螨类生长均达到最佳状态。食物中最佳脂类水平的差异，根据干水蚤中糖类含量来定。

短链脂肪酸比长链脂肪酸能更有效地抑制腐食酪螨生长。尘螨生长受到抑制可以通过体重减少获悉。如果添加酪蛋白饮食，长链脂肪酸如月桂酸、肉豆蔻酸和油酸的甲基酯比短链脂肪酸，如乙酸、辛酸和癸酸的甲基酯的抑制效果更好。罗德里格斯嗜木螨比腐食酪螨更能抵抗丙酸和甲基酯，但是抵抗辛酸比不上腐食酪螨。

昆虫纲和蛛形纲最重要的生化特征之一是其食物来源于甾醇类。除了少数的例外，节肢动物似乎缺少合成鲨烯（squalene）[即三十碳的脂前体三萜类（triterpene）、类固醇（steroid），如蜕皮激素和 20-羟基蜕皮酮]的能力。

其他生物，如某些昆虫的肠道共生细菌，能够利用 2 个 15 碳法尼基焦磷酸（farnesyl pyrophosphate）分子尾对尾合成鲨烯。法尼基焦磷酸是倍半萜（sesquiterpene）的前体，是利用 5 碳焦磷酸异戊酯（isopentyl pyrophosphate）和牻牛儿醇焦磷酸酯（geranyl pyrophosphate）形成的单萜类（monoterpenes）10 碳前体。单萜类是无气门股螨类信息素的主要成分，这种生物合成途径可以追溯至乙酰辅酶 A 和柠檬酸，并证实脂代谢和节肢动物脂类功能多样的关联性。固醇是螨类必需的膳食脂类，用霉菌如阿姆斯特丹曲霉（*Aspergillus amstelodami*）消化新鲜皮屑内复杂脂类后，固醇和游离脂肪酸均能够释放。麦角固醇是主要的真菌固醇，螨类可通过分解真菌直接获得。

调查棕榈酸、十七烷、硬脂酸及它们的甲基酯的诱引剂特性，屋尘螨、粉尘螨、腐食酪螨和河野脂螨对上述化学物质几乎都有反应，而甜果螨、椭圆食粉螨、家食甜螨和静粉螨对上述化学物质没有任何反应。同时检测饱和脂肪酸碳链长度（C_7～C_{20}）对粉尘螨、河野脂螨和腐食酪螨的吸引力，结果发现 C_7、C_{11} 和 C_{20} 对所有螨种均无吸引力，而 C_{14}～C_{16} 和 C_{18} 对所有螨种均有吸引力。诱引剂除了用作饵或陷阱外，还具有以下作用：①甘油三酯（triglyceride）是尘螨重要的食物和储藏脂类；②已测试的脂肪酸及其甲基酯均为甘油三酯的水解产物；③不同螨种末体侧腺及外皮提取物可以分离出烯属烃；④包括食物甘油三酯水解形成脂肪酸的去碳酸基，某些螨类具有检测不同脂肪酸及其甲基酯的能力，如屋尘螨、粉尘螨、腐食酪螨和河野脂螨，因此能够进一步利用油脂含量丰富的食物，但是，也有许多螨类不具备此能力，如甜果螨、椭圆食粉螨、家食甜螨、静粉螨；⑤摄取油脂丰富的食物后，螨类通过水解产生许多脂肪及其甲基酯，并分泌化合物在其体表，作为信息素或表皮防水物质。

上述特征也许与螨类偏爱某种食物有关。尘螨偏爱 4%～6%脂类，河野脂螨偏爱高脂肪类食物，腐食酪螨偏爱奶酪和其他高油脂类储藏食物如亚麻籽、椰干和花生。甜果螨偏爱高糖类食物如干果，家食甜螨可能偏爱真菌类，但是静粉螨和腐食酪螨孳生于相同的储藏物，而椭圆食粉螨更常见于谷类、小麦和面粉。

与腐食酪螨、甜果螨、椭圆食粉螨和河野脂螨相比，粉尘螨甘油三酯含量更低，但是游离脂肪酸和胆固醇含量丰富，其高水平的游离脂肪酸可能是由甘油三酯水解而来。麦食螨与其他螨类的根本区别可能是其游离脂肪酸与储藏脂类的动力平衡。与其他昆虫相比，螨类磷酸水平高，而甘油三酯水平低。磷脂可能是螨类最重要的储存脂类，包括磷脂酰丝氨酸、磷脂酰胆碱、磷脂酰肌醇、磷脂酰乙醇胺、心磷脂和磷脂酸。从屋尘螨体检测到磷脂酶，其催化卵磷脂水解形成游离脂肪酸和酰基甘油。

无气门股螨类体内含有较多的脂肪，但其结构和排列与其他昆虫不同。光镜下，漂浮的脂滴见于血腔和软组织细胞间隙内，在透射电镜下可见轻的嗜锇夹杂物。在昆虫体内，血脂被载脂蛋白从储存部位运输到利用场所，这种载脂蛋白与哺乳动物血浆中载脂蛋白类似，第 14 组分变应原可能就是载脂蛋白样蛋白。

六、小　结

对尘螨消化和营养的生理生化的研究有待进一步深入；确切的消化场所及过程，仍需要进一步探讨。肠道不同细胞和组织的功能仍未明了。尽管如此，已初步明确尘螨消化存在两种基本模式：第一种模式并不复杂，效率不高且可能会是无用功；第二种模式相对复杂、高效，并与昆虫相似。

（一）无间隔模式

这种模式下，大多数未消化的食物在中肠和中肠盲囊细胞内进行加工，但不能排除在盲囊内发生细胞外消化。消化完成后，消化细胞死亡，消化酶类失活，未消化食物被压缩成粪便颗粒和空心球，因此能量消耗高且无效。血腔通过前中肠和后中肠吸收消化产物，但与中肠盲囊无关。围食膜起自中肠盲囊开口后端，所以食物进入盲囊的唯一途径是食管。任何部分消化但仍未被盲囊吞食的食物均有可能进入中肠，在中肠被进一步处理。

（二）房室模式

围食膜可以更加有效地分割肠道进行细胞内和细胞外消化。细胞外消化将大分子物质消化成小分子，使其能够通过围食膜进入围食膜肠内部分。在围食膜内发生再循环，部分消化的大分子从中肠被运输至前中肠，通过围食膜与肠壁的间隙进入盲肠进行最终消化。消化产物通过血腔吸收，再经过前中肠、后中肠和中肠盲囊。执行这种模式功能的围食膜起始于中肠盲囊开口的前部，使未处理的食物在食管内没有直接进入盲囊。这种模式消耗能量低于第一种模式，在消化产物吸收进入血腔过程中利用更多的肠道表面，而且酶类可以再循环、再利用和再消化。

第二节 排泄和渗透调节

排泄功能包括将离子浓度维持在合适的水平，维持水分和体液的等渗浓度，清除代谢废物和外源性物质、毒素及其代谢物。排泄系统可以清除多余物质，维持体内和组织液中物质浓度稳定。基节腺是节肢动物排泄和等渗调节的主要器官，并且是几种主要螨类从不饱和空气中吸取水分的一种方式，这种作用对水平衡具有重要意义。

一、排 泄

（一）剩余氮的清除

蜱螨氮排泄主要产物是鸟嘌呤（guanine），昆虫氮排泄主要是尿酸和尿素。某些陆生节肢动物（如土鳖和蟑螂）以气态氨的形式排泄多余的氮。动物需要排泄氮的理由是它们在饮食中获得的氮，尤其是以氨基酸形式获得的氮，远远超出其所需要利用的氮。排泄系统与水平衡密切相关。

（二）鸟嘌呤

鸟嘌呤（2-氨基-6-羟基嘌呤，2-amino-6-hydroxypurine）是螨类以低溶解方式排泄体内氮废物的一种形式。鸟嘌呤的溶解性为尿酸的 1/5，几乎不溶于水。粗脚粉螨的鸟嘌呤还充当着集合信息素和分泌产物的功能。

无气门股螨类后肠粪便微球中可见鸟嘌呤晶体，这些鸟嘌呤晶体聚集在粉尘螨体中后部体壁细胞内，部分鸟嘌呤晶体游离在血淋巴中。鸟嘌呤代谢和储存同步进行，蟑螂将尿酸储存在脂肪体中，与钠、钾、铵离子一起充当离子槽，离子能够按需要进行储存和释放，这些有助于血淋巴的等渗调节。储存的鸟嘌呤小球也许具有相似的作用。

在以高蛋白的小麦胚芽饲养的粗脚粉螨薄壁组织中可见鸟嘌呤，用化学方法能够测定粗脚粉螨粪便微球中鸟嘌呤的含量。尽管如此，鸟嘌呤形成和排泄的机制仍未明了。与此同时，大量研究关注屋尘样本中鸟嘌呤的定量，该检测用于评测环境中变应原的暴露程度。

将屋尘螨或家食甜螨与屋尘一起放在人工测试基板上，8 周后发现屋尘螨种群密度与鸟嘌呤浓度成正相关，但是家食甜螨种群密度与鸟嘌呤浓度无关。这是因为家食甜螨以定植在人工基板上、富含碳水化合物的真菌为食，而屋尘螨以富含蛋白质的屋尘为食。某些真菌中蛋白质占干重的44%，在酵母或皮肤脱落物中发现了大量可提取的蛋白质。由于屋尘中主要是皮肤脱落物，因此不能认为家食甜螨产生鸟嘌呤少是因为其吸收的蛋白质少。推测以高蛋白为培养基比以碳水化合物为培养基的螨类会产生更多的含氮代谢产物，但是需要用化学方法测定饮食中各种成分的含量。

鸟嘌呤已经广泛地用于标志环境中尘螨变应原的含量，但是关于其如何形成鸟嘌呤，人们知道的仍然很少。

（三）氮排泄相关的器官

节肢动物基节腺的主要作用是排泄和渗透调节。基节上腺辅助基节腺或其他器官，其几乎已经完全承担了基节腺的功能，执行等渗调节功能，从周围空气中吸收水蒸气。取腐食酪螨基节上腺开口处凝固的分泌物进行提取、分析，发现其主要成分是氯化钾，也有少量氨，提示该腺体曾经具有清除氮代谢废物的功能。

粗脚粉螨的后中肠、后肠和马氏管似乎形成了一个功能单位，在这些部位粪便凝固，水被吸收，在肠腔内容物中含有鸟嘌呤。粗脚粉螨马氏管内没有鸟嘌呤，食菌嗜木螨也没有，似乎在鸟嘌呤形成和氮排泄过程中并不发挥作用。后中肠壁似乎取代了分泌功能，食甜螨将代谢废物从血腔排到后中肠。尽管如此，在尾囊螨（*Histiogaster carpio*）马氏管内发现了结晶物，表明该器官具有分泌功能。在食菌嗜木螨马氏管内发现了微粒，但是没有检测到鸟嘌呤。

马氏管在后中肠和后肠之间起连接作用，在上皮来源的中肠和表皮来源的后肠之间形成非常有用的界限。但并不是每种无气门螨类均有马氏管，如在粉尘螨和家食甜螨中没有发现马氏管。粉螨科大部分螨类有马氏管，但是某些种类没有。与革螨比较，粉螨马氏管小而细，功能更少，这些都是初步观察结果。对食菌嗜木螨马氏管的组织学研究表明，其上皮细胞组成中含有大量核不清晰的嗜碱性粒细胞和嗜酸性粒细胞，且细胞表面纤细的微绒毛充满了管腔。

第三节　呼吸系统和气体交换

动物通过食物氧化获得能量，形成二氧化碳和水。动物摄取氧、排出二氧化碳，此过程称为气体交换，通常称为呼吸。严格地说，呼吸是细胞代谢活动，转化为能量代谢，尽管其通常是指气体交换。

昆虫和许多螨类的呼吸器官由气管、支气管组成，连接着表皮表面和内部器官。但是无气门股许多螨类没有气管，也没有明显的呼吸器官。假设它们是通过表皮直接呼吸的，但是进行气体交换、获得水分和保留水分是相互矛盾的。一方面，表皮要保留水分，防止水分丢失；另一方面，表皮要有足够的通透性，才能有效地进行气体交换。无气门股螨类没有气管的原因，可能是因为气道丢失水分的成本超过其有效气体交换的受益。有气道的螨类，如在干旱地区孳生的蜱类和某些中气门亚目螨类，已经进化形成了许多种方式减少气管水分丢失，增加气体交换的能力，如槽、通道和气孔，并可以通过扩散障碍和复杂的气门下室调节体内湿度。但是无气门股螨类是否真的没有特定的结构进行气体交换？基节上腺很有可能具有吸收水分和气体交换的双重功能，确切的机制有待进一步深入的研究。

第四节　血液系统和循环系统

螨类血液和循环系统由悬浮在血淋巴中的血细胞组成，血细胞也可附着在组织上。血淋巴是浸泡着各种组织的液体，包含在血腔中。循环系统是间隙性湖样结构（lacunar, lake-like），由液体组成，躯体肌肉和内脏器官的机械压力使得其流动，而不是一系列运输血液至各级组织的血管。包绕在食管周围的脑的排列是相互关联的，食物通过食管时，一定伴有血流通过脑部，而且是从前腹侧区流向后背部区。

血淋巴的功能主要是运输肠道内的营养物质，同时转运激素。血淋巴也是代谢产物聚积地，通过静水力性能提供重要的机械力作用维持组织和外骨骼形态。进一步说，血淋巴也是血淋巴细胞培养的介质。

节肢动物血淋巴细胞在预防感染、免疫应答、凝血和伤口修复、呼吸色素如血红蛋白（haemoglobin）和血蓝蛋白（haemocyanin）合成，以及蜕皮（moulting）等过程中发挥着重要作用。伯氏嗜木螨血淋巴内有 8 种不同的细胞类型，与昆虫血淋巴中的细胞相似。其中含量最丰富的变形细胞，类似于恙螨的粒细胞，此类细胞附着于肌肉和其他组织，在螨类蜕皮过程中发挥重要作用。

有研究观察了血淋巴细胞在农药排毒中的作用及其血淋巴细胞对杀虫剂的抗药性。与其他细胞和组织相比，血淋巴细胞对杀螨剂 2,2-二甲基磷酸酯（DDVP）更敏感。将螨浸入 0.02% DDVP 溶液中，在螨出现任何毒性症状前，其已经出现许多病理变化，包括扭曲、核膜破裂、囊泡化、空泡化、细胞膜破碎等。因此，血淋巴细胞被看作螨类对某种化学试剂细胞毒程度的生理学标志之一，根据这一现象，也许可以研发出某种生物试剂来检测杀螨剂的毒性作用。

第五节　生 殖 系 统

无气门股螨类是雌雄异体的动物，除少数种类未发现雄螨外，其余均有雌雄存在。无气门股螨类的生殖方式是有性生殖（sexual reproduction）。无气门股螨类起源于甲螨，有许多甲螨以孤雌生殖（thelytoky）方式繁殖后代。尽管孤雌生殖是无性繁殖，偶尔也会繁殖少量雄性后代。有性生殖的甲螨，雄螨精包（spermatophore）内充满精子，发现雌螨并交配后，精子进入雌螨生殖道。至少有一种大翼甲螨（*Galumna oribatid*），其雄螨通过精包将精子直接移交给雌螨。但是没有文献记载甲螨之间可以进行嵌入式精子移交（intromittent sperm transfer）。某些粉螨采用扦入式精子移交方式，该过程需要精包参与。尽管麦食螨也采用扦入式精子移交方式，但该过程没有精包参与。

无气门股螨类雌性生殖系统后方有一开口，精子可以射入此开口；其生殖系统前腹部也有一开口，卵从此口产出。甲螨也在此前腹面开口，但被一对骨板封闭，此开口同时具有接受精包和产卵双重功能。甲螨雄螨阴茎被生殖板封闭，但是无气门股螨类阴茎至少部分外露，其雄螨、雌螨均无生殖板。

无气门股螨类起源于甲螨，两者生殖器解剖学结构相似，但无气门股螨类生殖道是双孔的，而甲螨生殖道是单孔的。无气门股螨类产卵器减少和雄性生殖器部分外露是如何进化来的，其进化过程仍然未知。粉螨和食甜螨生殖系统非常相似。

一、麦食螨雌性生殖系统

雌性生殖系统主要是接受、储存和体内移动精子，包括交配囊（bursa copulatrix）、囊导管（ductus bursae）和受精囊（receptaculum seminis）。生殖系统的后部参与卵黄合成、卵壳形成、卵的发育和沉积，由一对卵巢、一对输卵管、附腺、产卵管和产卵孔组成（图 4-4）。

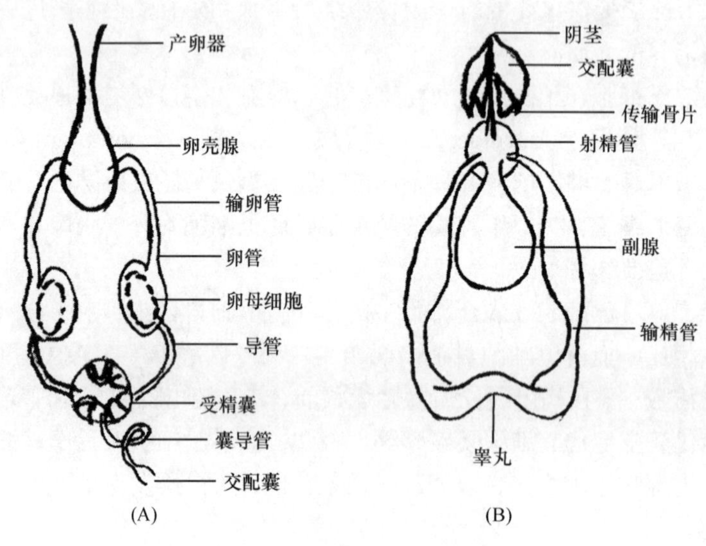

图 4-4 麦食螨生殖系统示意图

（A）雌螨；（B）雄螨

（一）交配囊

雌性生殖系统中交配囊（图 4-4、图 4-5）位于躯体后部。也有学者曾用“bursa copulatrix”一词代指生殖系统开口、囊导管和受精囊。在尘螨属（*Dermatophagoides* spp.）螨类，交配孔位于末体尾部，正好位于肛门的一侧。但某些螨种，如新热带尘螨和奥氏尘螨的交配囊位于凸起的乳头，但其开口处多与表皮齐平或略微凹陷，直径约 5 μm。交配囊的开口具有种特异性。

（二）囊导管

该结构是骨质管，大部分尘螨属螨类囊导管直径 1～2 μm，长 50 μm，起自交配孔，与储精囊基部连接（图 4-4、图 4-5）。在奥氏尘螨，囊导管呈腊肠样未骨化，连接到交配孔内部，其后部有一狭长的骨化管。伊氏尘螨（*D. evansi*）囊导管在接近交配孔的一半处变宽。在许多尘螨，交配孔前端区域呈锥形或者膨大足以容纳阴茎，取决于不同螨种交配孔骨化的程度。粉尘螨交配孔高度骨化，而微角尘螨仅轻度骨化。

（三）受精囊

管状的囊导管与受精囊连接，其是一可伸缩的膜状结构。尘螨受精囊约 70μm 长、30μm 宽（图 4-5）。受精囊游离于血腔，浸泡在血淋巴中，尽管其通常位于中部、直肠上方，也可能会横向位移。受精囊由上皮组织组成，其下为基底层。受精囊与囊导管连接，连接处骨化明显，形态特别。从上面看，屋尘螨受精囊与囊导管连接处呈月牙形（crescent-shaped）或郁金香形（tulip-shaped）、菊花形（daisy-shaped），由 10～13 个小叶组成，每一小叶与细胞基底部相连，由基底膜加厚区域连接。

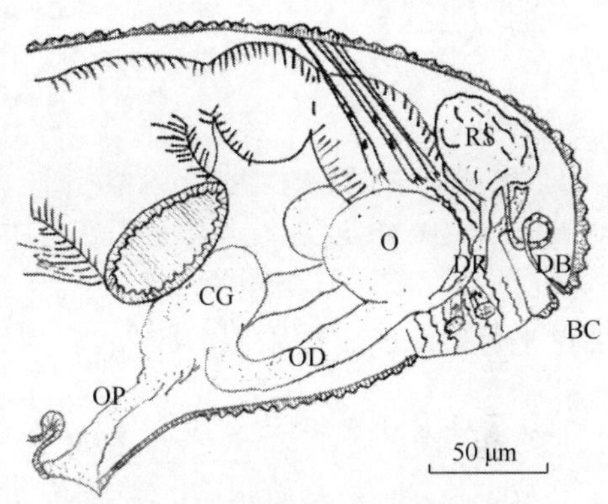

图 4-5　麦食螨雌性生殖系统架构

BC：交配囊；CG：绒毛腺；DB：囊导管；DR：导管；O：卵巢；OD：输卵管；OP：产卵器；RS：受精囊

（四）卵巢

一对卵巢（ovary）分别位于末体侧部向直肠的腹部两侧。每一个卵巢含有 12 个卵细胞，与中央合体连接，也就是 Walzl 说的营养线。

（五）绒毛腺

绒毛腺位于 2 个输卵管终点处背部。卵在绒毛腺内可以滞留 2 天，卵的绒毛膜或外壳由腺体细胞的囊泡分泌。肌肉蠕动使得绒毛化的卵排入产卵管。

（六）产卵管

产卵管（ovipositor）是一膨大的管道，为产卵处。产卵时，阴道“V”形边缘开放朝向后方，短管状的产卵管膨大（图 4-5）。通过产卵孔将卵排出。扫描电镜图清晰地显示阴道“V”形边缘是膨大的产卵孔后侧壁的组成部分。

二、麦食螨雄性生殖系统

麦食螨雄性生殖系统由单个睾丸（testis）、一对输精管（vas deferens）、附腺（accessory gland）、射精管（ejaculatory duct）和阴茎（penis）组成（图 4-6）。

（一）睾丸

单个睾丸可能是由一对睾丸融合形成的，因为其他无气门股螨类均有成对睾丸。睾丸

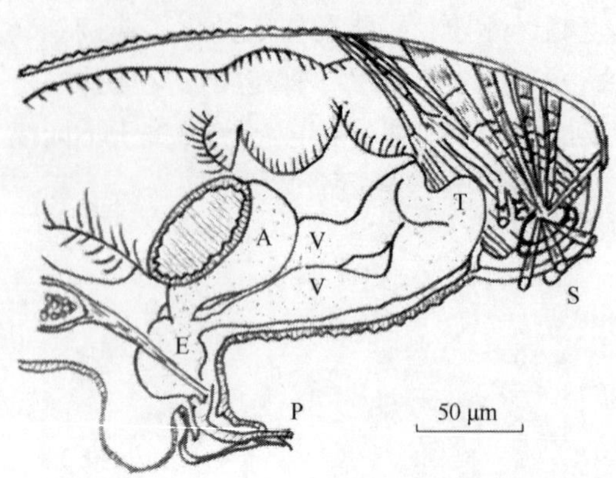

图 4-6 麦食螨雄性生殖系统架构图

A：附腺；E：射精管；P：阴茎；S：肛侧吸盘；T：睾丸；V：输精管

悬在靠近直肠的血腔里，直肠位于肛吸盘区域。睾丸有合胞体（syncytial mass）一个，精子（spermatozoon）产生于合胞体内。在合胞体后部，可以看到精子产生；合胞体前部呈现的是成熟、包装好的精子。精子呈不规则的椭球形（ellipsoid），无鞭毛（aflagellate），长约 4 μm、宽约 2 μm。

（二）输精管

输精管一对起源于睾丸前部，其后部管腔内充满精子。管壁由纤细圆形肌纤维环绕，挤压并将精子往阴茎推。输精管和射精管在足Ⅳ平行处融合，即附腺的腹面。

（三）附腺

附腺在精液形成过程中发挥着重要的作用，精子细胞被高尔基体和粗面内质网包裹，精液包裹在直径约 0.2 μm 的囊泡（vesicle）内，该囊泡与附腺顶部融合在一起，此处 pH 呈酸性，而附腺基部的 pH 呈碱性。囊泡融合、pH 变化标志着精液成熟达到最后阶段，其与精子混合后即可射出。

（四）射精管和阴茎

射精管在输精管和附腺连接处后。射精管远侧是阴茎，后者更粗，阴茎顶端的腔隙直径约 1 μm。一般情况下，阴茎缩在躯体内。在交配时，阴茎伸出。用微波处理后，阴茎伸出，可供扫描电镜观察等研究。阴茎侧部有一对传输骨片结构，与雌螨交配之前的交配孔位置有关。阴茎的形状具有种特异性，如屋尘螨阴茎尖端和传输骨片是钝的，而粉尘螨逐渐变细到一个点。

三、粉螨和食甜螨生殖系统

部分食甜螨生殖系统形态多样。如无爪螨属雌螨没有交配孔，但是其末体后缘伸出长 30～50 μm 的交配管。交配管的形状具有重要的分类学意义。拱殖嗜渣螨位于足Ⅰ和Ⅱ之间的阴茎长度与雄螨体型不成比例。

四、麦食螨科的交尾行为

依据对实验室人工培养屋尘螨交尾行为的观察，雄螨屋尘螨或者与活跃的雌螨交配，或者守候在静息状态第三若螨附近，等待第三若螨蜕皮，雄螨能够准确地判断哪些静息状态的第三若螨将会蜕皮成为雌螨。将 8 对雌、雄屋尘螨放在培养基中，并处死、浸渍、清除，然后接入在氯醛胶中，结果发现 8 只雄螨、7 只雌螨（妊娠）和 1 只第三若螨。对第三若螨腹侧面进行检查，结果发现第三若螨角质层下面有明显可见的成年角质层，不是交配囊的囊导管锥形与产卵结构清晰可见。麦食螨雄螨守候第三若螨，该第三若螨稍后发育成雌螨，这种行为可能具有适应性，以便最大限度地提高交尾成功率。雄性根据形态特征选择未来交尾对象似乎不太可能，可能发育为雌螨的第三若螨髋关节比发育为雄螨的第三若螨髋关节大。当然，可能主要的感官物质是化学物质，雄性可利用末体腺体分泌的性信息素区分第三若螨。

在交尾期间，雄螨和雌螨采取面朝反方向的姿势，这是无气门股螨类性繁殖的典型姿势（图 4-7）。这种姿势被称为“后结合法”（retro-conjugate）。阴茎从传输骨片之间外翻，向后弯曲，位于雄螨足Ⅳ之间，插入交配囊。雄螨将自己的肛吸盘附着在雌螨的后末体部位，以便保持姿势；如果可能的话，还会通过将肛吸盘附着在腿Ⅳ的跗节上来保持姿势。当雄螨附着在雌螨身后时，雌螨可持续移动，甚至进食。这一对雌雄屋尘螨可在一起长达 48 小时。持续时间很长的原因是非运动精子的椭圆直径大概与雄性阴茎前端尺寸相当（1.5～2 μm），且精子在射出时呈单列纵队。精子是通过阴茎根部的肌肉收缩（每分钟 150～230 次）被输送出来的。即使施以轻微的机械干扰，雄螨也会立即从雌螨躯体脱离。已有学者观察以摩擦音为干扰的实例：通过身体的一部分与另一部分摩擦产生机械刺激（在昆虫中可听到，如蟋蟀和蚱蜢），雄螨利用跗节Ⅲ上的叉状刚毛向前、向后反复揉搓雌雄末体的外侧区域；跗节的运动方向或多或少都与表皮条纹方向垂直，皮肤条纹脊和槽可能会导致共振放大效应，与将一根棍子快速穿过一块波状钢的效果相似。该行为的准确功能尚未得知。很显然，这是对雌螨的一种信号，但具体是什么信号，是雄螨继续附着在雌螨身后，还是交尾仍然没有完成；或该行为可刺激侧部的末体腺体产生信息素，如果是这样，具体原因是什么；或该行为是为了抵挡其他雄螨竞争；或该行为可引发雌雄发生一系列生理过程。

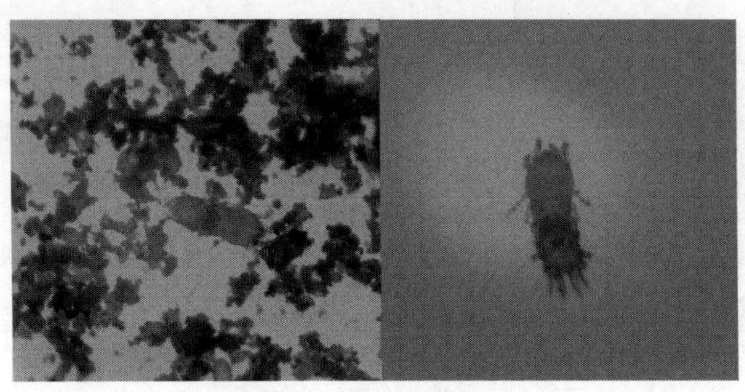

图 4-7　粉尘螨雌雄交尾

雌性和雄性屋尘螨交尾次数可超过一次。每只雌性粉尘螨大约交尾 4 次，每只雄螨会和多达 5 只雌螨交尾。麦食螨精子并不保存在受精囊内，而粉螨科精子保存在受精囊内。因此，麦食螨精子只是疏松地储存在受精囊中，直至需要。目前尚不清楚，非活动性精子是如何穿过长而细的囊导管的。或许长时间的交尾不仅是为了单列输送大量精子，也是为了通过液体静压推动非活动性精子穿过囊导管，进入另一个受精囊。

第六节 神经系统和感觉器官

一、大脑和中枢神经系统

在所有动物中，尘螨的大脑是最小之一。成年雌性屋尘螨大脑组织紧密结合成一团，直径为 30～40 μm。对其他无气门股螨类大脑有各种描述，如描述成楔形的或八角形的。大脑位于身体的前部，咽和食管穿过身体后部。尘螨的大脑与昆虫大脑相比尺寸极小，因此对其结构尚不了解。尘螨有 4 对“大神经”通向腿部（图 4-8），以及一对生殖器神经或内脏神经。大多数节肢动物中，食管下和食管上神经节通过围食管神经环结合在一起，但是螨类的这些结构融合成一块浓密的组织，食管贯穿其中。皮质细胞的外层结构呈小圆形，染色较深，其内层纤维块染色较浅。不同螨类的大脑与身体的相对体积，中气门亚目大脑占自身体积的 1%～1.6%，前气门亚目占 0.2%～1.5%，甲螨亚目占 0.32%～0.35%，屋尘螨大脑占自身体积的 1.5%～1.6%。

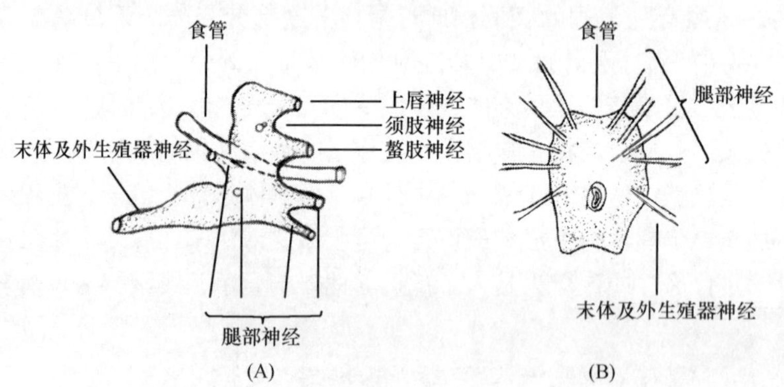

图 4-8 无气门股螨类脑和神经中枢

（A）粗脚粉螨；（B）罗宾赫利螨（*Hericia hericia* Robin）脑部水平切面

螨类大脑和中枢神经系统结合，与身体分割线平行；而昆虫除了大脑外，身体每节都有一对神经节，与相邻身体部位的神经节横向连接并结合在一起，类似于环节虫属中枢神经系统的结构分布。

二、感 觉 器 官

大多数螨类身体上的每一根毛发（hair）或刚毛（seta）都有一个名称，称为“真”刚毛。以往根据其在偏振光下的光学特征进行分类，荆毛（eupathidia）和芥毛（famuli）等普通刚毛的毛发具有双折射性（birefringent），但真刚毛含有非均质性甲壳素核心，其感棒无双折射性。

（一）机械性刺激感受器

大部分刚毛在身体功能中充当机械性刺激感受器（mechanoreceptors），感受空气或基质振动，通过检测其他物体和重力，协助移动和游动。某些食甜螨的刚毛很长，如食甜螨属（*Glycyphagus* spp.）、无爪螨属（*Blomia* spp.）和嗜鳞螨属（*Lepidoglyphus* spp.），可抵御掠夺性肉食螨。此外，在一些甲螨中发现了相似的背刚毛分布，其背刚毛长而直立。

（二）光感受器

螨类没有可形成图像的器官，从这个意义上说，它们是没有视觉的。然而它们有光感受器（photoreceptors），称为单眼（ocelli），某些研究者将其称为眼睛。只有极少数的无气门股螨类具有单眼。暴露于白炽灯光源的尘螨可能会表现出类似负趋光性反应，但很难区分热和光的影响。针对粉尘螨对不同波长（350～800 nm）的反应进行实验，结果表明其在波长 350～475 nm 和 700～800 nm 范围内无反应，在波长 500～575 nm 范围（光谱的绿色光部分）内为阳性反应，在 600～675 nm 范围（光谱的橙色或红色光部分）内为阴性反应。因此，尘螨具备光感受器，但目前尚不清楚这些光感受器的具体位置。

（三）化学感受器

通过显微手术切除一根或一对受体刚毛，证实了无气门股螨类的外胛毛为雄性多食嗜木螨（*Caloglyphus polyphyllae*）的信息素 α-粉螨素（α-acaridial）受体。刚毛完全切除的螨虫对浓度高达 1000 ppm 的信息素没有反应，刚毛部分切除的螨虫在浓度大约为 100 ppm 时就出现反应，而刚毛完整的螨虫在浓度为 1 ppm 时就有反应，这些表明剂量反应与刚毛的损害程度成正比。对罗宾根螨（*Rhizoglyphus robini* Claparede）的报警信息素（甲酸橙花酯）进一步深入研究，在外胛毛切除个体中没有观察到任何反应。罗宾根螨和腐食酪螨外胛毛具有多孔性，且从膜槽窝中长出来，类似于甲螨的感受器或其他真螨目的听毛（trichobothria）。

外胛毛与甲螨的感受器具有同源性，也称为“假气门器官”、听毛或拟气门刚毛（bothridial setae），但没有太多的证据表明该感受器具有化学感应性。假定其能够测定风力（可检测并测量气流），因为其被吹时会摇摆。树栖甲螨生活在气流较强且流通的栖息地，具有退化的感受器；而土壤甲螨栖息在气流微弱的土壤中，通常具有较长且精致的感受器。事实上，这些感受器的功能仍是未知，摇摆行为也可能解释为检测化学信息素的嗅觉气味取样行为。

无气门股螨类的内顶毛（*vi*）、外顶毛（*ve*）、内胛毛（*sci*）和外胛毛（*sce*）分别与甲螨的喙状突起（rostral，*ro*）、薄膜（lamellar，*le*）、瓣间层（interlamellar，*in*）和感器窝前外毛（anterior exobothridial，*exa*）同源。换句话说，无气门股螨类缺少两对刚毛，感受器（或感器窝毛，*bo*）和感器窝后外毛（*exp*）。无气门股螨类感觉器缺失的证据可见于甲螨。无气门股螨类中空、多孔，化学感受性外胛毛和相关腺泡是否也是从甲螨亚目的固体、无孔的机械感受性非泡状感器窝前外毛进化而来呢? *sce* 是指改进后的感受器,具有多孔性,有腺泡,且已经通过实验证明具有化学感受性。尘螨亚科(Dermatophagoidinae)其他螨类外胛毛较长,发育良好,比邻近的内胛毛长很多,而嗜霉螨属(*Euroglyphus* spp.)和其他麦食螨科螨类的外胛毛较短,大概与内胛毛的长度相当。

(四)腿部感棒

无气门股螨的第 1 对和第 2 对足上有一系列毛状结构,称为感棒(solenidia),与刚毛的形状不同。在光镜下观察到,这些结构的外侧似乎有排列成紧密螺旋形的条纹。通过扫描电子显微镜可观察到,罗宾根螨跗节感棒 ω_1 和 ω_2 有无数小孔,表明其有嗅觉功能,它们的形态和超微结构与蜱跗节 I 上发现的化学感受器相似,但鞭状感棒无任何小孔。

荆毛(eupathidia)为末端小孔感受器,生长在须肢跗节上。荆毛中空,里面充满原生质,被认为具有味觉和(或)机械感觉功能。

芥毛(famuli)是微小的感觉器官,粗短或带刺,个别生长在跗节,通常与感棒相关。与荆毛一样,芥毛也是中空的。同样,芥毛的功能尚不明确,但已经证明具有嗅觉功能。由于芥毛的尺寸很小,因此不可能充当化学感受器。

(五)湿度感受器

尘螨能够随时对湿度的变化做出反应,但尚未发现其检测湿度的器官。最有依据性的猜测是基节上刚毛,依据为基节上刚毛靠近有水平衡功能的基节上腺体。

三、表皮和蜕皮

(一)表皮

表皮(cuticle)对外骨骼起一种保护作用,所有节肢动物都有该结构,其为肌肉附着部位,并覆盖呼吸系统、生殖系统、某些腺体和部分肠道。表皮必须具有足够的可渗透性,以允许气体交换,但要有较强的不透水性,以防止水分损耗,因为水分保存是陆生节肢动物生存成功的关键因素。机体不同部位表皮和不同种类表皮的厚度、硬度、成分和弹性各不相同,以便提供机械保护和维持充分的运动灵活性。具有外骨骼的缺点是个体生长时外骨骼必须脱落,从而导致节肢动物生活史中出现一个脆弱性较强的阶段。动物在蜕皮阶段和蜕皮刚结束后不能活动,因此容易被捕食。在蜕皮后,表皮柔软,可渗透,且容易丢失水分,直至表皮坚硬后才好转。

表皮是上皮细胞蜕皮过程中形成的第一层沉积物。表皮质下面为原表皮,前表皮(procuticle)分化成外表皮(exocuticle)和内表皮(endocuticle)。上表皮由护蜡层和蜡层组成的外表皮质层(extracuticulin layer)持续分泌。粗脚粉螨(*A. siro*)的上表皮(epicuticle)包括四层(图 4-9)。

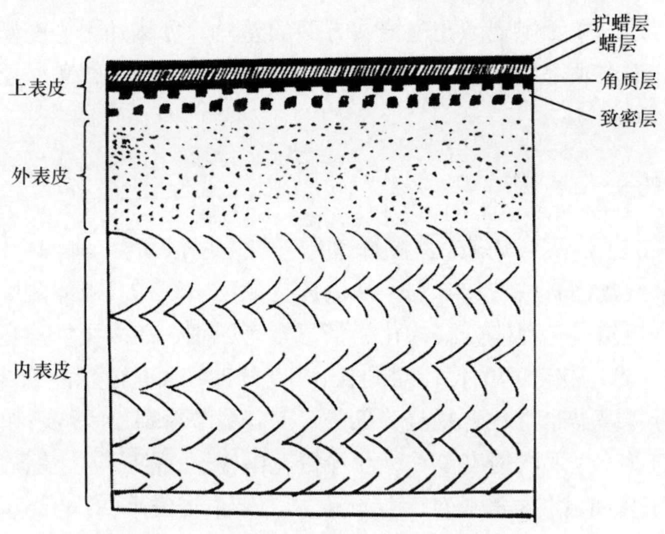

图 4-9　粗脚粉螨表皮不同层的示意图

大多数无气门股螨类邻醌式衍生物形成深褐色、坚硬的角质层和白色、弹性表皮，呈“硫黄样深褐色”。粗脚粉螨的角质层中含有 3%～5%的硫黄，属于角蛋白，而不是以半胱氨酸的形式存在。无气门股螨类角质层在外观上具有独特的形态学差异。粉螨如粗脚粉螨和腐食酪螨，角质层光滑。许多食甜螨，如家食甜螨（*G. domesticus*），角质层被微小的乳头状突起覆盖。棕脊足螨（*G. fusca*）的角质层深褐色并有许多凹痕，就像粉螨和食甜螨的休眠体一样。麦食螨表皮具有细致的条纹，并有小脊和槽，表面微刻纹的深度不超过内表皮上层，在肉食螨中也发现了这种特征，因此对于表皮有条纹的螨类，条纹的功能似乎与弹性增加无关。根据机体的液体静压力原则，条纹的宽度没有明显的变化，只有某些特殊部位例外，如生殖器。只有在脱水个体机体液体静压下降，伴随较大皱纹在末体横向伸展并出现在前背板（prodorsal shield）后方，麦食螨的表皮才表现出弹性。在粗脚粉螨的角质层中观察到了相同的皱纹形成，被视为僵硬、无弹性；当螨体重新水化后，这些皱纹会消失。相反，雌性屋尘螨产卵器部位表皮层高度螺旋且具有弹性，这种结构是为了让卵随时通过。产卵器部位高度螺旋的角质层与机体其他部位的表皮一样，延伸深度不会超过内表皮上层。除产卵器外，麦食螨表皮的功能可能不只是保持弹性，还有可能在躯体邻近处形成一个湿空气屏障层。

麦食螨至少有四种不同类型的表皮。第一种为卵角质层；第二种为滑动关节膜，灵活且有弹性，连接腿的各个部分，以及连接腿与机体，某些刚毛基部也有这种角质层；第三种为无横纹角质层，位于雄螨的前背板和末体板、大部分生殖区和肛门区域、口部、球端下和腿部、咽和肠衬里，以及基节边缘的表皮内突；身体其他部位的角质层属于第四种，被横纹覆盖。

尘螨属螨类的条纹表皮和无条纹表皮之间存在显著差异。无条纹表皮厚度大约为 0.8 μm，内表皮有明显可见的平行片状层，上面有孔道穿透，孔道之间间隔均匀。孔道从上表皮延伸，部分穿过外表皮。对前背板的角质层进行电子透射后可观察到细穿孔，其中分布有极细的孔道开口；相比之下，横纹角质层的内表皮上极少有显而易见的片状层，且横纹角质层的螺旋孔道更窄，分布无规则。孔道结构方面的差异，可能是因为在横纹角质层中，片状层的甲壳素微纤维在顶部相互堆叠，呈螺旋形分布；而在非横纹角质层中，甲壳素微纤维单向分布。

（二）表皮蜡层化合物

无气门股螨类的上表皮有蜡质。罗宾根螨的一种苯甲酸酯，已基-2-甲酰基-3-羟基苯甲酸酯，是一种具有抗真菌属性的化合物，从表皮提取物中获得。末体侧腺分泌多种蜡样化合物，这些化合物与同样是腺体分泌的化学信息素有区别，在采用气液色谱法分析螨类己烷–氯仿提取物时，这些化合物的保留时间长达 10 分钟，而化学信息素为 8 分钟。

根据组成成分将螨类蜡层化合物分为四类：①椭圆嗜粉螨、食酪螨和罗宾根螨的蜡层化合物为酯类化合物（豆蔻酸橙花酯、亚油酸橙花酯）；②甜果螨、唇薄口螨（*Histiostoma laboratorium*）、家食甜螨和静粉螨的蜡层化合物为昆虫烃类（C_{27}～C_{33}）；③棉兰皱皮螨和嗜木螨的蜡层化合物为中型烃类（C_{17}～C_{19}）；④粉尘螨、河野脂螨中的蜡层化合物为食物源化合物（胆固醇，角鲨烯）。这四类物种之间是否存在任何关联性，这些物种是否有检测脂肪酸及其甲基酯的能力呢？脂肪酸应答产物，如粉尘螨、屋尘螨、河野脂螨和腐食酪螨的 C_{13}、C_{15} 和（或）C_{17} 是最长的碳氢化合物，非应答产物，如甜果螨、椭圆嗜粉螨、家食甜螨和静粉螨具有的较长链烷烃或烯烃（C_{25}～C_{33}），但其生物意义尚不明确。

（三）蜕皮

节肢动物的脱皮过程称为蜕皮（ecdysis），通过神经肽（neuropeptide）、蜕皮激素（ecdysteroid）和保幼激素（juvenile hormone）这三种主要激素的相互作用进行调控。据推测，蜕化素（ecdysone）由前胸腺（prothoracic gland）或蜕皮腺（moulting gland）释放。螨类的蜕皮过程目前尚未被充分研究，尽管总体而言似乎与昆虫相似。据报道，在蜱螨亚纲中出现的首例蜕皮激素为 2-脱氧蜕化素（2-deoxyecdysone），即蜕化素的前体，是从腐食酪螨中纯化而来。

开始蜕化时表皮细胞会发生有丝分裂（epidermal mitosis），从身体前端向后端蔓延，伴随角质层从上皮分离，该过程称为“老落”（apolysis），归因于上皮层附近原表皮片状层中甲壳质酶的水解作用。表皮片状层被分解，形成一系列蜕皮腔；含甲壳质酶的蜕皮液由表皮细胞产生，并填充在蜕皮腔内；最后裂解后的表皮组成成分被其他表皮细胞吸收，形成一层新的上表皮。

（四）血细胞在蜕皮中的作用

蜕皮腔中包含的细胞由于分泌作用可溶解某些角质层，这些细胞来源于表皮最外层，而表皮最内层的细胞形成下一龄期的表皮。然而，伯氏嗜木螨（*Caloglyphus berlesei*）蜕皮腔内无表皮源细胞，但有穿过表皮的血细胞。在刚刚蜕化的第三若螨中，血细胞（在此阶段为嗜碱性血细胞）附着在各种器官上，但 10 小时后便开始在血腔中自由漂浮，并集聚在肛门周围的表皮下面。随后这些血细胞开始长出伪足（变形虫样结构），并开始穿过表皮（血球渗出），此刻，血细胞为嗜酸性，有学者将其记述为变形细胞。16 小时后，变形细胞出现明显的血细胞渗出，穿过腹部表皮，然后从角质层缩回，血细胞在身体侧面和背侧继续渗出。30 小时后第三若螨处于静息状态，大约持续 15 小时。取食停止后，组织开始溶解。当背侧角质层从表皮缩回时，通过相差显微镜在蜕皮腔中观察到变形细胞移动并集聚，此时肌肉组织溶解已经开始。变形细胞比脱皮腔中同类细胞的体积大，随着静息期的结束开始退化并死亡。

变形细胞分泌能溶解角质层的酶类，还可能在肌肉组织溶解吞噬过程中发挥作用。尚不清楚引起血细胞向蜕皮腔转移或诱导变形虫结构形成的因素，但该过程可能受激素控制。在蜕皮期间，恙螨（trombiculid）和粉螨（acarid mite）的血细胞活性水平较高可解释为缺乏蜕皮腺。有趣的是，在具有蜕皮腺的叶螨（spider mite）中，血细胞不进入蜕皮腔，脱皮过程很快，表明叶螨的脱皮腺能够产生几丁质酶。

第七节 信 息 素

在过去的 40 年内，人们对于信息素的研究大大增加，现在普遍认为信息素研究是化学生态学的一部分。信息素研究已经成为一个研究领域，在农业和医学中具有重要的应用价值，如在控制有害节肢动物时采用信息素诱捕。

嗅觉（olfaction）在螨类和昆虫的交流中尤其重要。交流中使用的化学物质被称为化学信息素（semiochemical）（希腊语：semeion 为信号；sema 为标记），可分为两大类：用于同种类不同个体之间交流的被称为信息素（pheromone）（希腊语：phero 为传达），用于不同种类之间交流的被称为异种化感物（allelochemical）（希腊语：allel 为等位）。异种化感物包括：种间激素（kairomone），一种有利于接收者的物质，但不利于生产者（例如，被牧草昆虫损害的植物产生松烯，吸引更多昆虫）；异种信息素（利己素），有利于生产者，但对接收者的作用为中性（例如，防守性或驱拒性化学品，可传播有机体对潜在捕食者的反感）；互益素（synomone），有利于生产者和接收者（例如，被牧草昆虫损害植物产生松烯，可吸引寄生蜂，寄生蜂会捕杀牧草昆虫）。顺便提及一下，术语“种间激素”的应用更广泛，是一类种间特异性交流物质，未暗含对生产者或接收者的影响。

信息素由外分泌腺产生，具有挥发性，可在单个个体中引起较高的特异性反应，从而检测其存在性。信息素可根据其功能归类为：性信息素，参与从一段距离外吸引配偶，或近距离求爱；集聚信息素，在居住条件发生变化时引起反应性集聚行为，如突如其来的食物缺乏，或湿度和温度下降；间隔调节或驱散信息素，用于维持个体之间的距离。此外，还有一些标迹信息素（通常被群居昆虫使用，如蚂蚁）和报警信息素，如可用作反捕食工具，引起迅速疏散，通常见于群居昆虫。

节肢动物的信息素一般是简单的有机小分子，由几种化合物（如脂质和脂质类化合物）混合形成，部分原因是一些生物合成途径会产生多种生成物，此类混合物可以产生比单种化合物传递的化学信息更复杂、更精细的化学信息。昆虫通过声音、听觉接收及信息素进行交流。人类也是高信息素物种，化学通信和气味在人类生物学中至关重要。只是我们没有意识到这一点而已，因为对于大多数人，在日常现代生活中语言交流占主导地位。

大自然中广泛存在的很多物质分子可被螨类作为信息素，在植物和其他节肢动物中被发现。在开花植物、蜜蜂、黄蜂、蝴蝶和螨类中发现了类单萜柠檬醛（有两种异构体，即香叶醛和橙花醛）。有几种此类化合物的常见化学名称源自于其首次被分离的植物名称，但这并不暗示着螨类的名称来源于它们所取食的植物。

一、无气门股螨类信息素和行为反应

日本京都大学 Yasumasa Kuwahara 研究小组在无气门股螨类信息素研究领域中一直处领导地位，他们开展此工作已持续了 30 年以上，在进一步了解节肢动物的化学生态学方面取得了显著成就。该研究小组研究了 10 科 60 多种无气门股螨类，鉴定出了 90 多种化合物。

（一）螨类信息素的化学性质

（1）单萜类化合物（monoterpene）：大多数化合物，如粉螨素和单个封闭环（单环）化合物，都属于单萜类（由 2 种 C_5H_8 异戊二烯合成的 C_{10} 化合物），含有开链（非周期）分子。松烯（terpene）是一组脂类物质，首次通过蒸汽蒸馏从植物中提取，也称为精油。松烯通常有较浓的芳香味，含有此类物质的螨类培养物也可能具有独特的花香或植物气味，例如，储粮中的腐食酪螨浸染物也可能散发出薄荷味道。

（2）酚类（phenols）：是羟基（—OH）与芳香环相键合组成的一类化合物，如甲酸根甘酯（rhizoglyphyl formate）和根草酸盐（rhizoglyphinates）。

（3）呋喃萜烯（furano terpene）：属于含有 5 个含氧杂环的单松烯类，如玫瑰呋喃和紫苏烯。

（4）烷类（alkanes）和烯烃（alkenes）：由饱和直链烷烃（C_{11}~C_{17}）组成，如十一烷。烯烃类是不饱和支链烷类的类似物。

（二）报警信息素

螨类受到侵扰时，会发出报警信息素（alarm pheromone），该信息素会将集聚在一起的相同种类的螨类分散开来。从无气门股螨类分离的第一种报警信息素为甲酸橙花酯（neryl formate），是从腐食酪螨中提取而来。将一张滤纸浸在螨类机体提取物戊烷溶液和分离的甲酸橙花酯的稀释液中，放置在螨类集聚中心，当信息素浓度为 10 ppm 时便具有活性。将上述观察方式扩展至其他无气门股螨类，发现河野脂螨和甜果螨对甲酸橙花酯和柠檬醛（一种橙花醛和香叶醛的混合物）高度敏感，在柠檬醛的（*Z*）和（*E*）同分异构物浓度分别在 1 ppm 和 100 ppm 时，就会产生效果；而椭圆食粉螨和粉尘螨分别仅在甲酸橙花酯浓度为 1000 ppm 和 10 000 ppm，柠檬醛浓度为 1000 ppm 时才有反应。柠檬醛存在于所有物种中，但对某些物种反应性低，表明它的功能不仅是报警信息素，可能还起着霉菌抑制剂的作用。每种上述物种的天然已烷提取的报警信息素活性代表着物种特异性的程度，但当制备的甲酸橙花酯和柠檬醛用于滤纸生物测定时，这种特异性便消失，表明了引发分散行为的信号比较复杂，或者反映了柠檬醛和（或）甲酸橙花酯的物种特异性浓度范围（比率可能不同），或者反映出存在其他未发现的干扰成分。螨类受干扰后排泄出的挥发性物质的浓度是未受干扰对照螨的 10～50 倍，且由橙花醛与香叶醛构成的柠檬醛的浓度更高，表明螨类可控制成分的相对浓度，以便产生特异性增强的化学信号。

橙花醛和甲酸橙花酯是无气门股螨类最常见的报警信息素。香叶醛罕见一些，只有唇薄口螨（*Histiostoma laboratorium*）对其表现出警报反应。其他更罕见的报警信息素包括长食酪螨（*T. longior*）中的粉螨素，该信息素在多食嗜木螨（*C. polyphyllae*）中发挥着雌性性信息素的作用；似食酪螨（*T. similis*）中的异辣薄荷烯酮（isopiperitenone）；尘食酪螨（*T. perniciosus*）中的 2,6-HMBD；瓜食酪螨（*T. neiswanderi*）中的 C_{13}、C_{14} 和 C_{15} 单烯混合物与日本托特螨（*Tortonia* sp.）的十七烷二烯。

（三）集聚信息素

当周围环境相对湿度降低时，生长在培养基中的无气门股螨类聚集成堆，发挥水分保留行为机制。从无气门股螨类中只分离了 3 种集聚信息素，第 1 种是自河野脂螨分离获得的 1,3,5,7-四甲基癸甲酸（tetramethyldecyl formate），俗称脂螨素（lardolure），也是甜果螨、椭圆嗜粉螨和腐食酪螨等螨种的集聚信息素；第 2、3 种是来自嗜木螨（*Caloglyphus* sp.）的 2-苯基乙醇（2-phenylethanol）和鸟嘌呤，这两种集聚信息素是粗脚粉螨的主要排泄产物，具有双重功能，但是在其他蛛形纲动物中，只起着集聚信息素的作用。

（四）性信息素

雄螨和雌螨分别产生雄性和雌性信息素，对异性进行刺激。2（*E*）-（4-甲基- 3-戊二烯基）-丁二醛（通用名称为 α-粉螨素），一种新型无环单萜，是从多食嗜木螨（*Caloglyphus polyphyllae*）中发现的第一种性信息素。当接触性信息素时，雄螨会停止取食，开始寻找雌螨进行交尾。未交尾过的和已交尾过的雌螨都具有粉螨素，当浓度达到 1 ppm 时雄螨会有反应。2-羟基-6-甲基-苯甲醛（2,6-HMBD）被认为是椭圆嗜粉螨和静粉螨的雌性性信息素，而它在尘食酪螨中起着报警信息素的作用。

一项更显著的无气门股螨类化学信息素研究结果是发现了一种简单的直链烷烃，即十一烷（$C_{11}H_{24}$）。尽管十一烷分子饱和，但具有高生物活性，是洛氏嗜木螨（*Caloglyphus rudriguezi*）的雌性性信息素，也是蚂蚁的性信息素和报警信息素。

其他雌性性信息素包括嗜木螨的 *R*-环氧橙花醛和玫瑰呋喃，以及多食嗜木螨的 α-粉螨素。迄今为止所分离的唯一雄性性信息素为从静粉螨分离的烷烃–烯烃混合物 C_{13}、C_{15}、C_{17}d、C_{17}e。

（五）信息素混合物和信号特异性

从体积上而言，松烯和酚类只是信息素混合物的次要成分。腐食酪螨末体侧腺分泌物的主要成分为正构烷烃（C_{13}～C_{15}），以及相应的单烯和十五碳二烯。在多种粉螨体内发现了复杂的烷烃、烯烃和二烯烃混合物，并认为末体腺体内容物的最大特征是在碳氢化合物溶剂中作为氧化松烯的稀释溶液。烃类除了作为溶剂以外，其他功能尚不清楚，尽管十一烷和 *Z,Z'*-6,9-十七烷二烯可分别作为性信息素和报警信息素，它们还具有防御、反捕食作用，判断依据为来自其他节肢动物的相似腺体碳氢化合物混合物的功能性类比。

信息素化学结构越复杂，种特异性前景越好，单化合物信息素似乎比较罕见。事实上，许多化合物本身并不能作为有效的信息素，也不能作为种间激素。增加信号的复杂性和种类特异性的方法是采用几种不同的化合物，或不同的异构体，以及改变成分比例。

采用相对较小的化合物发送特异性信号的一个理由是物种之间往往存在生态学间隔，一种螨不会接触到可能引发自身信息素反应的其他螨种的信息素。如 2,6-HMBD 作为一种雌性信息素，是由椭圆食粉螨和静粉螨释放的，但椭圆食粉螨是一种储藏物螨类，孳生于麦麸、面粉、小麦胚芽和干鱼中；而静粉螨孳生于鸟巢外、植被中和农场储存处所。

（六）生物活性的化学、立体化学和异构体要求

腐食酪螨报警信息素甲酸橙花酯是一种无环单萜。为探讨单萜的化学结构和生物学活性之间的关联性，Kuwahara 研究团队合成了 15 种化合物，主要依赖于对甲酸橙花酯结构的改进，尤其是主碳链和 C_3 位点替换；另外，他们还检测了这些化合物的报警信息素活性。研究人员发现没有必要保存单萜的结构，在浓度为 1000 ppm 时可检测到生物活性的先决条件为辛烷或壬烷碳链（12 碳链和 13 碳链无活性）上存在（*Z*）-烯丙基伯醇甲酸。C_3 位点甲基残基的替换可增加对 10～100 ppm 的敏感性，（*Z*）-2-*n*-辛烯醇碳链 C_7 位点的甲基替换可增加对 100～1000 ppm 的敏感性。天然信息素甲酸橙花酯具有这些属性。

对于某些信息素，其生物活性依赖于高度立体化学特异性。甜果螨和河野脂螨对脂螨素的人工合成立体异构体的合成混合物表现出的敏感性远远低于对天然集聚信息素的敏感性。已发现（1*R*,3*R*,5*R*,7*R*）-脂螨素是一种活性天然信息素，而其同分异构体（1*S*,3*S*,5*S*,7*S*）-脂螨素完全无活性。

（七）信息素的抗真菌活性

从各种无气门股螨类末体侧腺分离出的化合物中，有的具有抗真菌活性。在各类化合物中，无环单萜中含有抗真菌剂的比例较高，包括橙花醛、香叶醛和粉螨素，这在麦食螨、粉螨和食甜螨中较常见；表皮萜烯酯，其来自嗜木螨（*Caloglyphus* sp.）和长毛根螨（*Rhizoglyphus setosus*）。

二、末体侧腺产生和释放信息素

末体侧腺是位于末体两侧的一对腺体，体内充满液体。该腺体也被称为油腺、排泄囊、真皮腺体、侧腹部腺体和末体背腺。这些腺体一般出现在无气门股螨类（包括成螨和未成熟螨体），以及除上节缝甲螨类群（enarthronota）和古甲螨群（palaeosomata）外的其他甲螨。从卵孵化之后的所有生活史阶段中都存在此类腺体，包括休眠体。在轻微硬化的螨类中，腺体通常为褐色、黄色的半球状或袋状结构。该腺体通常由单个具有角质层内衬腔的细胞构成，由一根导管连接至一个月牙状外部开口，开口上有一个表皮瓣，可打开、关闭腺体，不同螨种的腺体开口和表皮瓣形状不同。腺体整个结构都会蜕皮，由未分化

的皮下细胞形成新腺体。腺体腔周围的皮下细胞质中含有大量的脂肪滴、糖原颗粒和粗面内质网，表明其具有分泌功能。腺体内容物中含有挥发性物质和黏性成分，似乎可通过腺体周围的肌肉收缩而间歇性地排出。

末体侧腺发现于 19 世纪。将分离获得的活腐食酪螨制成玻片标本，其无色腺体颜色会变黑。与未受干扰的螨类相比，在被干扰并排出腺体内容物的螨类中，变黑频率较低，颜色变黑的原因可能是腺体分泌了报警信息素甲酸橙花酯。腐食酪螨末体侧腺中含有次要成分柠檬醛，采用紫醛（purpald，4-氨基-3-肼基-5-巯基-1,2,4-三唑）能够将腺体染色。Purpald 是一种醛检测试剂，在碱性条件下，腺体含有柠檬醛时会表现出红紫色颜色反应。河野脂螨、甜果螨、椭圆嗜粉螨和粉尘螨末体侧腺中均含有柠檬醛等物质。

第五章 尘螨生物学

尘螨生物学的研究内容包括个体发育如卵的体积大小、生活史各期的发育时间、寿命、死亡率、繁殖力、数量和后代的性别比例等及其影响因素，如温度、湿度等。尘螨是室内最重要的变应原来源物质之一，了解其生物学、不同螨种生活史的差异、种群动态及其对环境的适应能力，有助于人们研发避免接触和控制尘螨的策略。

第一节 生 活 史

尘螨生活史包括7个阶段：卵、前幼螨、幼螨、第一若螨（前若螨）、第二若螨（移动若螨）、第三若螨（后若螨）和成螨（图 5-1）。食甜螨总科和粉螨总科没有前幼螨阶段，但是可能有第二若螨阶段，其以活动的或不活动的休眠体形式存在，麦食螨科没有第二若螨阶段。

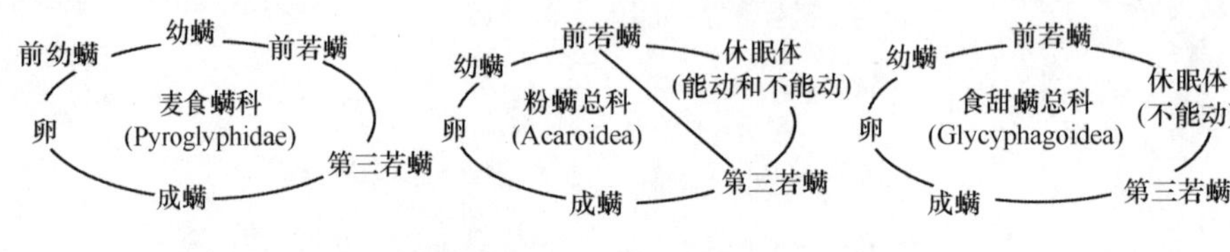

图 5-1 尘螨生活史图

一、产卵和胚胎阶段

螨卵颜色趋向于白色，长椭圆形，刚产下的螨卵表面覆盖一层薄薄的黏液。在屋尘中发现的无气门股螨类，成螨长度几乎都小于1 mm，其卵相当小，如粉尘螨的卵长为160～180 μm、宽为70～90 μm，屋尘螨的卵长约150 μm、宽约60 μm，而梅氏嗜霉螨的卵长约120 μm、宽约55 μm。

一般情况下，螨卵壳表面光滑。食酪螨属（*Tyrophagus* spp.）的卵在刚开始发育时是光滑的，随后表面出现结节状刻纹。扫描电子显微镜显示腐食酪螨卵壳表面有一系列复杂的半球形结构，基部有开口，该结构使卵表面附近保留一层湿空气以避免水分丢失。害嗜鳞螨大部分卵表面覆盖有食物碎片和残骸，可能是减少胚胎发育时期水分丢失。

根据失水、雌螨体型大小，以及螨卵数量、体积，将尘螨分为四种类型：①小型螨，其产下数量少、体型大的卵，如梅氏嗜霉螨；②中等大小螨，产下数量少、中等大小的卵，如尘螨属（*Dermatophagoides* spp.）；③大型螨，产下中等数量、中等大小的卵，如食甜螨总科（Glycyphagoidea）；④巨型螨，产下数量大、体型小于雌螨的卵，如粉螨总科（Acaroidea）。决定螨卵大小和数量的一个主要因素是雌螨体水分含量、产卵时所需的水分量及其能够给予卵的水分量。因此体型小的雌螨产出卵体积大但数量很少，产卵的次数也少，并且比大型尘螨产下小体积卵的产卵周期更长。除了水，螨卵中还含有卵黄蛋白质。

粉尘螨的胚胎在相对湿度为 75%、25℃时的发育时间为 170～180 小时，产卵后约 20 小时囊胚（blastula）发育完成。经过 36～40 小时，胚盘（blastoderm）的分化变得明显，其腹面出现胚带（germ band）和前肢芽（prosomal limb bud），背面出现外胚层（extra-embryonic ectoderm）。48 小时后，除了椭圆形的胚胎后部的外胚层部分，其他部分闭合。螯的肢芽（cheliceral limb buds）首先形成，然后是须肢，再后来是三对足。74～76 小时后，一对中间突出物（median protrusions），代表三对足的肢芽后出现。这些突出物代表末端前肢和最初的末体部分。

二、前幼螨和幼螨阶段

麦食螨科具有不完整的前幼螨阶段，其包含在卵壳内部发育的一层薄膜内，但是食甜螨总科或粉螨总科没有该阶段。胚囊形成后大约 100 小时，一对半球状带有尖端的卵齿已经在螯肢最终形成部位附近发育，表明前幼螨阶段骨化作用的完成。然后，幼螨在前幼螨外壳内发育形成。大部分麦食螨可正常产卵，其子代发育在产卵后，尽管某些卵由于不明原因未被排出，但是幼螨在体内仍然继续发育。携带卵的雌性粉尘螨、屋尘螨和梅氏嗜霉螨等，其前幼螨或幼螨在这些卵中已明显发育，表明这些螨种是卵胎生（ovoviviparous）的，也就是说在母体产卵前，子代就已经在母体内发育。曾有报道在死亡的害嗜鳞螨雌螨体内有幼螨发育。

三对足的幼螨在卵内有一个特征性姿势，其前两对足在前侧折叠，指向后面的一对足，第三对足指向前面的两对足。卵齿（egg teeth）将卵壳纵向分开，幼螨出来，留下前幼螨外壳和卵齿留在卵壳内。

三、若 螨 阶 段

（一）第一若螨

第一若螨，又称前若螨（protonymph），是无气门股所有螨类生活史的必经阶段，有四对足和一对生殖乳突。在人工培养的粉尘螨和屋尘螨中，发现不动的（静息的）第一若螨，表明种群密度高的尘螨具有一个兼性阶段，该阶段可能与食甜螨科休眠体具有相似的功能。

（二）休眠体

无气门股螨类第二若螨，即休眠体（hypopus），是一个特殊的阶段，螨类高度变形以适应不利的生存条件。麦食螨科（Pyroglyphidae）、疥螨科（Sarcoptidae，疥螨属-疥疮螨）和痒螨科（Psoroptidae，痒螨属-兽疥癣螨）没有休眠体阶段，其第一若螨蜕皮直接发育为第三若螨（图 5-1）。在粉螨总科和食甜螨总科中，第一若螨可能会直接蜕变为第三若螨，也可能会经历休眠体阶段。休眠体有两种类型，即活动休眠体（motile hypopus），其利用昆虫进行传播；不活动休眠体（inert hypopus），其仅是一种生存状态，很轻，能够飘浮于空气中进行传播（图 5-2）。

粉螨科的粗脚粉螨（*Acarus siro*）有一个兼性的活动休眠体，该阶段通过肛吸盘附着于大的节肢动物（图 5-2），借助昆虫传播，这个过程称为携播。因此活动的休眠体偶尔也被称为携播休眠体（phoretomorphs）。粗脚粉螨很少形成活动的休眠体，在环境不利的条件下休眠体的发生频率和丰度均会增加，存在非休眠体形式。静粉螨（*A. immobilis*）和薄粉螨（*A. gracilis*）都存在不活动的休眠体，看起来像是活动休眠体的简化形式，没有肛吸盘板，在腿部和全身的刚毛较少。食酪螨属仅有一个螨种记录过休眠体。

在食甜螨总科，家食甜螨和害嗜鳞螨只有不活动的休眠体，它们附着于第一若螨的角质层内，与粉螨属（*Acarus* spp.）螨类不同。在嗜鳞螨属（*Lepidoglyphus* spp.）和食甜螨属（*Glycyphagus* spp.）中，包裹休眠体的第一若螨角质层有棋盘格形的微刻纹，与正常的第一若螨角质层表皮颇为不同（图 5-2）。第三若螨能够在不活动的休眠体内发育，也可直接在第一若螨内蜕变。休眠体具有高度退化的无功能性口器，并且肠道表现出不同程度的退化。在不活动的休眠体内，内部器官退化为一团无差别的细胞和组织，只有神经系统仍完整保留。已有文献记述了害嗜鳞螨和家食甜螨第一若螨角质层内休眠体蜕皮和包囊作用的过程，但尚无文献报道无爪螨属（*Blomia* spp.）、嗜渣螨属（*Chortoglyphus* spp.）和脊足螨属（*Gohieria*）存在休眠体。

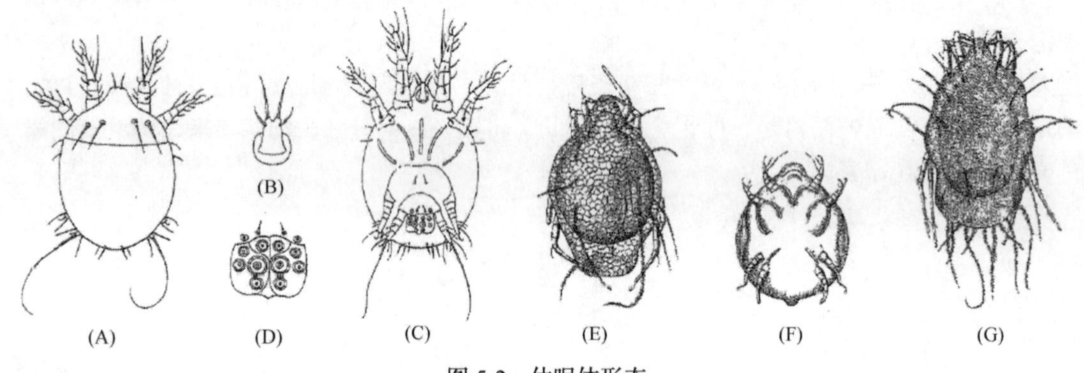

图 5-2　休眠体形态

（A）～（D）源自小粗脚粉螨（*Acarus farris*）活动的休眠体；（A）背面；（B）退化的颚体；（C）腹面；（D）肛吸盘板；（E）～（G）为食甜螨静止的休眠体；（E）害鳞嗜螨（*Lepidoglyphus destructor*）棋盘格状的第一若螨角质层；（F）静止的休眠体，体内有第三若螨在发育；（G）家食甜螨（*Glycyphagus domesticus*）纹状的角质层

在 19 世纪，休眠体阶段的存在曾经引起蜱螨学家们的热议，多数人认为休眠体是以前未知分类的成螨，也有人认为休眠体是食酪螨若螨在不利环境下生存和传播的异型形式。这种假说似乎正确，但并不是全部情况，因为休眠体存在的形式不止一种。但是不管外界环境有利与否，嗜木螨属第一若螨蜕皮后都会变为休眠体，借助肛吸盘附着在昆虫上进行传播。然而，并不是所有的第一若螨都会变成休眠体，一些蜕皮后会直接形成第三若螨。休眠体在形态学上有三种不同的形式，第一种为后吸盘板附着于昆虫传播的休眠体；第二种为是通过二裂片的身体后部结构黏附在哺乳动物的毛发上（但是没有吸盘）；第三

种是某些食甜螨退化的静止形式。食甜螨科休眠体的进化意义是该休眠体能够度过极端且持久干燥的条件，并能够传播到新的生境。

（三）第三若螨

第三若螨（tritonymph）是无气门股螨类生活史中必需的阶段，有四对足和两对生殖乳突，而第一若螨只有一对生殖乳突。第三若螨足部和身体上有更多的刚毛。在麦食螨第三若螨蜕皮前，其能够通过第三若螨的角质层观察到成螨的角质层。雄性成螨“守候”不活动的第三若螨，直至后者全部成为雌螨，雄螨等待雌螨蜕皮后与其交配。

四、成　　螨

麦食螨、粉螨和食甜螨的雌螨大于其对应的雄螨，并且寿命更长。

（一）性别比率

麦食螨、粉螨和食甜螨均为专性有性生殖。麦食螨性别比率约为 1∶1，但是某些螨种可能会不同。平均 61%的害嗜鳞螨成螨是雌螨（范围是 14%～92%），平均 56%的家食甜螨成螨是雌螨（范围是 20%～71%）。

（二）雄螨多态性

尘螨属（Dermatophagoides）、休尘螨属（Hughesiella）和椋尘螨属（Sturnophagoides）三属的某些螨种具有雄螨多态性（male mite polymorphism）。异型雄螨第 1 或第 3 对足膨大，对伯氏嗜木螨和罗宾根螨雄螨多态性的研究显示其具有适应环境的作用，其增厚的第 3 对足可通过穿透角质层的方式攻击和杀死其他种类同型或异型的雄螨。这些“好斗的”雄螨似乎是为了降低种群密度而存在，因为在这种环境下，似乎很难找到配偶。食物资源匮乏抑制了此两种螨同时出现。这种特征在伯氏嗜木螨似乎并不遗传给后代，但是罗宾根螨很有可能由亲代遗传给子代。在种群密度低时，伯氏嗜木螨好斗的亲代很可能会繁殖，主要是因为它们能够杀死其他雄螨并垄断雌螨。但是在种群密度高时，非好斗的雄螨似乎能够得以繁殖，因为好斗者似乎比非好斗者更容易被其他雄螨杀死。雄螨表型好斗，似乎是为了获得更好的机会去消灭对手（而不是被杀死），从而增加交配成功率，使得螨种得以延续。

（三）精子竞争

粉尘螨雄螨可与不同雌螨交配 4 次或 5 次，表明尘螨存在某种形式的精子竞争（sperm competition）。精子经过转移后停留在雌螨受精囊内直到卵细胞需要受精时。目前，尚不清楚麦食螨雄螨是否会移除受精囊内前一个雄螨留下的精子。但是在伯氏嗜木螨中，最后一个与雌螨交配的雄螨精子与卵细胞结合的概率是 86%，也就是说它可以取代前一个雄螨的精子。罗宾根螨雄螨精子大小不同，其体积大者比体积小者更容易繁殖成功，繁殖成功率与每次射精精子的数目、交配持续时间和雄性螨身体大小无关。

第二节 种群统计学

尘螨种群数量在一段时间内就会成倍增长。一只雌粉尘螨在一个月内可产下 30 个或更多的卵，并且其中的 80%能够发育为成螨。假设性别比是 1∶1，那么活螨中的一半是雌螨，第 1 个月末将会有 12 只新的雌螨（计算方法是 80%×30÷2），每只雌螨都能繁殖出 12 只雌螨，第 2 个月末就会有 144 只雌螨，第 3 个月末雌螨数量是 1728 只，第 6 个月末雌螨数量是 3 580 000 只。如果采用某种方法杀死 90%的 1 月龄尘螨，那么只剩下 1 只雌螨，6 个月后尘螨种群数量将是 360 000 只，下个月底将会繁殖出 1 720 000 只尘螨。尽管控制尘螨的方法刚开始是有效的，但是在实际中往往以失败告终，这是因为没有考虑到尘螨种群的繁殖能力。实际上，尘螨会自然死亡，其寿命只有 6 周左右，所以上述计算方法过于简单。在自然条件下，一只雌螨不可能在如此短的时间内繁殖出数量如此庞大的后代，而且尘螨种群数也不可能持续地成倍增长。但是，我们可以从这个例子理解尘螨控制和种群数量间的关系，这对于成功控制尘螨很重要。迄今为止，大多数研究人员在尘螨控制方面都没有考虑到种群动态，没有考虑到尘螨控制将会对其出生率和死亡率产生巨大的影响，这两者是最基本的种群参数。尘螨种群密度的季节消长，接触尘螨变应原患变态反性疾病的人数也随之变化。因此，尘螨种群的动态变化直接影响着变应原的接触人数、流行病学和临床治疗。

因为尘螨具有重叠世代（overlapping generation）的简单生活史，通过尘螨生活史阶段中独特的形态学特征可以估算螨龄，尘螨容易饲养而且种群数量增长迅速。许多经典的种群统计学方法都可用于尘螨研究。大多数著作将 8 种常见螨种划分为三大类，即麦食螨科的粉尘螨、屋尘螨和梅氏嗜霉螨，食甜螨科的害嗜鳞螨、家食甜螨和热带无爪螨，以及粉螨科的粗脚粉螨和腐食酪螨。比较这些螨种的种群统计学，有助于我们更好地理解它们的生活史、分布、数量等。

种群规模的变化是由许多变量相互作用引起的，但是引起种群变化的基本参数都与尘螨个体数量增加和减少之间的平衡有关，前者如新生或者迁移过来，后者如尘螨死亡或者迁移出去。对于尘螨而言，其出生率、死亡率等研究资料均来源于实验室人工培养，但是绝大多数研究只考察了温度和湿度这两个变量。也有些研究考察了不同食物对尘螨种群数量的影响。

由于生境温度、湿度和食性范围比较大，难以测定尘螨生活史参数。但是实验室人工培养方法可以精确测量或计算这些参数值，因为研究人员可以控制尘螨人工培养的所有参数条件，比如恒定的温度和湿度。当然，在天然环境中，温度和湿度不是恒定的，而是昼夜变化的，并具有季节性和空间性。对于储藏物螨类，仓库和粮库的温度和湿度相对恒定，研究结果更具有实用性。许多关于尘螨种群参数的实验室研究，是为了获得物质储存所需要的物理条件，从而抑制储藏物中螨类种群数量的增加，因为人工调节温度是一种直接控制螨类种群数量的有效方法。

种群具有个体所不具备的各种群体特征，种群统计学（demography）就是对种群的出生、死亡、迁移、性别比例、年龄结构等进行统计学研究。在任何给定的时间下，一个种群的规模（X）可以表达为 $X=(I+B)-(E+D)$。其中 B 指的是活螨总数，I 指的是个体迁移到该种群的总数，D 指的是死亡的总数，E 指的是从该种群迁移出去的个体总数。

一个家庭与另一个家庭在空间上是相互独立的，因此尘螨种群在地理位置上相互隔离，一个家庭和另一个家庭的尘螨种群数量很少有关系。尽管如此，有两种情况例外，一是鸟巢中野生尘螨的存在；二是衣服携带尘螨。众所周知，尘螨可以栖息于鸟巢中，例如，燕子、褐雨燕、岩燕、麻雀和鸽子的巢穴，甚至有学者认为人类居室尘螨最初来源于此类巢穴；鸟类在阁楼或者屋檐下筑巢，为尘螨的迁移提供了途径。有证据表明到家里做客的人，其衣服可以携带、传播尘螨，从而引起尘螨种群密度的变化。每件毛衫、运动衫和裤子的尘螨数量在 800～4000 只。但是，迄今仍然没有办法对尘螨迁移的方向和数量进行定量研究，所以尘螨种群动态的基础研究，主要集中在对出生率和死亡率的分析和量化，而对迁移方面的研究甚少。

一、死亡率和生命表

死亡率可分为最低死亡率和生态死亡率，前者是种群在最适生境下个体由于老年而死亡，即都活到了生理寿命；后者是指特定环境下的实际死亡率，即多数或部分个体死于捕食、疾病、不利生境等因素。

在种群统计意义上，死亡率是单位时间里同期种群中一组生物体死亡的速率（表 5-1）。在年轻个体或者年老个体中的死亡率可能是最高的，或者在整个生命周期中死亡率是恒定的。表 5-2 是体积较小的梅氏嗜霉螨和体积较大的腐食酪螨的生命表（life table），并且列出了水分丢失与雌螨母体大小之间的关系，用来比较温度和湿度组合处于或接近种群增长的最佳条件。

表 5-1 部分螨类在最佳温度和湿度时的生活史基本参数

		最佳温度（℃）	最佳相对湿度 RH（%）	卵持续时间（天）	未成熟时间（天）	成年雌螨（天）	产卵前期（天）	卵期（天）	平均产卵量（卵数量）	卵/雌螨（天）	卵死亡率（%）	总幼螨死亡率（%）
麦食螨科	粉尘螨	27	75	7.1	15.8	24.2	ND	19.8	50	2.5	14	ND
	屋尘螨	23	75	8.1	25.9	31.2	4.3	23.3	68	2.8	14	ND
	梅氏嗜霉螨	25	75	5.0	21.0	19.0	3.1	13.8	15	1.1	17	61
食甜螨总科	家食甜螨	25	85	4.4	17.4	12.6	3.1	9.2	26	2.8	68	68
	害嗜鳞螨	25	85	4.1	12.2	17.5	3.2	28.8	141	4.9	49	69
	热带无爪螨	25	75	5.7	14.0	57.5	2.8	16.5	28	1.7	19	40
粉螨总科	粗脚粉螨	25	90	4.3	4.6	25.5	1.1	18.3	315	17.2	14	ND
	腐食酪螨	25	90	3.8	5.6	40.0	1.6	21.5	502	24.0	1	5

表 5-2 梅氏嗜霉螨（温度 25℃、75%RH）和腐食酪螨（温度 25°C、90%RH）的生命表

	A	B	C	D	E	F	G	H	I	J	K
		持续天数（天）（n）	螨龄间期（天）（x 至 $x+n$）	活螨数量（只）（N_x）	存活比例（l_x）	存活周期（p_x）	周期死亡率（q_x）	死亡频率（d_x）	在螨龄间期中存活天数的比例（L_x）	超出螨龄 x 的总存活天数（T_x）	预期寿命（天）（e_x）
梅	卵	5	0～5	85	1.000	0.753	0.247	0.247	4.382	18.587	18.587
氏	幼螨	7	5～12	64	0.753	0.688	0.313	0.235	4.447	14.205	18.866
嗜	第一若螨	6	12～18	44	0.518	0.795	0.205	0.106	2.788	9.758	18.850
霉	第三若螨	8	18～26	35	0.412	0.743	0.257	0.106	2.871	6.969	16.926
螨	生殖前期	3	26～29	26	0.306	0.923	0.077	0.024	0.882	4.099	13.400
	生殖期	14	29～43	24	0.282	0.549	0.451	0.127	3.061	3.216	11.392
	生殖后期	2	43～45	13	0.155	0.000	1.000	0.155	0.155	0.155	1.000
	最终数值	45			0.000			1.000	18.587		
腐	卵	6	0～6	200	1.000	0.670	0.330	0.330	5.010	10.900	10.900
食	幼螨	3	6～9	134	0.670	0.843	0.157	0.105	1.853	5.890	8.791
酪	第一若螨	2	9～11	113	0.565	1.000	0.000	0.000	1.130	4.038	7.146
螨	第三若螨	2	11～13	113	0.565	0.903	0.097	0.055	1.075	2.908	5.146
	生殖前期	2	13～15	102	0.510	0.108	0.892	0.455	0.565	1.833	3.593
	生殖期	24	15～39	11	0.055	0.818	0.182	0.010	1.200	1.268	23.045
	生殖后期	3	39～42	9	0.045	0.000	1.000	0.045	0.068	0.068	1.500
	最终数值	42			0			1.000	10.900		

A 栏表示的是生活史某阶段；n 表示的是每个阶段的平均持续时间（B 栏），以天数表示；x 表示的是每个阶段的螨龄间隔（C 栏），如梅氏嗜霉螨的幼螨持续 7 天，幼螨开始的时间是 x=5 天，结束的时间是 $x+n$=12 天；N_x 表示的是在螨龄 x 时的存活数量（D 栏），为每个螨龄间隔的开始，基于同期种群的大小；l_x 表示的是在螨龄 x 时同期种群中仍然存活螨虫的比例（E 栏）；单元格 D4 除以 D2 =44 ÷ 85=0.518（单元格 E4）：$l_x = N_x \div N_0$。

p_x 表示的是在螨龄 x 时，同期种群中仍然存活并且经周期 $x+n$ 仍然存活者的比例（F 栏）；E4 ÷ E3=F3=0.688：

$$p_x = \frac{l_{x+n}}{l_x}$$

q_x 表示的是在 x 至 $x+n$ 时间周期内的平均死亡率（G 栏）；1–F4=0.205（G4）：

$$q_x = 1 - \frac{l_{x+n}}{l_x}$$

d_x 表示的是在 x 至 $x+n$ 时间周期内最初的同期种群的死亡比例（H 栏）；E4–E5=0.106（H4）：

$$d_x = l_x - l_{x+n}$$

Lx 表示的是在 x 至 $x+n$ 时间周期内平均的存活率（I 栏），假定死亡发生在这段时间的中间点：

$$\mathrm{B4} \times \left(\mathrm{E4} - \frac{1}{2} \times \mathrm{H4}\right) = 2.788\,(\mathrm{I4})$$

$$L_x = \frac{1}{2}(l_x + l_{x+n})$$

T_x表示的是超过年龄 x 仍然存活的螨虫的总数（J 栏）；I4+I5+I6+I7+I8=9.758（J4）和 I5+I6+I7+I8=6.969（J5）：

$$T_x = \sum_{y=x}^{\omega} L_x$$

e_x 表示的是一个年龄为 x 的个体其额外存活天数的期望值（K 栏）；J4 ÷ E5=23.682（K4）：

$$e_x = \frac{1}{2} + \frac{l_{x+1} + l_{x+2} \cdots + l_{\omega}}{l_x}$$

梅氏嗜霉螨和腐食酪螨均在未成熟前有最高的死亡率（图 5-3），所有梅氏嗜霉螨的幼螨中仅有三分之一活到成螨，而腐食酪螨有一半能活到成螨。但是，腐食酪螨雌螨在繁殖期间死亡率达到 80%，梅氏嗜霉螨的雌螨在繁殖期间死亡率只有 50%。腐食酪螨在卵和幼螨阶段死亡率最高，但梅氏嗜霉螨在幼螨或者若螨阶段死亡率最高。

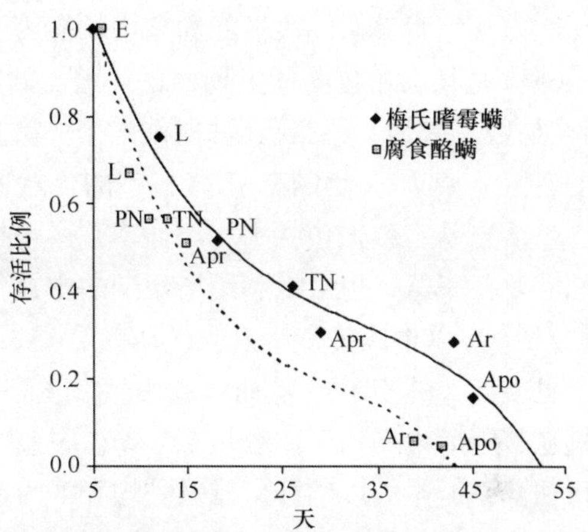

图 5-3　梅氏嗜霉螨（温度 25℃、湿度 75% RH）和腐食酪螨（温度 25℃、湿度 90% RH）的生长曲线

E：卵，L：幼螨，PN：第一若螨，TN：第三若螨，Apr：繁殖期前的成螨，Ar：处于繁殖期的成螨 Apo 表示繁殖期后期的成螨

二、出生率、净繁殖率和世代时间

出生率（natality，fertility，birth rate），指单个雌螨单位时间内产下的卵数。根据生命表中显示的出生率数据，形成一个生命周期和生育率表，可以推导出死亡率和出生率之间的平衡，仅仅需要包括繁殖期。相关的统计指标是 m_x，表示存活的成年雌螨每个每天在 x 时间内产生的螨卵数量。假定性别比例是 1∶1，那么 m_x 是每个雌螨每天产卵数的一半。m_x 乘以 l_x 是同期种群雌性后代的总数量，这就是净繁殖率 R_0，表示每代的增殖速率（multiplication rate），即尘螨亲代出生时间和子代出生时间的间隔。

三、自然增长的固有速率和有限速率

计算增长的固有速率（the intrinsic rate of increase，r），需要知道尘螨未成熟阶段的持续时间及其存活时间，理论上还需要知道雌螨成螨的生命表和生育率表。依据粗脚粉螨的成螨寿命和特定螨龄生育率的经验测算方法，每 2 天进行一次观察，一直观察到第 5 周。利用种群年龄分布（螨龄结构），计算特定螨龄的死亡率（l_x）和特定螨龄的生育率（m_x），因为不同螨龄的种群存活率和出生率差别很大。例如，所有雌螨在产卵开始的前两天，所产卵数是 l_xm_x 总数的三分之一，但是在生殖期的最后 2 天所产的卵数是 l_xm_x 总数的十分之一。如果一个种群有着稳定的死亡率和出生率时间表，该种群将接近一个稳定的年龄分布，增殖率可以根据下面的公式计算：$dN/dt = rN$，或者 $N_t = N_0 e^{rt}$。其中，N_0 表示的是在起始阶段的个体数量，N_t 表示的是 t 时刻的个体数量，r 表示增长的固有速率。

自然增长的固有速率（intrinsic rate of natural increase）用于描述螨龄分布稳定的种群在死亡率和生育率时间表下的固有增长能力。自然增长的有限速率（the finite rate of natural increase）是指在单位时间里种群每代增加的数量。在一个指数增长的种群里，如果在时间 t 时个体数量是 N_t，那么在 t+1 时间的个体数量是 $N_{t+1}/N_t = e^r$ 和 $\text{antilog}_e r = \lambda$。所以，自然增长的有限速率（$\lambda$）是固有速率（$r$）的自然逆对数。

生活史基本数据包括平均产卵率、增殖持续时间、雌性成螨的寿命、卵和幼螨的发育时间和死亡率等，也可以利用增殖期的中点估算各种螨类平均传代时间（mean generation time，T）。以梅氏嗜霉螨为例，其在温度 25℃、湿度 75% RH 条件下的传代时间 T 是 36 天，见表 5-2 的 C 栏。然而，利用生命表和生育率表估算出来的传代时间是 33 天，单个雌螨在繁殖期内平均产卵数是 $7.3 \times m_x$。从基本生活史数据很难对雌螨繁殖期的存活率（l_x）进行估算，但是可以估算出雌螨平均存活时间是 45 天，而且幼螨死亡率是 59%，幼螨和虫卵的发育时间是 26 天，所以如果在第 26 天时同期种群的存活率是 0.41，第 45 天时存活率是 0，那么在第 36 天（增殖期的中点）时，粗略估计每日的死亡率是 $0.41 \div 45 = 0.009$。从第 26 天到繁殖期中点的时间间隔是 10 天，所以该阶段的死亡率是 $0.009 \times 10 = 0.09$，那么到增殖期中点的死亡率是 $0.41 - 0.09 = 0.32$，因此 $l_x m_x$ 的数值是 $0.32 \times 7.3 \approx 2.34$。

四、种群的螨龄结构

尘螨种群是由不同比例的卵、幼螨、第一若螨、第三若螨、成年雄螨和雌螨构成。种群的螨龄结构是指在一个种群范围内，各龄期个体所占的比例。对于尘螨和其他的节肢动物，其种群的“生活史各阶段结构”（stage structure）比年龄结构（age structure）更加有用，因为生活史不同阶段具有不同的形态学特征，相对来说更加容易计算。阶段结构指的是生活史每个阶段的相对数量。

如果生活史不同阶段所占的比例随着时间大幅度波动，那么该种群的螨龄结构是不稳定的。换句话说，不稳定的种群结构特征是个体迅速迁移或数量迅速下降，或在该种群发生某些事件导致种群增长中断。稳定的种群结构特征是影响其出生、死亡、迁入和迁出的环境因素相对稳定。生活史每个阶段死亡的风险是不同的，即使是生活史同一阶段，不同螨种的死亡风险也不相同。

第三节　生活史特征对种群统计学参数的影响

生活史包含生殖前期和生殖期，这两个时期的持续时间长短对种群健康发展有较大影响，因为幼螨和成螨的个体压力和权衡不同。比如，在整个生活史中，未成熟螨类死亡率最高，其比成螨更易丢失水分。直观来讲，在生活史早期性成熟应该有更多的好处，幼螨持续的时间越短意味着死亡率可能越低，性成熟的可能性越高，从而有可能成功繁殖。较早成熟的个体很快会有更多的后代。但是，成熟早的可能是比成熟晚的体积要小，体积小者交配成功率会较低，会产生更少的后代，或者说它们后代的存活机会可能更小。

事实上，成熟时的螨龄和幼螨死亡率之间的关系并不是这样简单明了。尽管粉尘螨和屋尘螨越早成熟，其死亡率越低。但是，腐食酪螨成熟得越早，其死亡率越高。对于食甜螨科家食甜螨和害嗜鳞螨，其成熟时间与死亡率之间根本没有关系：无论成熟时的螨龄是多少，幼螨平均死亡率普遍较高（65%～80%）。粉螨科和食甜螨科幼螨和卵死亡率与发育时间之间的负相关或没有联系对野外孳生螨种具有重要意义。野外湿度变化大，螨类不得不忍受更长时间的寒冷。一般来讲，温度越低，发育时间越长。

与死亡率相关的是发育时间和繁殖力之间的关系，其与上述死亡率的各种关系正好相反，如腐食酪螨的发育时间和繁殖力没有任何关系，而家食甜螨和害嗜鳞螨的发育时间和繁殖力呈显著的负相关，成熟早的螨虫比成熟晚的螨虫有更高的繁殖力，在两种麦食螨中也存在这样的关系。

大部分无气门股幼螨非常安静，等待蜕皮，螨卵阶段、幼螨的蜕皮前阶段和两个若螨阶段也是如此。在任何温度和湿度下，生活史持续静止对种群动力学有一些影响，部分原因是尘螨在静止时死亡风险低于活动时，因为主要的捕食者肉食螨是埋伏的攻击者，其保持静止并攻击活动的螨类。成螨保持静止也是行为和生理学的一种适应行为，能够防止水分丢失，从而使其在干燥条件中存活。图 5-4 给出了粉尘螨在 21℃和 32℃的生活史各

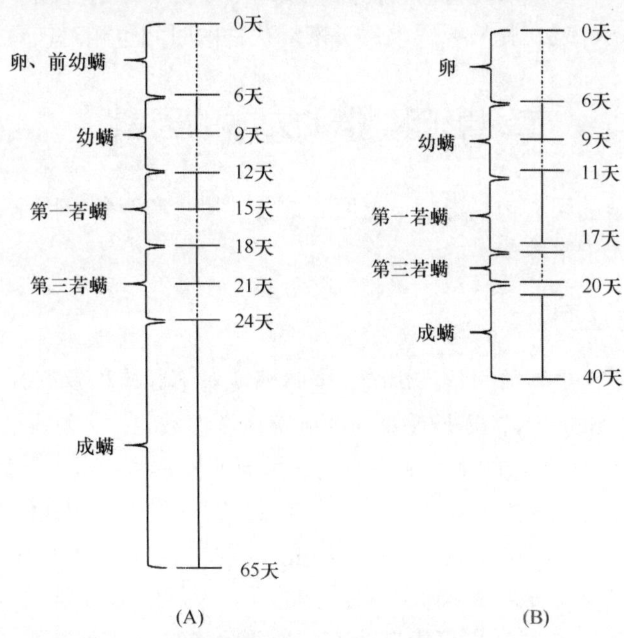

图 5-4　雌性粉尘螨在不同温度和 75%相对湿度时生命周期的持续时间，显示的是活动阶段（实线）和不活动阶段（虚线）所占的比例

（A）21℃时的平均持续时间；不活动阶段=6+3+3+3=15 天；（B）32℃时的平均持续时间；不活动阶段=6+2+1+1=10 天

阶段的平均时间。不管温度是多少，生活史四分之一时间是在安静状态下度过的，但是在 32℃时的安静时间约为 21℃时的三分之一。根据安静状态的时间，采用“加热逃跑法”计数活动的螨类，可以估算种群密度。但如果大部分螨类保持安静状态，那么诱捕效率会变低，并且估算种群大小可能会有偏差。

成螨发育时间与培养温度之间的关系与产卵水分丢失遵循一定的规律，雌螨体型大者（粉螨总科和食甜螨总科）发育得最快，雌螨体型小者（麦食螨科）发育得最慢。成年雌螨大小和种群倍增的时间在同等温度和湿度下呈现相反的指数关系，即最大的螨类有最短的倍增时间，最小的螨类有最长的倍增时间，大小适中螨类的倍增时间在二者之间。雌螨大小和有限增殖率之间的正向关系是大型螨类增殖速度快。这个模式对于繁殖力和发育时间（见表 5-2）和产卵水分丢失是一样的。

一、不同螨种的生活史特征

总体来说，螨类体型大者比体型小者产卵更多，发育得更快，可能与水分丢失受限制有关。对于粉螨属（*Acarus*）、食甜螨属（*Glycyphagus*）和嗜鳞螨属（*Lepidoglyphus*），当湿度降低到干燥条件，或者当食物来源匮乏时，这些螨能够产生一个继续存活和分散阶段，即休眠体阶段。尽管食甜螨属产生的休眠体很少，但是其产卵数量高达 100～700 个，利于其种族延续，所以腐食酪螨不需要产生休眠体。这些卵比借助空气传播的食甜螨属螨类休眠体还要小。在麦食螨科中，粉尘螨不产生休眠体，但是处于静息状态的第一若螨能够耐受低湿度。此外，麦食螨比粉螨、食甜螨成螨寿命更长，由于成螨能够更好地抵抗低湿度。当接触有利条件时，其从干燥条件下恢复正常的时间也相对较短。

二、影响种群动力学的因素

影响种群动力学的因素包括温度、湿度、饮食、捕食和竞争等因素，大部分数据来源于恒温恒湿条件下人工培养螨类。

（一）温度和湿度

温度和湿度对生活史各阶段均有影响，但是温度对不同螨种发育时间的影响不同。适宜度指数（index of suitability，I）是重要的种群统计学参数之一，公式是：$I=NV/(L+T)$。其中，N 是产卵数量，V 是卵的生存能力（意思是与卵死亡率相反），L 是产卵持续时间，T 是虫卵阶段持续时间。该指数与产卵和孵化都有关，提供了产卵性能与存活之间的一个实用比较，并被用来测定粗脚粉螨在 27 种温度和湿度组合条件下发育完全的身体极限。适宜度指数（I）不需要未成熟螨和成熟螨具体的死亡率和寿命数据。

在温度 15～40℃、相对湿度仅为 75%和相对湿度 50%～95%、温度仅 25℃的条件下检测麦食螨科种群动力学参数。结果显示：对于粉尘螨，最佳湿度为 75%，温度为 22℃，而屋尘螨稍高，最佳湿度为 80%，温度为 25℃。因为该指数 I 不考虑死亡率数据，所以它倾向于能更好地预测种群不生长的条件，或是生长较慢的条件，而不是生长最优的条件。

表 5-3 列举了一些螨种生存的最佳温度和湿度，最高的 I 值对应的温度和湿度组合，以及有限增长速率（λ）和倍增时间（T_d）。预测害嗜鳞螨、粗脚粉螨和麦食螨种群增长迅速，但是家食甜螨或腐食酪螨生长并不迅速。害嗜鳞螨固有的增长能力可能代表了大多数种群动力学参数受温度和湿度的影响。

在相对湿度 60%～80%时研究梅氏嗜霉螨存活比例（l_x），结果显示其死亡率随着湿度变大而下降，尤其是对于未成熟螨虫，在相对湿度为 80%时，其死亡率几乎是恒定的，但是低湿度能够延长成螨寿命。本质上，因为冷血动物生理学反应的热力学，温度是种群生长的主要促进因素。温度低时，种群生长缓慢，即使是湿度达到最佳。但是在最佳温度时，湿度是种群生长的限制因素，尤其是当一种动物在繁殖时为了平衡身体水分不得不消耗能量。

表 5-3 基于不同生活史参数的尘螨种群生长的最佳温度和湿度

螨种	温度 T（℃）	相对湿度 RH（%）	适宜度指数（index of suitability，I）	有限增长速率（finite ratio of increase，λ）	倍增时间（doubling time，T_d）
麦食螨科					
梅氏嗜霉螨	25	75	0.6	1.026	39.2
粉尘螨	26.5	75	1.7	1.051	21.6
屋尘螨	25	75	2.1	1.041	24.3
食甜螨总科					
家食甜螨	25	85	0.6	1.123	8.1
害嗜鳞螨	25	85	2.2	1.134	7.5
粉螨总科					
粗脚粉螨	28	85	13.6	1.2	5.1
腐食酪螨	30	90	10.4	1.9	1.1

在给定温度的条件下，湿度波动具有延长发育时间的效果。若暴露在相对湿度 75%的条件下 4 小时和相对湿度 35%的条件下 20 小时，粉尘螨生活史每个阶段均延长，成螨和若螨阶段的时间翻倍或变为 3 倍，而螨卵阶段受影响最小。即使大多数时间湿度不是最佳条件，粉尘螨仍然能够完成其生活史，只是时间较长。部分脱水的屋尘螨能够在每天仅提供 90 分钟的湿润条件下重新补充水分并存活。当螨虫大部分时间处在脱水条件时仍会产卵，尽管其繁殖力会大大降低。

尘螨种群似乎能够在凉爽、干燥的条件下存活较长时间，有短暂补充水分的缓解时间，尽管屋尘螨在恒定湿度为 44%、温度为 16℃时能够存活两个半月，表明屋尘螨能够在活动状态下过冬，当条件变得更适宜时该种群重新开始生长。与屋尘螨相反，粉尘螨以安静的前若螨状态过冬。

在实验室人工培养环境中，粉尘螨在 25℃、相对湿度 60%的条件下能够以最快的速度生长达到最大密度。在 25℃，相对湿度 57%时，指数增长阶段的种群生长相似，但是密度会降低些，会有较大频率的波动，在相对湿度 75%时种群密度最低。在 30℃，相对湿度为 57%和 60%时，种群密度波动水平显著低于其在 25℃条件时。在含有培养基 50g 的圆锥形瓶中，尘螨的数量达到成千上万。人工培养的尘螨在开始阶段呈指数增长，随后是一段无序的波动时期，尽管有基础均值并且保持平衡，经 8～10 周即能达到稳定平衡状态。

（二）饮食

与仅仅摄食屋尘比较，摄食室内灰尘和冷冻干燥人精液的屋尘螨雌螨能够产下双倍数量的卵。在性生活活跃的人的床垫上总是有干燥的精液，其中含有大量的蛋白质、糖、磷脂和核酸，从而成为尘螨高质量的食物来源。实验室人工培养尘螨大部分使用的是高质量的富含脂质、碳水化合物、蛋白质和维生素的饮食，如酵母、干鱼粉、牛肝粉、干燥的牛奶和麦麸等。尽管采用动物皮屑培养尘螨获得了成功，但是仍无文献报道麦食螨不同种类在高质量培养基中，甚至于接近天然的培养基中种群生长的区别。

屋尘螨种群生长随着室内灰尘蛋白质含量的升高而升高，蛋白含量最低是 11%。皮屑中含有 6%的脂肪，最适宜于粉尘螨种群生长。而且，床垫尘蛋白质含量很高是因为含角蛋白的皮肤鳞屑的比例较高。在一定的温度和湿度下，采用床垫尘做培养基比采用蛋白质含量少的地毯尘做培养基更利于尘螨生长，其种群生长密度更高。然而，室内灰尘不可能含有相同的营养物质，即使在同一个房间里也会因空间不同而具有差异。现在倾向于认为食物并不是尘螨自然条件下生长的限制因素。通常来说，自然条件下食物资源丰富，足以维持尘螨生长。

实验室人工培养粉尘螨和屋尘螨 8 周，喂食酵母和鱼饲料者种群生长率最高，只喂食鱼饲料的生长率次之，而只喂食酵母的生长率最低。以酵母和干燥的鱼饲料为基础，添加不同含量和类型的脂肪和蛋白质，观察粉尘螨种群生长率，含有油或猪油形式的脂类物质 5%，或者是以豆粉或卵白蛋白形式添加蛋白质，其种群生长率将达到最高。

（三）捕食

肉食螨是尘螨的捕食者，被用于控制商业楼宇中孳生的储藏物螨类。除了与分布和丰度有关的一般统计信息外，几乎没有文献报道在自然条件下肉食螨对尘螨种群数量的调节作用。根据世界各地的报道，肉食螨在 124 个国家或地区孳生。与其他尘螨主要种类相比，肉食螨的丰度较低，是捕食者和猎物之间丰度的典型比率。肉食螨在任何地区或国家的检出率均低于 20%。所以，在世界上大部分地方的大多数家庭里，捕食螨对尘螨种群数量几乎没有调节效果。

（四）竞争

在北美和欧洲的家庭中，粉尘螨和屋尘螨常孳生在一起，有时是粉尘螨和梅氏嗜霉螨或与其他螨种孳生在一起。当多个螨种孳生于同一场所时，人们就会统计优势螨种，这个现象被归因于微气候的不同。

在开始培养时，屋尘螨和粉尘螨数量相同，3 个月以后，粉尘螨总是会成为优势螨种，尽管屋尘螨种群生长最快。这是因为两种尘螨生活史参数略微不同，如粉尘螨雌螨寿命长些，或者是因为 3 个月时间对于屋尘螨而言难以生长成为优势螨种，或者是因为粉尘螨能够以某种方式超过屋尘螨。当梅氏嗜霉螨被加入培养时，屋尘螨和粉尘螨均比单一种类培养生长速度更慢，表明梅氏嗜霉螨对两者的生长有抑制作用，尽管梅氏嗜霉螨的种群数量也有所下降。

（五）密度依赖效应

在实验室培养过尘螨的人都知道，为了避免培养的尘螨因密度过高而死亡，定期进行传代培养是有必要的。调节与种群大小相关的出生和死亡的过程被称为密度依赖效应（density dependent effect）。这种关系可能是负相关的，死亡超过出生，种群数量下降，或是正相关的（所谓的反向密度依赖），种群数量呈正向调节。在尘螨培养基中检测到密度依赖负相关关系，该培养基取自成熟的培养基，然后接种到一个经 38～75 μm 孔径筛过滤过的培养基里，其主要由粪便微球（已去除螨卵）组成。培养基中粪便微球比例高，尘螨种群生长迅速，比含有粪便微球比例小或不含有粪便微球的对照增长速度更快，该实验重复 10 多次，结果也是一样。目前该现象的机制仍不清楚，尽管可能与食粪性有关，这证明尘螨种群生长能够通过改变微生境进行自我调节。将这些实验结果应用到自然种群，表明在栖息地含有死螨数量高者比不含死螨者尘螨生长更快。自然条件下，夏季和秋季尘螨种群密度达到最高，深秋或冬季会锐减，晚春、初夏会逐渐增长。

（六）实验人工培养和自然生境中种群生长的不同

大多数螨类生活史研究资料来源于实验室恒温恒湿及相对高质量的食物条件下培养的螨类，有些研究开展了许多年，并观察了无数代螨。实验室培养可能会从几百或是几千只螨开始，为其后代奠定遗传基础。野生种群会受到每日和每个季节微气候波动的影响，食物质量也会因时间和空间而变化。野生种群有一些受限制的混合和异型杂交的机会，但是对于实验室培养的种群来说机会相当多。如果某种尘螨呈全球分布并以集合种群形式存在，来自比利时与来自巴西的屋尘螨种群在遗传和表型上都有可能不同。在实验室和野生种群之间遗传和表现型是不同的，来自实验室和来自世界不同地方的种群区别，可能是生活史参数、种群生长率及其对极端温度、湿度的耐受力以及对变应原多态性的区别。

把野生和实验室种群的螨卵暴露在湿热条件每日波动的床垫上，刺激那些卵（16 小时 15℃、60%相对湿度；8 小时 30℃、75%相对湿度）。相对于实验室培养的卵，野生卵发育更迅速，脱水死亡率更低。该结果表明野生螨卵能够更好地适应这些波动，因为这是它们正常孳生的环境。然而，实验室培养的螨卵已经适应了恒定的条件。在 30℃、80%相对湿度的恒定条件下，实验室种群比野生种群的螨卵发育时间更短，死亡率更低，但是在更凉爽和更干燥的条件下（20℃、60%相对湿度），野生种群表现更好。在适宜的条件下（25℃、75%相对湿度），野生螨比实验室人工培养螨类产卵更少，有一个较长的卵发育时间和产卵前期，但是在不太适宜的条件下（25℃、64%相对湿度），野生螨类比实验室人工培养螨类繁殖力更好。

综上所述，基于实验室人工培养种群的生活史数据探讨种群生长模式，并不适用于预测自然种群生长。生活史参数的实验室研究表明，在同样的条件下（23～25℃，72%～76%相对湿度），同一种螨类也会有很大的变数，一些参数变化更大，产卵率和产卵持续时间与饮食的关系尤其多变。人工培养基以小麦麸为主时，尘螨种群生长最差，含有肝粉（liver powder）时生长最好。

第四节　尘螨及其变应原浓度的季节消长

一、尘螨种群密度

尘螨种群季节变化非常重要，因为与其产生变应原的量有关，特别在变应原达到最高值的时候。预测变应原暴露的高风险时期，必将为控制尘螨、预防相关疾病提供科学依据。

尘螨种群密度的季节消长与气候条件变化有关，通常需考察每个月的湿度和温度。因此，许多关于季节消长的研究与当地的气候数据有关。这些研究大多数历时长达 1 年，但是测量种群最大值和最小值间隔时间的研究通常持续 20 个月或者更久。1977 年 10 月，温哥华尘螨种群密度达到最大值，但是第 2 年 7 月就达到了最大值，而且 1978 年最大值是 1977 年最大值的 5 倍多，因此不管是种群密度，还是种群密度达到最大值的时间（月份）都不一样。美国俄亥俄州第 1 年和第 2 年的种群密度达到最大值是在 8 月，第 3 年是在 6 月份，且第 3 年的种群密度是第 2 年的 3 倍，是第 1 年的 2.5 倍。有研究表明，尘螨种群密度的变化与室内相对湿度的变化是同步的。

尘螨种群密度在不同地点、不同年份的记录均不一样，但是每一年都会有一个主要的波峰和波谷，其共同特征是都有一些波峰和波谷，在早春和隆冬期间种群密度通常是下降的。每年 9～10 月的平均丰度最高，如果计算出丰度最低月份中每个月的尘螨丰度比例，发现其丰度增长呈现折叠式增长，这是对于对数期间种群增长最大率的粗略测算。平均的折叠增长与平均丰度有着相似的模式，除了 8 月份的第二个波峰。尽管在特定的地点、特定的年份，种群密度达到季节性最大值的时间可能具有差异性，但是规律一致：种群数量在冬季后期是最低的，在春节开始出现指数增长，在夏末增长最迅速，在秋季达到波峰，然后在初冬期间大幅度下降。

在种群密度处于最高和最低月份时，尘螨数量和地理位置是没有关系的。某月份种群密度最大时的尘螨数量除以前一个月的尘螨数量得到的是折叠增长，两者具有很强的正相关性。换句话说就是纬度越高，种群增长处于对数生长期的生长速率就越大，即使在纬度 40°～50°期间仍然有许多差异。当使用丰度的变异系数时，相关纬度显得更加明显。计算取样期间每个月丰度的平均值和标准偏差，然后用标准偏差除以平均值得到的是变异系数，结果表明，在赤道位置附近尘螨种群季节变化具有一致性，此与在高纬度下温度的季节性变化是一致的。把季节性最大值的时间数据归纳起来，意味着在夏季，从纬度为 35°～55°N 的地区到 5°～35°N 的地区，尘螨种群密度具有相对更快的增长。

二、尘螨变应原浓度

关于尘螨变应原浓度季节消长的报道较少，此类研究可以检验纬度和尘螨种群季节性最大值和最小值的关系。大多数文献报道每 3 个月 1 次或每 6 个月 1 次从不同家庭或者不同地点采集样品，而尘螨种群密度研究往往是对同一房屋反复取样。尽管如此，尘螨变应原浓度最大值发生在深秋和初冬之间，最小值发生在春末和夏初之间。变应原浓度达到最大值比尘螨种群密度最大值滞后了 8 周，然而也有观察发现尘螨密度和变应原浓度的变化或多或少是同步的。

Crisafulli 等在 1997～2004 年对儿童的床进行了长达 7 年时间的反复取样，发现 Der p 1 的季节性变化与悉尼室内和室外气候有关，这是迄今为止关于变应原浓度季节性变化最全面的信息。Der p 1 浓度从秋季中旬到冬季是最高的（5～6 个月），在夏季中旬是最低点（1 月）。悉尼处于温带气候（月平均温度范围在 10～23℃），一年四季的平均降水量是 800 mm。通常，变应原浓度变化滞后于相对湿度（室内和室外）约 2 个月。在夏末（2～3 月），随着湿度和温度的增加，尘螨种群会增加，使得变应原浓度在之后的 8 周左右达到波峰。随着温度和湿度的下降，尘螨种群密度下降，然后引起变应原浓度趋向于不变，直至降低，这是通过微生物分解来推测的（表 5-4）。

表 5-4　尘螨种群密度季节消长（Colloff，2009）

地区	纬度（十进制）	研究时间（年）	研究持续时间（月）	种群密度最大月份	种群密度最小月份	间隔时间（最大月至最小月）	地板（F）或床（B）	家庭数	气候数据
Leiden	52.15	1964～1965	13	9	3	6	F	3	×
Davos	46.8	1967～1968	12	10	2	4	F	4	×
Basel	47.58	1967～1968	12	9	11	2	F	3	×
Waikiki	21.28	1968～1969	8	1	7	6	ND	5	×
Manoa	21.28	1968～1969	8	10	9	1	ND	5	×
Groesbeek	51.08	1968～1969	12	11	5	6	F	3	√
Brisbane	27.4	1969～1970	12	2	6～7	4	F	4	√
Groesbeek	51.78	1970～1971	13	7	1～3	6	B	3	√
Knoxville	35.97	1970～1971	12	9	2	5	F	15	√
Rudgwick	51.1	1970～1971	11	6	3～4	9	B	1	√
Riverside	34	1971～1972	14	6	2	8	B	4	√
Groesbeek	51.78	1971～1972	8	7	12	5	F	3	√
Prague	50.08	1972～1973	20	7	1	6	B	1	√
Basel	47.58	1972～1973	12	9	3	6	B、F	32	√
Delhi	28.67	1972～1974	24	8	2～3	6	B、F	15	×
Barcelona	41.35	1972～1974	17	10	3	5	ND	6	√
Prague	50.08	1972～1973	13	7	11	4	B	1	√
Prague	50.08	1972～1973	13	7	3	8	B	1	√
Grenoble（200 m）	45.18	1973～1974	13	9	12	3	B	4	√
Grenoble（700 m）	45.18	1973～1974	13	3	11	8	B	3	√
Grenoble（1200 m）	45.18	1973～1974	13	6	11	5	B	3	√
Silistra	44.1	1974～1975	12	7	3	8	ND	ND	×
Silistra	44.1	1974～1975	12	6	1	7	ND	ND	×
Tokyo	34.75	1974～1976	14	7	1	6	F	2	√
Brasilia	15.78	1975～1976	12	3	9	6	B	ND	√
Bogota	4.37	1975～1976	10	10	12	2	B	11	√
Reus	41.17	1975～1976	12	10	7	9	ND	5	√
Puigcerda	42.43	1975～1976	12	10	3	4	ND	6	√

续表

地区	纬度（十进制）	研究时间（年）	研究持续时间（月）	种群密度最大月份	种群密度最小月份	间隔时间（最大月至最小月）	地板(F)或床（B）	家庭数	气候数据
L'Ametlla	41.83	1976～1977	12	2	2	6	ND	6	√
Bogota	4.37	1976～1977	7	9	10	1	B	11	√
Fusagasuga	4.3	1976～1977	7	10	2	4	B	4	√

注：持续时间（最大值到最小值）=种群最大值和最小值之间的持续时间（以月为单位）；ND 没有数据。

悉尼 Der p 1 平均浓度季节的最大值仅比最小值高 2～3 倍，尽管变应原浓度具有波动性，但是每年的数据基本上是稳定的，总平均值为 7.3 μg/g（变化范围在 2.2～17 mg/g）；并且超过 3/4 的时间变应原平均水平在 4～9 mg/g。这些研究都是在相同的房间中反复测量的。夏洛茨维尔（Charlottesville）、弗吉尼亚州（Virginia）变应原浓度季节性最大值约是最小值的 8 倍。对于柏林和东京，两者相差大约 4 倍，对于哥伦比亚、卡塔赫纳拉筹伯山谷（Latrobe Valley）、澳大利亚、波士顿和哥本哈根，两者相差大约 2 倍。

第五节　水　平　衡

对于尘螨而言，获得充足的食物和良好的生境并非是最重要的，在温度和湿度波动的条件下控制身体水分，即水平衡（water balance）是决定尘螨能够在室内及世界各地孳生的关键因素。血淋巴和组织的水分含量必须维持在一定范围内，体内代谢过程才能正常进行。如果尘螨的水摄取不受控制，血淋巴和细胞液将被稀释；细胞将会膨胀而最终破裂，体液的稀释将使化学反应速度和代谢过程紊乱。如果生物体因为难以控制失水而导致体液太浓，则引起体内微溶的代谢产物沉淀下来，造成细胞受损以及最终死亡。但同时，节肢动物必须经历环境温度和湿度基本的季节性和昼夜变化，这可能极大地影响体内水分的摄取和丢失，尘螨也不例外。

通常认为，湿度是决定尘螨分布和孳生的主要因素。水平衡不但取决于大气湿度，还取决于温度。实际上，在不考虑温度的情况下，仅考虑湿度的影响是不可能的。

一、吸水量、失水量及临界平衡活度

生物体内的含水量以水活度（a_w）表示，即体内水分子与所有其他分子的比值，也称为摩尔分数。纯水的活度为 1，而无水的活度为 0。地球上大多数节肢动物的水活度约为 0.99，也就是说，体内所有分子的 99%是水分子。空气的相对湿度明显低于 99%，因此，陆生节肢动物因空气失水。粉尘螨血淋巴的 a_w 为 0.987，然而，当失水量等于吸水量时，a_w 为 0.7。为了使体内水分保持在 a_w =0.987 的水平，必须从空气中主动吸收水分，这是因为水具有从高活度至低活度移动的趋势。水活度（水在液相中的摩尔分数）、水蒸气活度（a_v；水在气相中的摩尔分数）和湿度具有相关性，描述如下：

$$a_w = \frac{RH}{100} a_v$$

换句话说，a_v 与相对湿度 RH 等价，但以比值而不是百分比的形式表示。

水活度和渗透压之间的关系尤其重要。Arlian 和 Veselica 给出了水活度与渗透压的换算表。1000 g 水的物质的量为 56[即 1000 ÷ 18（=水的分子量）]，因此，换算公式如下：

$$a_w = \frac{55.508}{55.508 + \text{渗透压}}$$

渗透压（osmotic pressure）是阻止溶液与纯溶剂混合的一种力。在 a_w=0.987 的血淋巴中，渗透压为 0.731 osmoles/kg。在 a_w=0.99 的血淋巴中，渗透压为 0.561 osmoles/kg。

水以液体和水蒸气的形式存在，其在生物学温度范围内具有明显的挥发性，因此陆生节肢动物能够与空气交换水分。节肢动物体内的水活度高于周围环境，不仅意味着水流失到大气层中，而且意味着从大气层获取的任何水分必须克服一个陡峭的浓度梯度。

研究发现，粗脚粉螨在低湿环境下失重，而从低湿转移到高湿环境下重量增加。粗脚粉螨在 75% RH 而不是 70% RH 下获取水蒸气，其在 71% RH 下的水丢失与水吸收达到平衡，这就是所谓的临界平衡湿度（critical equilibrium humidity，CEH），也称为临界平衡活度（critical equilibrium activity，CEA）。在湿度低于 CEA 的条件下，尘螨失水、脱水甚至死亡。它们仅能够在高于其 CEA 的条件下吸收水分。

许多尘螨和昆虫能够从周围不饱和空气中吸收水分，从空气中聚集并吸取这些水分来代替吸收液体水。很多节肢动物具有这种能力，因此能够在液体水稀少或缺乏的环境下生存，抵抗干燥的环境。但是，外界环境缺乏自由水不一定是能够获取水蒸气的必要条件。

（一）温度对临界平衡活度的影响

在某些螨类中，CEA 不会随温度而改变，但某些螨类具有很强的温度依赖性，如粉尘螨的 CEA 与温度成正比。此前，已经在单一温度下测定了部分螨类的 CEA（表 5-5）。在 a_v 0.45～0.95 和温度 15～40℃的组合条件下，采用重量分析法测定了部分脱水的粉尘螨雌性成螨的 CEA。在 a_v 0.55 和温度 15℃、a_v 0.65 和温度 25～30℃，以及 a_v 0.75 和温度 35℃的组合条件下，脱水的螨重新获得大部分水分。随着温度的升高，a_v 也增加，在该条件下螨类可获得的净水分增加。换句话说，随着温度的下降，CEA 也下降，从 35℃时 a_v 为 0.69 下降至 15℃时 a_v 为 0.52。在给出的任何温度下，CEA 实际值为水摄取时最低 a_v 和水丢失时最高 a_v 值的平均值，以 0 点的截距表示该值。

在 25℃时 0.58 a_v 的 CEA 和相同温度下 0.7 a_v 的 CEA 之间，其不一致可能是由于水合作用的差异所导致的。在测定 CEA 之前，将螨类置于 a_v 为 0 的条件下脱水 24 小时，该螨体内水分损失高达 50%。但是脱水 6 小时，测得该螨丢失很少的水分，因此当螨类回到接近其 CEA 的吸水 a_v 条件时，更难以检测水分的增加。25℃时的 CEA，其 a_v 为 0.73。在测定 CEA 前，在 75% RH 和 25℃条件下处理屋尘螨雌性成螨 24 小时，在此条件下，屋尘螨将会失去相对较少的水分。

表 5-5 部分尘螨的临界平衡活度

		CEA a_v	T（℃）	种群增加的最佳条件	
				T（℃）	RH（%）
粉螨总科	粗脚粉螨	0.75	20	20～25	90
		0.71	22		
	腐食酪螨	0.75～0.84	25	32	90
食甜螨总科	家食甜螨	0.7～0.76	15	25	90
	害嗜鳞螨	0.7～0.75	20		
麦食螨科	粉尘螨	0.7	25	27	75
		0.69	35		
		0.63	30		
		0.58	25		
麦食螨科		0.52	15		
	屋尘螨	0.73	25	23～25	75～80
		0.57	16		

CEA 随温度增加的现象具有重要的生态学意义。在 15℃ 0.45～0.55 a_v，25～30℃ 0.55～0.65 a_v 和 35℃ 0.65～0.75 a_v 的条件下，粉尘螨能够保持水分并存活，在非常干燥和较寒冷的条件下保持旺盛的生命力。螨类可在模拟的自然生态环境不断变化的湿度下存活，表明如果在水化条件下每天暴露 1 小时或 2 小时，则螨类可在干燥条件下存活数周。

（二）机体含水量

通过比较湿重和干重能够评价节肢动物体内可交换的水分。螨类的含水量大约为 66%，而昆虫的含水量大约为 70%，螨类和昆虫之间含水量的差异是因为螨类体表面积/体积比高，大部分表皮含水量小于 50%。然而，蝎子的平均含水量为 67%，并且大多数蝎子的含水量大于大多数昆虫。昆虫平均水含量为（68.8±8.8）%，范围从纳米布沙漠甲虫（namib desert beetle）的 40.8%至家蜘蛛的 85.2%。在各种属内和种属间，水含量是高度可变的，并且与生理学条件、发育阶段、脂肪含量（更多的脂肪和更少的水分）、湿度、温度和饮食有关。表 5-6 中给出了尘螨的水含量，平均为 73.7%。

表 5-6 某些螨类体表面积、体重和含水量之间的关系

	生活史阶段	湿度（℃）	相对湿度（%）	平均体重鲜重（μg）	体内水分平均质量（μg）	体内水分占体重的百分比（%）
粉尘螨	F	25	75	12.7±1.9	10.4	81.9
	F	25	75	12.99±0.5	9.71	74.7
	M			4.1±1.0	3.1	75
屋尘螨	F	25	75	5.83±0.16	4.3	73.8
	M	25	75	3.48±0.18	2.52	72.4
小角尘螨	F			6.9±0.9	5.1	73.9
梅氏嗜霉螨	F			1.9±0.4	1.4	76

续表

	生活史阶段	温度（℃）	相对湿度（%）	平均体重鲜重（μg）	体内水分平均质量（μg）	体内水分占体重的百分比（%）
梅氏嗜霉螨	M			0.6±0.2	0.4	73
粗脚粉螨	ND	0	95.5	ND	ND	70.5
	ND	0	75	ND	ND	66.5

注：ND 为没有提供数据。

（三）生活史不同阶段的水平衡

关于水分关系的研究多数采用成螨进行。在高于 CEA 的条件下，屋尘螨雄螨比雌螨蒸发水分更快，而在低于 CEA 的条件下，雄螨更容易脱水，这可能是由于雄螨体型小或它们的角质层有更大的疏水性。雄螨比雌螨有更多的非纹状角质层，是由于雄螨存在末体背板（opisthosomal shield），而雌螨没有。

考虑到雄螨和雌螨之间水分蒸发的差异，卵、幼螨和若螨的水分关系可能也不同。粗脚粉螨的卵可能比生活史其他阶段更能抵抗干燥。生活史最敏感和最具有抵抗力阶段的水分关系决定了尘螨生长和存活与湿度有关。当涉及水平衡时，成螨不代表极端情况。这可能解释了成螨 CEA 与在表 5-1 中列出的尘螨种群增长的最佳湿度之间的某些差异。

采用氚化水方法，研究发现粉尘螨静止的前若螨在前 16 天的水分交换比活动的前若螨慢 10 倍。然后，水交换几乎停止。换言之，静止的前若螨（其有很低的代谢率）几乎是不透水的。在 75% RH、25°C 条件下，静止的前若螨水分交换半衰期大约为 160 天，而活动的前若螨为 20 小时，雌性成螨为 28 小时。据估计在 25°C 下，活动的前若螨其 CEA 为 0.75 a_v，而雌性成螨为 0.7 a_v。

二、水分丢失及其机制

水分丢失（water loss）的主要途径是从基节上腺和水传导通路，通过渗透角质层蒸发；从粪便、卵和体液，如精液、唾液和胃肠道分泌物中蒸发。尘螨不同于许多陆地节肢动物，其缺乏用于呼吸气体交换的气门和气管，因此，水分不能通过气管的气体交换丢失。

粉尘螨雌螨在超过 CEA 的平衡状态下平均含水量在 6～10.7 μg，在干燥的大气层中 14 小时后（仅在死亡前）的平均含水量为 4.68 μg，为平衡水重量的 48%。在身体水分丢失 52%后，尘螨仍然存活，并且可存活的最低含水量大约为 5.73 μg 或体重的 59%。粉尘螨在低于 CEA 下以恒定速率蒸发而失去水分，但屋尘螨在最初暴露期间失去更多水分。

因为体表面积和体积之间存在相互联系，所以体积小大大限制了水平衡。体表面积与蒸发率呈正比。表面积/体积比值较高的尘螨更容易失去水分，与体内水储备较充分的较大螨类相比，这种失水率更难以代偿。对于相似形状的生物体，随着体积减小，表面积成比例增加，如公式所述：表面积=$\frac{2}{3}$体积。表面积（作为一个平方函数）和体积（作为一个立方函数）之间存在相关性并且表面积等于体积的 2/3，这对于形状复杂的生物体同样适用。虽然螨类大小各不相同，但它们在几何学方面基本相似。较大的粉尘螨雌性成螨（体内水分大约 8.5 μg）和较小的个体（体内水分大约 6.1 μg）以大约相同的速率蒸发水分，但较大尘螨在脱水条件下的存活时间更长。体积大的螨虫平均可存活的水量为 56%，体积小的螨虫为 30%。失水途径的途径包括产卵、角质层水分蒸发、排泄等。

（一）产卵

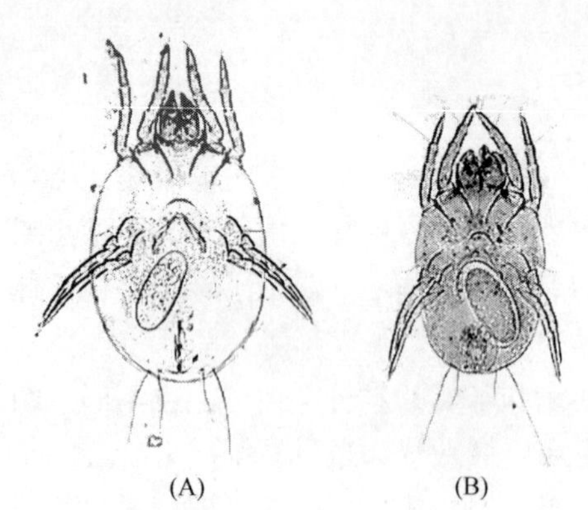

图 5-5　新热带尘螨（A）和屋尘螨（B）雌性成螨及其卵的尺寸比例

屋尘螨比新热带尘螨的雌螨个体要小得多，但它们的卵似乎有相同的尺寸（图 5-5）。这表明屋尘螨与新热带尘螨相比，每次产卵失去更大比例的水分。为了产卵，雌螨必须获取足够的水分用于自身及卵的生理需求，大大高于其没有繁殖时的水分需求，这给螨类维持自身水分平衡带来了额外的压力。假设卵的水活度与雌性成螨的水活度（0.99）相同，则可通过卵、成螨体积的估计值及产卵量计算其在产卵期间的失水率。图中所示尘螨长度（L）和宽度（B）以微米表示。

（二）角质层水分蒸发

水或水蒸气通过角质层的扩散率与扩散分子的分子量的立方根大致成反比。如果角质层的渗透率降低，那么扩散率也会降低，温度也能影响蒸发。昆虫角质层的转变温度（transition temperature）是指低于该温度，渗透率相对下降；高于此温度，渗透率就会快速增加。一般认为是由于表皮脂质取向的改变导致的，该改变是从一种有序的极性单层转变为一种较无序的状态或更通透的状态。在 0.75a_v、0.95a_v 和 15～52℃条件下测量粉尘螨的表皮渗透率，发现随着温度的增加，蒸发呈指数增加，表明雌性粉尘螨的角质层缺乏转变温度。在 15℃、25℃、30℃和 35℃条件下暴露于 0.75a_v 和 0.95a_v 的尘螨，其水分丢失和水分摄取是平衡的，机体的水池表现为一个单一区室。在 42℃和 47℃时，在两个 a_v 值时机体脱水，尽管水池显示两个区室，但与基节上腺相关联的小的快区室水分损失较快，以至于测量的蒸发量主要来自大的慢区室的机体水分（图 5-6）。因此，缺乏转变温度、非常有效的角质层防水机制及缺乏气门呼吸系统（可能会通过这种系统丢失水分）是粉尘螨能够高度抵御干燥的主要因素。

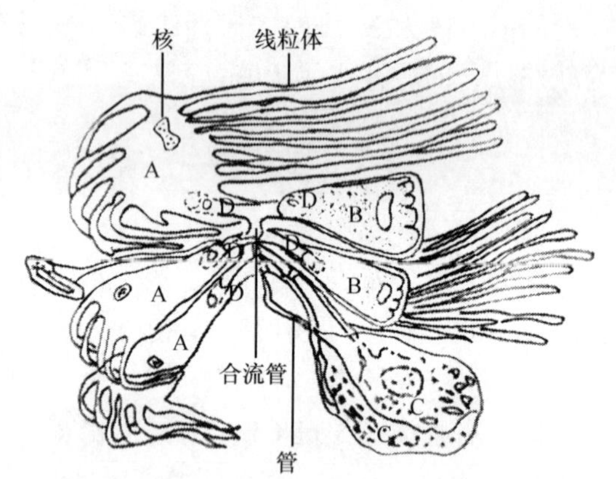

图 5-6　基节上腺的形态学

根据 Brody 等（1976）重新绘制。A：A 细胞，B：B 细胞，C：C 细胞，D：A～B 细胞单元的导管

（三）排泄

据估计，屋尘螨在高于 CEA 的条件下每天排出约 20 个粪便小球。小球的含水量未知，据推测应少于机体含水量平均值的 73.5%，因为粪便中的水分在后肠会被重吸收。通过计算粪便小球的体积和拟合不同含水量的百分比能够粗略估计由于排便导致的失水量。如果含水量为 10%并且每个粪便小球包含 3～5 个直径大约 15 μm 的球形粪便颗粒，按每天排出 20 个粪便小球计算，每个粪便小球的含水量仅仅代表雌性屋尘螨机体平均含水量的 0.24%，或机体失水量的 5%左右。如果粪便小球的含水量为 40%，则 20%左右的机体水分是通过每日排便丢失。

粉尘螨在 RH 85%时摄取的食物量是在 RH 75%时的 10 倍，并且排便频率与摄食成比例。在湿度低于 CEA 时，螨类摄食和排便均相对较少。在这些条件下，摄食和排便导致的失水比例很大，并且不会通过代谢产生的水来补偿。

排泄导致的失水量受限于主要排泄产物鸟嘌呤。如果粉螨科的马氏管在氮排泄过程中不起作用，也许它们会在渗透调节方面发挥作用。微绒毛的存在表明其可能在离子和水重吸收方面发挥作用。

（四）末体侧腺

末体侧腺内容物由一系列萜类信息素组成，主要化学成分是烷烃、烯烃和其他烃类化合物的混合物。这些腺体很可能不含水，因为许多化合物不溶于水，所以如果有水存在，信息素的挥发性会大幅减少。也有人认为末体侧腺不能被认为是机体失水的一种途径。

三、水分摄取的主要机制

螨类可以通过饮用液体水、消耗含水的食物、产生代谢水和通过角质层从空气中被动摄取水分或通过基节上腺主动摄取水分获取身体代谢所需的水分。但是室内尘埃几乎不包含液态的水，即使有也很少。所以，尘螨并不是通过摄取液态水获得新陈代谢需要的水分。尘螨以固体食物为主食，这些固体营养食物产生的水对螨的整体需水量来说是微乎其微的。然而更有趣的是，螨的饮食中包含了相对高含量的脂肪。与 1g 蛋白质产生 0.4～0.5g 水和 1g 葡萄糖产生 0.6g 水相比，1g 脂肪氧化可以产生 1.1g 水。某些螨种具有食粪性，虽然这只能在体外培养的时候观察到，并且这种行为也是对缺乏合适的食物或试图通过摄取粪便小球中的残留水分来满足自身需求的一种反应。尘螨水分摄取的主要来源是空气中的水蒸气，并且已经形成了便于摄水和排水的巧妙机制。

陆生节肢动物体液的渗透压属于 0.2～1.0 osmoles/kg 的数量级，这转化成化学电位、摩尔分数或者水活度为 0.95～0.99，即体液中 95%～99%的分子都是水。室内空气中的含水量（水分活度，a_w）几乎总是远远低于这一数值。这意味着，尘螨的水分摄取机制必须是主动的、耗能的，这样才能抵抗浓度梯度的压力来使螨获得水分。

（一）基节上腺

节肢动物的基节腺在水平衡、渗透压调节和排泄过程中发挥着重要的作用。节肢动物的基节腺，在不同螨种称为口腔腺（oral gland）、基节器（coxal organ）、管腺（tubular gland）、颚足腺（podocephalic gland）和肾管（nephridia）。螨类的基节腺体可能源于节肢动物中环节动物祖先的肾腺。无气门股螨类的基节上腺可能不是真正意义上的基节腺体，因为这些腺体不是典型的管形。基节腺体可能是由具有基节腺体功能的其他腺体前端区域演化而来的。

无气门股螨类基节上腺 1 对，开口于基节上骨板，位于颚体（gnathosoma）和足Ⅰ基节间沟的背侧。无气门股螨类基节上腺的解剖位置变化，以及这些腺体的起源、与其他节肢动物基节腺体同源性等问题使科学家认为这些腺体具有呼吸、附属腺体、唾液腺等功能。

曾经有学者提出尘螨可能具有一种主动吸水泵，可以从不饱和的空气中吸收水分，但这种泵是位于尘螨身体的某个部位，而不是分布在尘螨的整个身体表面，在可能的候选部位中，基节上腺似乎是最可能的，因为这种腺体向通往口部的颚足沟（podocephalic canal）开放。蜱可分泌一种吸水性的唾液，并且在唾液从空气中吸水变得稀释后吸取。这种唾液含有高密度的钾离子和钠离子。同样，通过电子探针显微镜分析，发现因干燥死亡的螨的基节上腺被高密度的钾钠氯化物的填塞物所堵塞，表明尘螨从基节上腺中分泌吸水性的咸的唾液。

基节上腺的分泌物从腺体开口流向颚足沟，沿基节上骨片内侧移动，经过须肢的背侧面，并进入口腔。当湿度低于 CEA 时，溶质沉淀物如同液体从腺体丢失，并形成盐塞子。害嗜鳞螨的基节上腺不会被这种盐塞子堵住。这种腺体的开口是凹陷的，并且可能会被足Ⅰ转节封闭。当螨处于高湿度的环境中时，盐塞子会溶解。

这种塞子最先是在粉尘螨、粗脚粉螨和腐食酪螨中被发现的。不同比例的 NaCl 和 KCl 具有平衡水的活性，这与不同螨种 CEA 相关。从腐酪食螨的基节上塞子分离的主要盐类是饱和氯化钾，其平衡活度值为 $0.85a_w$，与该螨种 0.75～0.84 的 CEA 相符，并且以 1∶1 混合的饱和 NaCl 和 KCl 混合物有一个 $0.7a_w$ 的平衡活度，这与粉尘螨的 CEA 完全匹配。

来自基节上腺的稀释性分泌物必须含有一种湿润剂来帮助其流过颚足沟，这些通道的某些部位只有 1μm 的宽度。粉尘螨基节上腺的分泌物每小时可以吸入 0.55 μg 水分，包括来自腺体的约 0.45 μg 分泌物加上从空气获得的约 0.1μg 分泌物，即使分泌物在颚足沟中。水从食管流下的抽吸作用促进了血淋巴在中肠和基节上腺之间循环。水通过中肠或者中肠盲囊的时候会被吸收进入血淋巴，继续向前穿过血淋巴–神经血管，灌入在食管和大脑之间的空间，然后再返回基节上腺中。

粉尘螨的每个基节上腺由八个细胞组成，四种类型的细胞分成四个单元，每个单元由两个相同的细胞组成。其中三个单元是相同的，但是第四个单元在形态学上明显不同，并且已经被认为是唾腺泡状腺。在基节上孔塞子的提取物中发现了大于 30 kDa 的大分子，并且与某些唾液酶的存在是一致的。然而，当唾液腺与基节上腺相邻时，它们比两细胞单元宽广得多。

三个相同的单元是盐分泌型的，而第四个单元分泌其他物质（如表面活化剂或湿润剂）

来降低表面张力。在三种相同的单元中，每个单元包含一个所谓的 A 细胞，该细胞是狭长的，有毛缘的，并且充满线粒体的线条。B 细胞，被每个 A 细胞部分围绕，这些 B 细胞体积小并且充满微管，其流入近端“Y”形管子。三组单元的管子融合成一根管子，通往腺体的开口。第四个单元，腺泡状唾液腺，由 C 细胞和较小的 D 细胞组成。C 细胞包含小囊泡、溶酶体和大量粗糙内质网，其也通往合流管（commonduct）。第四个单元开口的前侧是基节上毛，在屋尘螨中，是弯曲和刺毛状的，而在粉螨和食甜螨中，其基底扩大，并且覆盖精美的梳状物。这些刚毛的功能尚不明确，尽管这些刚毛含有一些结构并且位置隐蔽，经常内陷在基节上板内，但是它们可能不是机械感受器。这些刚毛接近基节上腺的开口提示其可能具有湿度感受器功能。

基节上腺的主要功能是排泄过剩的盐分。麦食螨科（粉尘螨和屋尘螨）、粉螨科（粗脚粉螨和腐食酪螨）和食甜螨科（食甜螨属）螨类可以从不饱和空气中摄取水蒸气，并已经证明麦食螨和粉螨摄取吸水性盐溶液，但是在食甜螨属中没有进行研究，其也有可能存在这种机制。粉尘螨雌性成螨含有 9.589 μg 水，这些水中估计含有 0.2 μg 的氯化钠和氯化钾（1∶1），可用于操作水泵。使用激光产生的 X 射线显微摄影可以测定盐浓度。

当脱水的螨类重新回到 CEA 以上的湿度时，沉淀的盐潮解，水泵约 3 小时后被重新激活。在 1 个大气压下，水泵的流速至少为 0.1 μg/h，在 CEA 的条件下，水泵流速为 0.07 μg/h。为了使水泵高效率地工作，其流速必须比水分扩散损失的速率更快。

（二）摄食和饮水

屋尘中自由水的来源是大气中的水蒸气和灰尘中的微生物，如其他螨类和有菌丝的真菌，它们的组织水活度均为 0.99。尘螨并非食肉动物，所以不能通过捕食其他螨类来获得水分，除了捕食螨如肉食螨属（*Cheyletus* spp.）。肉食螨用触须来捕捉其他的螨类，用针状的前肢螯刺穿角质层，吸出身体内的液体。同样，以真菌为食的跗线螨能够刺穿真菌菌丝的壁，再吸取液体内容物。

尘螨通过食物摄取一些水分，这在肉食螨和以真菌为食的螨类中很少发生。在以土壤中真菌为食的有前螯肢的螨类肠道内容物中，经常可以观察到被螯肢整齐剪断的大量真菌菌丝，而在尘螨的肠道中没有这些特征性的真菌菌丝。因此，它们似乎不可能通过饮食从真菌中获得很多的水分，尽管它们很有可能也摄食一定数量的真菌。

在水吸收的过程中，随着相对湿度增加，表皮（角质层）水分含量成倍增加。当相对湿度低于 75%时，吸收速率增加得较慢，随后增加得很快。在 0.75 a_v 和 30℃时，含水量为 15%；在 0.85 a_v 时，含水量为 35%；在 0.95 a_v 时，含水量为 55%。干酵母颗粒中的含水量较低：在 25℃和 0.75 a_v 时，约占重量的 15%，在 0.95 a_v 时，约占重量的 20%。

在 25℃时，a_v 为 0.225～0.95，a_v 影响摄食速度和通过食物获得水分。如果食物是现成的，并且含水量相当高，则螨类通过食物摄入的额外水分会降低螨类的临界平衡活度（CEA）。当 a_v 高于 CEA 时，粉尘螨和屋尘螨每天分别消耗相当于它们体重 8.4%～58.8%和 10.3%～50.9%的干酵母颗粒。当 a_v 低于 CEA 时，粉尘螨和屋尘螨每天的消耗量都低于它们体重的 5%，相当于粉尘螨最大食物摄取量的 2.2%～6.3%和屋尘螨最大食物摄取量的 1.8%～9.4%。粉尘螨和屋尘螨日常饮食中每只螨每天水分的摄入量分别为 0.01～1.55 μg

和 0.003～0.51 μg。粉尘螨日常饮食中的水分摄入量大约是屋尘螨的两倍：在 0.225 a_v时，总吸水量约为 5%；在 0.95 a_v时，总吸水量约为 20%。在低于 CEA 时，粉尘螨和屋尘螨都不太喜欢摄食，摄食量很少，产生的排泄物也很少。在高于 CEA 时，螨类很喜欢摄食，会不断地摄取食物，培养容器内的排泄物也很多。当低于 CEA 时，粉尘螨和屋尘螨从食物中获取的水分代替少于蒸发失水的 1%。对于粉尘螨，只有 4%～5%的水分是通过吸收获得的，相对高于 CEA 时的 4%～19%而言。因此，在低于 CEA 时，从食物中获得的水分不足以代替蒸发丢失的水分。此外，摄食获取的水分不可能影响 CEA 的下降，并且禁食螨和摄食螨的 CEA 相同。当高于 CEA 时，相对于螨类需求来讲，饮食水是过剩的，因为水平衡只通过吸收作用就可以得到维持。在水平衡方面，当低于 CEA 时，相对于继续活动、继续蒸发水分的做法，螨虫停止摄食、开始聚集成群来保存水分的做法是非常经济有效的。

如果在低于 CEA 的条件下饲养螨类，在很大程度上会有解剖学和功能学上的影响。尘螨摄食需要一定量的唾液来润湿食物和启动吸收前的浸润过程。基节上腺的每四个细胞中就有一个细胞是细粒状唾液腺。但是，唾液腺靠近基节上腺，相对于两个细胞单元的基节上腺，唾液腺很大。如果螨类只有唾液腺通过基节上腺的毛孔打开，那螨类根本就不可能在低于 CEA 时高效率地摄食，因为毛孔会被盐的沉淀物封锁。为了使尘螨在低于 CEA 条件时能够摄食，必须有不止一组的唾液分泌型腺体存在。至少有一组腺体把唾液输送到独立的基节上限的区域，这组腺体很可能在接近口器的部位。

（三）水平衡、代谢活性的变化和代谢水

通过有氧呼吸从营养素释放能量产生水分。如同所有动物，螨类也可以通过脂肪和碳水化合物的有氧代谢获得代谢水。

随着温度的升高，粉尘螨的耗氧量呈指数增加。随着环境空气 a_v增加，粉尘螨的吸水作用也呈指数增加。由于 a_v增加，导致抵抗体内失水的压力降低：缩小了空气中 a_v和螨虫体内 a_w之间的压力差。与 0.98 a_v时相比，螨类在 0.7 a_v环境下需要多 30 倍的能量来吸水，但是对于在基础代谢率总耗氧量中的差别大约为 0.1%。

以大约 0.1 μg/h 的速率快速吸收水分，每小时需要消耗螨虫大约 1.6×10^{-7}焦耳能量，相当于螨虫在 0.75 a_v和 25℃环境下产生的总能量的 0.1%。当螨虫从 a_v等于或者高于 CEA 的环境下转移到脱水的环境时，它们会变得静止，耗氧量和代谢速率急剧下降：在 0.75 a_v和 25℃时，螨虫每小时消耗 0.0091 μl 氧量。6～22 小时暴露于 0.145 a_v后，螨虫每小时消耗 0.0044 μl 氧量。

螨类通过新陈代谢产生的水是微不足道的。例如，1～6 小时暴露于 0.148 a_v后，脱水的螨虫每小时消耗 0.011 μl 的氧，而含水螨虫在 0.75a_V 环境下每小时消耗 0.008 μl 的氧。假如 1 μl 氧需要消耗 0.005 卡路里，或者是 0.021 焦耳能量，则释放 2.31×10^{-4}焦耳和 1.68×10^{-4}焦耳能量需要每小时氧化 0.011 μg 和 0.014 μg 的碳水化合物。在 CEA 环境时，这相当于在 50 小时内 0.55 μg 的干重，可以产生 0.31 μg 的水。

三、水分平衡及在低湿度或波动湿度下生存

连续 3 个星期、每天只有 3 个小时暴露于高于 CEA 的空气中，屋尘螨依然可以繁殖。当环境湿度低于 CEA 时，短暂提高湿度可以适当补充水分的流失。暴露于潮湿的环境可迅速获得水分，使得尘螨具备了较强的保持水分平衡的能力，在湿度极低的环境下，对于维持尘螨数量起到了至关重要的作用。此外，人们在厨房准备饭菜或者沐浴时释放的水蒸气对于尘螨种群存活具有重要作用。

水容易透过屋尘螨的壳。用室内尘埃或者酵母饲养尘螨，模拟外界变动的湿度和温度（15℃、65%RH 每天保持 16 小时并且 30℃、75%RH 每天保持 8 小时），在可视的表面积上观察到尘螨总量的下降及水分的流失主要取决于食物和卵的大小，而不是培养物的来源。喂食酵母的雌螨产下的卵较大，比喂食室内粉尘的雌螨的卵更易失水。

根据粉螨科、食甜螨科和麦食螨科三者生活史特点、生活史各阶段的生理变化及种群参数，将其划分为两种类型。

第一类，体型巨大、生长迅速的螨种，主要包括粉螨科和食甜螨科。它们可以凭借其高繁殖力在短时间内迅速形成庞大的种群。当条件恶劣时，死亡率可能会很高，但是由于其数量庞大，相当多个体可以存活下来，然后通过特定阶段进行传播而使种族延续。这些尘螨能够很敏感地意识到食物资源匮乏，在迁移到新的生境之前，它们能够快速地消耗掉这些食物资源。

第二类，体型小的、成熟缓慢的螨种，主要包括麦食螨科。它们的繁殖力一般、传代时间较长，如果条件有利，这些螨种能够形成相对庞大的种群，在不利条件下，作为成螨或若螨而不是特定阶段存活。利用空间和时间上连续不断更新的食物资源，这些尘螨能够很好地适应环境。对特定类型的食物和栖息地，这类尘螨比粉螨科、食甜螨科受到更多的限制，可能会与传播它们的哺乳动物和鸟类形成持久的协同效应。

第六章　尘螨生态学

尘螨广泛孳生于人类的生活和工作环境中，其空间尺度（spatial scale）被认为由四个层次组成，即微生境尺度、宏观栖息地尺度、区域尺度和全球尺度。微生境尺度（microhabitat scale），指家庭中基质生境的变化尺度，包括微生境的性质、微生态气候及每日变化、物理化学特征、其他生物与尘螨的关系等。宏观栖息地尺度（macrohabitat scale），指不同微生境之间的变化尺度，涉及房屋建筑和设计及相关生物因素、微观气候变化（日常/季节性）等。区域尺度（regional scale），指世界各地的地理位置之间的变化尺度，包括由不同地区的温度、湿度差异等中心气候变量（meso-climatic variables）效应引起的螨类种群变化。全球尺度（global scale），指将区域模式整合到大陆或全球的视角，由温度和雨季或年度变化等大体或全球性气候变量引起的分布和丰度的差异。这些层次与生物群落、生态系统、群落和种群等生态构成的水平存在着一定但不完全的相似之处。

屋尘生态系统与其他大多数生态系统相区别的特征是它的高度分散，组成屋尘生态系统的许多生物也出现在其他生态系统中。房屋之间的屋尘生境没有空间上的延续，这并不意味着尘螨不可能在房舍之外生存。屋尘生态系统独特的物理和生物特性意味着从尘螨的角度来看，每个家庭都是孤立的，这就引起了关于屋尘生态系统是否是一个自给自足的单位或者室内全部家居是否可以代表这一系统的疑问。

从生态角度看，房屋并不是完全孤立的和自给自足的。人类迁移的频率很高，有证据表明螨类可随着家具和服装迁移。当 Colloff 从苏格兰搬到澳大利亚堪培拉时，成千上万的格拉斯哥尘螨也通过床垫和家具迁移至了堪培拉。其中的一部分利用人体作为运输工具扩散到堪培拉的其他房屋，而且这种地理孤立的种群经过混合或杂交可能对螨类遗传和进化产生一些有意义的影响。然而，杂交事件的成功取决于杂交基因库的不同。如果两个种群基因高度相异，可能导致杂交体抑制；如果两个种群基因并非高度相异，更有可能导致杂交体优势。向一个物种的基因库注入新基因是否能提升这一物种的适应性，或者是否能使这一物种产生新的有益的特性，这个问题不能一概而论。

在某种程度上，不同住宅的孤立性可根据人们交往频次来判断。因此，屋尘生态系统的空间界限并不仅限于房屋四壁，还包括一系列更复杂的条件约束，如住房密度、农村和城市居所的地理边界及人类社会和行为的相互关系。

房屋非常零散的人类居住地也存在着屋尘生态系统。处于不同地理位置的屋尘系统，其物理和生物学特性存在微小的差异，如新南威尔士州（New South Wales）沿海红树林的某些单个小块，就形成了一个生态系统，它在物种多样性、群落结构、繁殖力和生物史等方面与佛罗里达（Florida）群岛的红树林存在着差异。尽管两者存在差别，但是都会被直接认定为红树林生态系统。

将整个地球视为由一系列子系统构成，具有地域性生物物理特征差异的单一屋尘生态系统的观念，要比将每间房屋视为自给自足、相互分离的屋尘生态系统的观念更加有用，这是因为它包括差异化分裂（differential fragmentation）的概念。这意味着从人类迁移的意义上说，一些住宅之间具有更强的连通关系。例如，在以色列的家居中，沙发中的螨类种群密度要远高于床上的螨类种群密度，这种现象归因于每天花费几个小时从事社交活动的居民，此现象同样发现于农业社区的家庭中。相比家庭规模小、住所中人很少、集聚性低、社交互动少的社区，在非常注重友情、亲情和社交的社区中的家庭，人类的交往更加频繁，螨类种群也会随之扩散，多见于地中海地区和中东地区的家庭。

第一节 生态学概念

生态学的英文“ecology”一词源于希腊文“okios”和“logos”，前者意为“住所”或“栖息地”，后者意为“学科”。1866 年，德国动物学家 Haeckel 提出生态学是研究生物在其生活过程中与环境相互关系的科学。1956 年，美国生态学家 Odum 把生态学定义为“研究生态系统和功能的科学”。Krebs 将不同物种之间的关系和生物及其生境之间的关系的概念包含在其中，并指出生态学是研究决定生物种群分布和丰度的相互作用的科学；换句话说，就是针对生物生存位置、种类、数量，以及如何与其他物种和生存环境相互作用的研究。

一、分布和丰度

分布（distribution）是指在空间和时间上的范围。测量分布的最简单方法就是对一个螨种的存在或不存在进行记录，对分布范围的测定包括对生物个体的计数。对尘螨物种分布的评价是在区域水平，即在规定的地理或地形区域进行，如不同的家庭、家庭中不同的生境（床上用品、地毯、家具）和同一生境的不同部分。一个物种的出现频率代表着其占样本中物种总数的比例，通常用百分比表示。在文献中，出现频率有时被称为“出现”（occurrence）或使用流行病学的术语，称为“发生率”（incidence）或“流行率”（prevalence）。一个特定物种的活体个体在一个特定的时间内占据一个特定的面积或体积就构成了种群。

丰度（abundance）通常是每单位样品中的物种密度，用“螨类浓度”和“螨类计数”来表示。种群密度（population density）用绝对估计值（absolute estimate）进行估算，即对单位生境内的所有个体进行计数。相对估计值（relative estimate），代表在单位样本中计数的个体数目。种群指数（population index），是根据废弃副产品（如粪便中鸟嘌呤或粪便中过敏原）数量推算种群规模的相对估计值。大多数灰尘样本均可估算出种群规模的相对估计值，但这并不是测量所有存在个体的方法。为了获得准确的、可重复的相对估计值，对每单位样本中的个体都必须尽可能精确地计数，单位的大小必须是恒定的，能够代表整个研究区域，并且对于生物体及其分布来说样本量是适当的。相对密度（relative density）表示一个特定物种的个体数量，用占样本中生物总量的百分比来表示。相对密度也指“优势”，即“在样本中，梅氏嗜霉螨具有 25%优势，而屋尘螨占 70%优势”。

一个物种存在与否取决于其行为和其他生物学因素，如捕食、寄生、竞争、疾病；还包括物理和化学因素，如温度、水分和氧气等。这些因素也与丰度差异的原因有关——迁入、出生率、死亡率和迁出之间的相互关系。

分布和丰度是不同的概念，但它们有时会被误认为是同义词。二者是互相独立的变量，但往往表现出相互关联的趋势。通常来说，一个物种的分布模式发生了变化，那么它的丰度也随之发生变化。

二、种群、群落和生态系统

生物与环境相互联系、相互作用，构成统一的整体，即生物系统（biosystem）。在生物学研究中，人们把研究对象分成不同的层次，从微观到宏观排列成“基因–细胞–器官–有机体–种群–群落”，各个层次和与之相互联系、相互作用的生物、非生物环境共同构成一系列的系统，即基因系统–细胞系统–器官系统–有机体系统–种群系统–生态系统。其中，生态学研究主要涉及有机体以上的层次，即种群（population）、群落（biomass）、种群系统（population system）和生态系统（ecosystem）。

种群是指在一定时间和空间内的同一螨种个体的总和。同一螨种的个体不仅因其同源共祖而表现出性状上的相似，如形态、行为、生理等，而且它们之间能够相互交配并将其性状遗传给后代个体。不同螨种之间则不能交配繁殖，此称为生殖隔离。同一种群的个体既没有形态上的显著差异，也不存在生殖隔离现象。种群也是不断变动的，这种变动既涉及密度、空间分布、习性、龄期组成、雌雄比例等结构性因素，又涉及行为、产卵能力和死亡率等功能性因素，总体称为种群动态。

群落是栖息在相同地域内不同螨种构成的总体。同一群落中的不同螨种，由于彼此间直接或间接地存在着互利共生、竞争、寄生、捕食，以及其他对抗性的生物学关系，群落中各成员之间往往保持一定的数量对比关系。群落的基本特征包括群落中物种的多样性、群落的生长形式、群落的时空结构、群落的种群结构、优势种（群落中数量多且活动性强而对群落的特性起决定作用的螨种）、相对丰度（群落中不同螨种的相对比例）及营养结构等。

生态系统是指在一定的时间和空间范围内，各种生物之间及生物群落与其无机环境之间通过能量流动和物质循环而形成的一个统一整体。生态系统是生态学上的一个重要结构和功能单位，具有能量流动和物质循环两大功能，由非生物环境因子、生产者、消费者和分解者共同组成。生物群落可能存在于不同的生态系统，每个生态系统都有其独特的生物群落，这些生物物种与其他物种和作为生态单位的环境相互作用。

三、生物多样性、物种丰富度和异质性

生物多样性（biological diversity）通常是指一定空间内生物的变化程度，该术语包括遗传多样性（即一个物种的基因多样性）、物种多样性（即在群落和生态系统中的物种丰富度和物种功能）和生态系统多样性（即在生态系统运行机制和组织中的多样性）等概念。物种多样性与尘螨生态学最为相关，物种多样性包括物种丰富度和功能的多样性两部分。

生物多样性用于描述在特定地点有多少种不同的生物。在尘螨生态学中，对物种多样性量化的最简单方式——物种丰富度（species richness），即样本中存在的所有螨种的数量，而不是更准确地检测在屋尘中真正存在哪些生物。样本量过少会低估物种多样性，因为稀有物种有可能采集不到，而过大的样本量则会高估稀有物种的重要性。从屋尘中分离出来的螨类已经超过 140 种。其中，大部分螨种是偶然被发现并记录下来，或者偶然由室外食草动物与室内植物引入室内，或者是由鸟类寄生虫、啮齿类动物和家养宠物引入的。屋尘中总是存在一些不知名的物种，它们的出现、丰度和分布可能被低估，因为它们或是被忽略或是被与更常见的物种相混淆。

单一家庭的物种丰富度很少超过 10 种。在取自地毯的尘样中，很难找到超过 5 种螨。大部分动物群落文献都没有清晰地记述在单个屋尘样本中的螨种丰富度，因为所有屋尘样本中的螨种丰度和多样性数据往往被记录成一个冗长的螨种名录。

异质性（heterogeneity）是结合相对丰度来衡量物种丰富度的尺度。在对屋尘样本中的物种进行计数时发现一个问题，就是无法区分稀有物种和普通物种。在温带地区屋尘样本中，几乎所有出现的个体可能属于同一个物种，虽然在屋尘样本中有可能总共有 4 个物种。在热带地区，发现的物种可能会更丰富，更有可能发现 3 种或更多的物种，可能还包括一些罕见的物种。后者比前者具有更高异质性或者更均衡的群落，有更多的物种出现并且它们具有同样的丰度。

作为衡量多样性的工具，物种丰富度和异质性在一定程度上被尘螨生态学家忽视，可能是因为从未出现过特别高的多样性。如果屋尘含有来自异质性相对较高群落的几个物种，这代表着患者所接触的变应原多样性可能比灰尘中仅有 1～2 个物种时要高得多。在生态学中，低物种丰富度往往是先锋群落（pioneering community）的一个指标，即在某一新的环境中最初出现的群落，一般不稳定。有证据表明，由于室内微观环境的限制，尘螨的群落几乎无限期地保持在这一起始阶段。一个同样合理的生态学假设是作为生境的屋尘在结构上过于简单以致不能维持过多的螨种。

关于物种多样性的估算方法，常见的一种是辛普森指数（simpson's index，D），这是一个非参数概率估算值，它依据的前提假设是：物种的多样性与随机选取的两个个体属于同一物种的概率成反比。辛普森指数通常以补集形式表示（即 1–指数），因此，辛普森多样性指数 = 随机取样的两个个体属于不同物种的概率=1–随机取样的两个个体属于同物种的概率。如果我们将群落中全部物种的概率合起来，就可得到辛普森指数 D，即

$$D = 1 - \sum_{i=1}^{S} P_i^2$$

其中，S 为物种数量，p_i 是物种 i 的个体数占群落中总个体数的比例，那么，随机取物种 i 两个个体的联合概率就为 P_i^2。辛普森指数的变化范围从 0（低多样性，单一的物种）至接近 1（1～1/S）。辛普森指数的倒数（1/D），变化范围是从 1 到 S。这是衡量异质性最有用的工具。比较苏格兰 Glasgow 地区、澳大利亚西部的 Perth 和 Bunbury 地区和哥伦比亚的 Cartagena 地区灰尘样本中的螨类多样性，发现 Cartagena 地区的床和地板中物种多

样性的几何平均数（分别为 2.13 和 2.03）显著高于来自澳大利亚西部（床 1.23、地板 1.16）和 Glasgow 地区（床 1.2、地板 1.07）的样本，这种情况符合热带地区比温带地区多样性高的规律，进一步研究发现 Cartagena 地区螨类群落中最常见、最丰富的种类是屋尘螨、热带无爪螨、拱殖嗜渣螨、非洲麦食螨和马来肉食螨，而在澳大利亚西部则为屋尘螨、梅氏嗜霉螨和害嗜鳞螨，在 Glasgow 地区则只有屋尘螨和梅氏嗜霉螨。

四、功能多样性：群落和食物网

群落（community）包括生活在特定地区或生境内的各种生物，当它们的物种丰富程度增加时，物种之间潜在的相互作用也加强。当可利用食物资源的数量和质量发生变化导致一些物种灭亡和其他物种迁入时，在群落中会出现演替和寄居的模式。群落常会遭受到搅动和惊扰，导致它们的特征和组成发生改变，并随时随地都可能产生稳定性和持续性的变化。

当一种生物捕食另一种生物时，能量和营养素在生态系统中发生了转移。食物链（food chain）由初级生产者（靠光合作用制造食物的植物）、初级消费者（以植物为食的动物）和次级消费者（以初级消费者为食的动物）构成。食物链互相链接形成食物网（food web）。屋尘生态系统缺乏初级生产者。有机体的基础种群是食腐生物，它们以死亡和腐烂的有机物为食，这些有机物构成了碎屑生态系统及其生境，是营养素和能量的主要来源。屋尘中的基础种群相对不为人所熟知，主要由细菌和真菌构成，虽然一些螨类也直接以碎屑为食。

五、寄居和演替

在一所新建的房屋内，无人进住时，在地板上没有螨类孳生，一旦有人进住，就会立即发现螨类，且大多数是死螨，这表明尘螨可能附着于入住者的服装进入了新建的房屋。大约在入住房屋一年后，螨类的种群就已经确立。如果新入住的房屋（0～24 个月）从开始就铺了地毯，那么入住时间和螨类变应原浓度之间就不存在相关性，并且也不会出现麦食螨数量随时间推移而增加的现象。

通过以前居所的家具、床上用品及衣服，螨类被携带进入新房屋。住进新建的房屋时，人们很少完全用新的材料进行装饰。科罗拉多洲（Colorado）丹佛市（Denver）是干燥的大陆性气候地区，这里的尘螨种群相对较低（每克灰尘约 40 只），除非是房屋中包含从气候更潮湿和螨种群密度相对较高的地区如加利福尼亚州（California）沿海地区、德克萨斯州（Texas）、田纳西州（Tennessee）和德国（Germany）等地运来的家具。在这些家具材料中，平均螨种群密度的变化范围是每克 100～360 个，但其种群密度在接下来的两年中会持续下降，直到接近丹佛市典型地区的基线水平。这个唯一的观察性“实验”数据证明，特定的区域具有由区域气候变量决定的螨种群内在“承载能力”。

寄居和演替（colonization and succession）的一个特征是寄居物种种群具有与其他物种相关的连续性变化模式。这是法医昆虫学中众所周知的现象，如果环境温度已知，不同功能群组的昆虫寄居在尸体上的不同阶段，可以作为准确推算死亡时间的准确方法。对日本东京新建公寓房间中的螨类种群模式进行长期的监测，在15周后，尘螨属（*Dermatophagoides* spp.）仍然没有在草垫子或地毯上建立起稳定的种群，这表明其大部分螨类随着居住者入住进入家中而后死亡；食酪螨属（*Tyrophagus* spp.）在草垫子中的种群飙升，从第5周开始出现在有人居住的卧室，从第7周开始出现在空置的卧室。食酪螨属以真菌为食，其种群密度的增长可能与床垫的稻草填充物中真菌种群的增长是同步的。跗线螨属（*Tarsonemus* spp.）的增长进一步支持了这种可能性，这种螨类仅以真菌菌丝的液体内容物为食；肉食螨属（*Cheyletus* spp.）以其他螨类为食，其数量也随着食真菌螨类的数量增长而增长。到了第14～15周，这两个食真菌螨类的种群数量开始下降，这可能说明食物资源、微观气候或其他一些变量发生了变化，比如竞争。

尘螨在新的房屋和家具中寄居，需要足够的生境、食物，以及适宜的微观气候，积累足够维系真菌和螨类生存的脱落皮屑可能需要超过几个星期的时间，所以研究尘螨孳生行为的适宜时间大概应在一年之后。

六、与分布、丰度相关的行为和扩散

螨类在选择生境时，其分布可能受到行为的限制。当屋尘螨暴露在立体双目显微镜灯光下时，它们在培养皿中向边缘移动并形成小的集群和堆，因为培养皿底部和边缘的连接处湿度最高。该聚集（clustering）效应被认为是末体背腺分泌并释放报警信息素来响应湿度降低的结果。释放信息素的螨成为聚集的中心。聚集是一种针对相对湿度降低的反应行为，因为与聚集周围的空气相比，密集在一起的螨类之间的空气里含有更大量的水蒸气。聚集后的螨类将进入休眠状态，这有助于减少因代谢活动而引起的水分损失。利用这种对湿度和热度的聚集反应，可以判断该容器的湿度太低，应增加湿度。同时，使用能发热的灯对聚集行为进行人为干扰，可以从培养基中分离出螨类。光导纤维冷光源通常用于观测螨类，而不适用于诱导螨类聚集行为。

用苏丹红7B对活体粉尘螨进行染色后，将其释放到沙发上，这些被标记的螨从家具向服装上迁移，然后再迁移到房子的其他区域，在10天左右的时间里扩散至家庭汽车中。因此，螨类很容易在家中的微观环境之间迁移，而服装则是其迁移的载体。

第二节　气 候 变 量

尘螨生态学涉及气候变量，尤其是温度和大气中的水含量以及两者之间的相互作用。例如，尘螨的宏观栖息地受家庭微气候的影响，而这种微气候是由当地的地形气候（受海拔高度、海岸距离和地形影响）和家居特征（如太阳辐射、绝缘特性和加热、冷却及通风系统等相关方面）决定的。把握这两组因素在每个尺度上的相对重要性有助于理解尘螨种群空间变化的模式。

温度和湿度是影响尘螨和其他陆生节肢动物分布和丰度的重要因素，即使有充足的食物，如果气候造成身体损失的水分大于摄入的水分，那么节肢动物就无法生存。比较温度和湿度对尘螨分布和丰度的影响，多数学者认为湿度要比温度更加重要，甚至会忽略温度因素，但由于空气的干燥程度取决于温度，因此湿度始终不是一个独立的变量。

一、温　　度

温度（T）是衡量热能的尺度，热能可以衡量分子运动速度。在较高的温度下，尘螨体内分子的运动速度加快，所以化学代谢反应也更迅速，发育和繁殖所用时间也比低温时更短。空气温度影响水分子的运动速度、水蒸气压力、水蒸发和冷凝的速率。

二、水蒸气压力和蒸汽压力亏缺

空气是由分子距离较远的多种气体混合构成，可以容纳大量的水蒸气。在一定体积的水面上方的水蒸气压力（water vapour pressure）取决于水的温度，而不是其他气体的存在，混合在一起的各种气体的运动是彼此独立的。在水和空气之间达到平衡状态时，即逸出表面的分子数量与被捕获的分子数量相平衡时，由水分子产生的压力称为饱和蒸汽压（saturation vapour pressure，e_s）。如果将饱和蒸汽压的概念理解为是一定体积的空气容纳水分子达到极限时的水蒸气压力，这样理解是完全错误的。饱和蒸汽压是水面上空气中的蒸汽压力，此时水的蒸发量等于冷凝的量，并且不涉及其他部分的空气。换句话说，如果逸出的分子比被捕获的分子多，那么水分就蒸发了。如果被捕获的分子比逸出的分子多，水就会由于凝结而增加。随着温度的升高，水分子因更加活跃而蒸发，e_s也会升高。随着越来越多的水分子出现在水面上方的空气中，凝结的机会也会更大——空气中的水分子与水面碰撞的机会也越大——直到最终蒸发率与凝结率达到平衡。在此时点，空气是饱和的。因此，e_s随着温度的升高而增大，增加的速率可在湿度表中查到，具体见史密森气象表（Smithsonian Meteorological Table）。

在温度已知的情况下也可用下列公式估算：$e_s=6.1+0.27T+0.034T^2$。其中，饱和蒸汽压（水蒸气压力、蒸汽压力赤字）以百帕（hectopascal）来测量（hPa：100 帕斯卡，1 毫巴）。从水面上的饱和压力表中可以看出，e_s伴随温度的上升呈指数性增加，温度每上升 10℃饱和蒸汽压就会增加一倍：在 0℃时为 6.1 hPa，在 10℃时为 12.3 hPa，在 20℃时为 23.4 hPa，在 40℃时为 42.4 hPa。注意这些值要大大低于大气压，大气压在海平面约为 1000 hPa，它代表每平方米地球表面上承载的大气重量。

蒸汽压（vapour pressure，e）是在一定温度下，一定体积的不饱和空气中水分子产生的压力，它不直接与空气中含有的水分子总量成正比。可根据温度和相对湿度计算出蒸汽压力。蒸汽压和露点随着海拔的升高呈指数降低，如用它为基础来比较海拔明显不同地方的水蒸气，将会产生偏差。

蒸汽压亏缺（vapour pressure deficit，D），也称为饱和赤字，是在一定温度下空气中饱和蒸汽压和蒸汽压之间的差值，即 $D=(e_s-e)$。D 与纯蒸发率（net evaporation rate）成比例，并可能是由混合比推算出来。这一术语（e_s-e）是指在一定空气温度下的饱和蒸汽压，而同一术语在 Dalton 蒸发率方程（Dalton's equation）中指的是在一定水面温度下的饱和蒸汽压，指蒸汽压差（vapour pressure difference）。通常来说，由于空气和水的温度非常相近，可以将水蒸汽压亏损与蒸发相关联。

Dalton 蒸发率方程（E，用毫米/天来表示）：$E = K \cdot u\ (e_s - e)$。其中，u 是用米/秒表示的风速，K 是根据风速测量地点的风湍流、表面粗糙度和海拔确定的一个常数，大约接近 0.2（当蒸汽压力用百帕表示），但 K 与风速成反比，所以 $K \cdot u$ 大约是 0.5 毫米/天。其与尘螨生态和水平衡的关系与室内外蒸发率差异有关。在相同的水蒸气压力赤字下，室外的空气可能比室内的空气更干燥，因为它更可能受到风的干燥作用的影响，这就如同在炎热的气候条件下在室内使用电风扇空气会非常干燥一样。

三、相 对 湿 度

相对湿度（RH，或 U）是蒸汽压力（e）与饱和蒸汽压力（e_s）的比值，是用百分比表示的当前空气中水蒸气的量与一定温度下空气中最大水蒸气量的比值，即 $U = 100\%\ (e/e_s)$。需要注意的是，水蒸气压力亏缺代表饱和蒸汽压力与实际水蒸气压之间的差值，而不是与相对湿度一样的比值。要计算某地相对湿度的近似值，如果当地没有记录相对湿度测量值的气候站，可采用如下公式：$U = 100 - 4\ (T - T_d)$。其中，T_d 是露点温度。在衡量空气中水蒸气含量时，相对湿度是一个比较差的指标，这是因为即使空气中水蒸气量并不发生改变，饱和蒸汽压也会随温度的变化而变化。随着温度的升高，饱和蒸汽压也会升高，所以当蒸汽压力相同而温度较高时，相对湿度就会较低。这意味着相对湿度值并不能代表空气中水分含量的多少，除非将空气的温度一并考虑。然而，应该指出的是，所有对大气水含量的测量都与温度密不可分。例如，墨尔本 1 月份的日平均温度是 19.9℃，平均蒸汽压是 12.9 hPa。在 19.9℃时，水面上的饱和蒸汽压为 23.2 hPa，所以相对湿度是（12.9 / 23.2）×100% = 55.6%。当蒸气压力相同且气温增高 1℃时，相对湿度是（12.9 / 24.7）×100% = 52.2%。

与其他测量大气中水分的方法相比，相对湿度一天之中的变化很大。这导致使用相对湿度推算蒸汽压力或露点欠妥。气象站通常是在上午 9 点和下午 3 点采集数值，但是气温则通常是测量每天的最大值和最小值，两个值可能出现在一天中的其他时间（如中午和黎明前），这样得出的估算值很可能与对应上午 9 点和下午 3 点温度的数据有相当大的差异。使用相对湿度的另一个缺点，特别是在使用区域气候数据时，不能直截了当地计算出相对湿度值的平均值。不能够简单地将一个特定气候站的上午 9 点和下午 3 点的相对湿度读数相加而后除以 2 来得到日平均值。将每小时的相对湿度读数精确到 5%，得出一个 24 小时的平均值，它会与日最高值和最低值的平均值相差甚远。将一定体积的温度为 10℃、相对湿度为 50%（即蒸汽压为 6.2 hPa）的空气与等体积的温度为 30℃、相对湿度为 75%（即蒸汽压为 31.8 hPa）的空气混合，将会得到温度为 20℃、蒸汽压为 19 hPa（6.2 和 31.8 的平均数）的空气，这样，空气的相对湿度变为 85%，这个值比 63%（即 50%和 75% RH 的平均值）高 22%。这种差异是由于相对湿度是一个比值，不能将它视为可以平均化的等级变量。解决这一问题的办法，是将蒸汽压力取平均值。

仅仅以相对湿度衡量大气水蒸气量似乎欠妥，因为其对温度的具有一定的依赖性。假设蝎子洞穴底部的空气温度是 15℃，相对湿度是 90%。空气中的水蒸气压力是 90×17.04

hPa（即 15℃时的 e_s）÷100 = 15.3 hPa。如果洞穴外的空气温度是 28℃，相对湿度只有 50%，即 18.9 hPa，水蒸气会从高压区向低压区移动，进入相对较冷的洞穴，这样洞穴中保持了高湿度。这一现象对于陆生节肢动物的生态具有普遍的重要性，同样适用于尘螨微生境，如对床垫中微气候的测量。尽管存在这些不足，相对湿度还是被广泛地用作与尘螨水平衡及其种群动态相关的水含量指标。

四、绝对湿度

绝对湿度（ab solute humidity，简称 AH 或 d_v）是每立方米空气中水的重量（克），其依据特定的湿度计算而来，与混合比和空气密度的值大致相同。史密森气象表可用于绝对湿度和相对湿度之间的转换，绝对湿度和蒸汽压力之间的关系是 d_v= 217e/T_k，此处 T_k 是用开氏温标表示的温度。因此，蒸汽压为 10 hPa 并且温度为 10℃（= 283 K）的空气的绝对湿度为 7.7 克/立方米。如果空气是饱和的，在 10℃时的饱和蒸汽压力是 12.3 hPa，所以绝对湿度为 9.4 克/立方米，相对湿度为 81.9%（7.7÷9.4×100%）。绝对湿度与相对湿度之间的关系是 d_v= p_w RH%/100。以墨尔本为例，19.9℃时的饱和水蒸气重量（p_w）为 17.2 克/立方米，而 1 月份每日平均绝对湿度是（17.2×55.5）/ 100 =9.546 克/立方米。

五、露点温度

露点温度（dew point temperature，T_d），是指达到蒸汽压等于饱和蒸汽压时空气需要冷却到的温度。换句话说，它是露水形成所需要的空气温度。有人将 T_d 解释为从冰箱里拿出来的、露水刚刚从表面消失的饮料罐的温度，并举了一个海绵的比喻，即浸满水的海绵代表饱和空气，而未浸满水的海绵代表不饱和空气。如果未浸满水的海绵受到挤压，体积会变小，就像空气冷却时其所含的水蒸气量减少一样。当海绵被挤到其中浸满水的那一时刻，就好比达到了露点。如果再继续进行挤压，会引起水分渗漏，这就好比露水凝结。

露点可以通过观测每日最高和最低温度的图或表来估算，或通过蒸汽压和相对湿度进行推算。以墨尔本为例，空气的蒸汽压为 12.9 hPa，温度为 19.9℃。因此露点是饱和蒸汽压等于 12.9 hPa 时的温度，从史密森气象表来看，这个温度是 10.7℃。

某地每月平均露点温度可以通过气象站观测的最高、最低平均气温和海拔进行估算：$T_d = 10.9 + 0.63\,T - 0.53R_d - 0.35\,R_{ann} - 0.0023\,h$。其中，$T$ 是平均温度，R_d 是温度的平均每日变化范围，R_{ann} 是最热和最冷月份平均温度的差值，h 是海拔（米）。

露点用摄氏度来计量，所以很容易将其与空气温度进行比较，以确定邻近饱和状态。露点是体现大气中水含量的一个很好的指标，因为它具有明确的概念性的物理学基础：空气越干燥，露点越低，并且每日最低温度与最高温度之间的变化范围越大。

六、混　合　比

混合比（mixing ratio，r）是指在一定体积空气中的水蒸气和干燥空气的质量比（用克/千克来表示），与蒸汽压力（e）和大气压力（p）直接相关，$r = 622\ e/p$ 或 $e = r \cdot p/622$。其中，622 是水分子与空气分子分子量的比值。因此，在大气压为 1010 hPa、蒸汽压为 10 hPa 时，空气的混合比为 6.16 克/千克。如果已知一定温度下的空气的混合比，就可以计算出蒸汽压亏损（D）。例如，如果 $T = 10$℃，$r = 6.16$，那么蒸汽压（e）$= 6.16 \times 1010 \div 622 = 10$（hPa）。在气温为 10℃时，$e_s$ 是 12.3 hPa，所以 D 是 12.3–10= 2.3（hPa）。

七、蒸　　发

蒸发是指物质从液态转变为气态。就水的情况来说，来自海洋的水蒸发决定着大气中水的含量，因此也影响着大气湿度。陆地区域的蒸发率（E）可以用来粗略估算空气的干燥程度，可以用 Linacre 发明的公式来估计，只需要每日平均最高和最低温度、海拔高度和地点的纬度。

$$E = \frac{700T_m \div (100 - A) + 15(T - T_d)}{(80 - T)} \text{(mm/ d)}$$

其中，$T_m = T + 0.006h$，h 是海拔高度（m）；T 是平均温度，A 是纬度（十进制的纬度），T_d 是平均露点温度。在降水量至少是 5 mm、（$T–T_d$）至少是 4℃的前提下，（$T–T_d$）的月平均值可以通过以下经验公式进行估算：

$$(T - T_d) = 0.0023h + 0.37T + 0.53R_d + 0.35R_{ann} - 10.9 \text{（℃）}$$

其中，R_d 是温度的每日平均变化范围，R_{ann} 是最热和最冷月份的平均温度的差值。

第三节　屋尘生态系统

屋尘生态系统是由人体脱落的皮屑、微生物和螨类组成的屋尘食物网。屋尘中细菌、真菌、螨类、昆虫具有丰富的多样性，它们适宜的温度和湿度也不一样。

一、微　生　物

屋尘中的细菌可能来自脱落的皮肤、室外空气、人类肠道和呼吸道。属于皮肤正常菌群的细菌包括革兰氏阳性菌类如金黄色葡萄球菌（*Staphylococcus aureus*）、白色葡萄球菌（*S. albus*）和链球菌类如链球菌属（*Streptococcus* spp.），革兰氏阳性杆菌类如棒状杆菌属（*Corynebacterium* spp.）、放线菌类如分枝杆菌属（*Mycobacterium* spp.）。从螨类消化道中分离出多种细菌，包括芽孢杆菌属（*Bacillus* spp.）、葡萄球菌属（*Staphylococcus* spp.）和棒状杆菌（*Corynebacteria*）。从尘螨体内分离出无色杆菌属（*Achromobacter*）、黄杆菌属(*Flavobacterium* spp.)、假单胞菌属(*Pseudomonas* spp.)、丙酸杆菌(*Propionibacterium*)、沙雷菌属（*Serratia* spp.）、柠檬酸杆菌（*Citrobacter*）和肠杆菌（*Enterobacter*）。从室内空气、灰尘和尘螨中分离获得白色念珠菌（*Candida albicans*）和糠秕孢子菌属（*Pityrosporum* spp.），两者都是与正常皮肤菌群有关的酵母菌。屋尘中的霉菌种群比细菌更为人们所熟悉，虽然很难找到有关屋尘中霉菌生态的有用信息，但是有许多文献记述在房屋和其他建筑物中发现的真菌。在房屋中还发现了属于支顶孢属（*Acremonium* spp.）、链格孢属（*Alternaria* spp.）、曲霉属（*Aspergillus* spp.）、金孢子菌属（*Chrysosporium* spp.）、枝孢霉属（*Cladosporium* spp.）、曲霉菌属（*Eurotium* spp.）、镰孢霉属（*Fusarium* spp.）、毛霉属（*Mucor* spp.）、青霉属（*Penicillium* spp.），根霉菌属（*Rhizopus* spp.）、帚霉属（*Scropulariopsis* spp.）、短穗葡萄属（*Stachybotrys* spp.）、木霉属（*Trichoderma* spp.）和其他几个属的种类。其中，曲霉属、金孢子菌属和青霉属中的种类都是屋尘中相对重要的寄生真菌。

二、节 肢 动 物

如果不以其他微生物为食，屋尘中螨类几乎不可能摄取有机物。腐食性或食碎屑性已演变为一种在有机物中获取微生物食物的途径，包括麦食螨、粉螨和食甜螨。跗线螨是前气门目（Prostigmata）的成员，它们都是食液体生物，具有可以刺入真菌菌丝体的锋利螯肢。屋尘中的跗线螨亚目包括食真菌跗线螨属和狭跗线螨（*Steneotarsonemus*）。

尘螨的主要捕食者是肉食螨，尤其是肉食螨属。这些大型螨类用它们强壮的触须捕捉体型较小的螨类，将它们的刺状螯肢刺入对方身体并吸出体液。对大多数尘螨类种群来说，肉食螨并非主要限制因素，因为不是在每个家庭中都存在肉食螨，即使存在肉食螨，它们的丰度似乎也比达到捕食者-猎物的平衡所需的水平要低得多。肉食螨可能比麦食螨对于水分损失更加敏感。

三、家用纺织物、床及床上用品

人体脱落的皮屑携带着病毒、细菌和酵母，离开温暖、潮湿的人体环境，由于温度和湿度明显下降，其中的一些会死去。其他生物，特别是腐败真菌，能够抵御干燥、低温的环境，能够在脱落皮肤表面寄生并开始利用食物资源——脂质、蛋白质、碳水化合物等。寄生真菌在皮屑上的出现，给食真菌性动物的寄生带来机遇，这样就出现了螨类。人类家居中碎屑生态系统的成因有所不同，原因是人类在服装上使用了绝缘材料，首先是使用未经加工的兽皮和植物，后来使用的是纺织品。

如果没有人体脱落皮屑就可能没有尘螨，但如果没有供人体皮屑附着、沉积的纺织物，也不会有尘螨。纺织物不仅为人体脱落皮屑提供附着作用，而且可以对聚集的碎屑和以碎屑为食的生物进行缓冲分散，使之抵御低湿和低温。织造技术的进步和织物产品在家居中的使用对于尘螨和人类之间关系的演变十分重要。

鸟羽毛因寄生有种类多样、数量丰富的蜱螨而著名，而羽螨已被证明可致敏。最早、最著名的论述床上用品与哮喘相互关系的报告为一位 Hamilton 的患者（约 1511～1571）。

Hamilton 是由意大利医生 Cardano 治疗的慢性哮喘患者。经过一段时间的全面观察，Cardano 建议用密织丝绸将大主教的羽绒床垫覆盖起来，使用皮革面的枕头并改变饮食习惯，其后患者的哮喘症状就出现了好转。这个病例经常被引用为规避变应原的首次记录。在其后的 400 年里，人类对变应原的认识仍然不够充分，直到 1873 年 Blackley 出版了有关花粉和枯草热的著作。

四、真菌与螨类的相互作用

屋尘生境中的颗粒是指由人体脱落的皮屑和管状菌丝及螨类球状粪便颗粒组成的混合体。在实验室培养螨类的人都非常清楚新、旧环境下基质的显著差异。粉碎和生成粪便颗粒的过程大大增加了可供微生物寄居的有机碎屑的表面积。真菌孢子被尘螨摄入，完好无损地通过其肠道，在粪粒中浓缩，在被排泄出体外后能够发芽，产生菌丝和实体菌体。从真菌的角度看，粪便颗粒提供了一个自给自足的资源包，包括以未消化食物、剩余的酶类、消化细胞的残渣形式存在的营养素和一些残留水分。真菌对粪便颗粒中营养素的处理和转移会导致真菌种群密度增加，同样，尘螨种群也会因可食用的真菌数量增多而增长。如果真菌以尘螨粪便颗粒作为食物来源，这在一定程度上可用于解释变应原的转移和降解，以及变应原浓度的季节性变化。土壤螨类对真菌的掠食能促进菌丝的生长和真菌对脱落皮屑的预消化能力，使它们更容易被螨类消化、吸收。

五、螨类的相互作用：捕食者和猎物

螨类的相互作用主要是肉食螨的消费作用：捕食者–猎物的相互关系。普通肉食螨（*C. eruditus*）在 25℃时平均每天消费 0.7 个害嗜鳞螨；转开肉食螨（*C. aversor*）伏击并抓获粉尘螨，大约经过 20 秒，猎物全身麻痹，这表明其体内可能有一种毒素，使它们可以攻击比自已大得多的猎物，15～30 分钟后，猎物的体液被吸取干净。28 次捕食只有 2 次成功（成功率为 7%），这表明粉尘螨也有一定的防御、抵抗能力，可能是从末体侧腺中释放化学物质，或使用粉尘螨的长背末体刚毛进行机械性防御。转开肉食螨采取的伏击方式表明猎物的密度与相遇的可能性和捕食的成功率相关。

六、尘螨种间竞争

对屋尘螨和粉尘螨混合种群的生长情况进行观察，发现如果将屋尘螨引入梅氏嗜霉螨的生长群落，将导致后者数量下降，而前者数量不会受影响。这种情况出现的原因尚不明确。将粉螨属和食甜螨属分别加入尘螨属的生长群落时，只有尘螨的种群增长受到了抑制，这可能体现了增长较快螨种抑制增长较慢螨种的趋势。对屋尘螨、粉尘螨和梅氏嗜霉螨的混合生长群落中的种群增长进行观察，发现梅氏嗜霉螨抑制其他螨种种群数量增加。

第四节 微生境尺度

孳生在房屋内的螨类种群可在与人类无关的栖息地中出现。麦食螨生活在鸟类巢穴中，粉螨生活在土壤和植物凋落物中，它们与昆虫和小型哺乳动物相关，而食甜螨生活在哺乳动物的巢穴中。没有哪个螨种是人类居住环境所特有的，因为房屋与螨类的其他栖息地拥有共同的特征，使它们适合螨类的生存。相比土壤和植物凋落物，在鸟类和哺乳动物的巢穴和皮毛中，这些特征更加明显。这里有温血“房主”产生的足够的热量和水分，并有足够的食物：“房主”食物的残渣，加上“房主”的排泄物和分泌物（粪便、皮肤鳞屑、油脂）及寄生其上的真菌和细菌。

一、屋尘的性质

尘螨生活在由角蛋白、纤维素和甲壳素等大分子占主导地位的微生境中。在扫描电子显微镜下，由纤维、颗粒和鳞片构成的屋尘呈现不规则、混沌的外观，但其组成复杂，足以为简单的群落提供食物和栖息地。在家用纺织品上发现存在尘螨，包括服装、软质玩具和家具。

屋尘包括脱落的人体皮肤（角蛋白的来源）、真菌菌丝体（甲壳素和螨本身角质层的出处）和织物纤维材料（纤维素的来源），还包括来自土壤和建筑材料的各种矿物颗粒、来自木材和纸张的纤维、发泡橡胶和塑料的碎片及食物颗粒（谷类和面包屑、来自油炸食物的脂滴等）。借助手持放大镜、小刀和打火机等工具，对从真空吸尘器袋里抖出来的大约1克的地毯灰尘进行快速检验，发现了以下成分：巧克力片、瓜子、花生壳、指甲、木炭、意大利面条的片段、纸屑、草籽、树皮、叶子碎片、黏土、沙子、云母、铁锈、人类的毛发、面包屑、核桃仁、皮肤的鳞屑、尼龙纤维、羊毛、棉花、木材碎茬、油漆剥落物、昆虫碎片、稻米残片、灰尘及干酪皮，其中的许多有机成分是真菌和螨虫的潜在食物来源。

二、屋尘组成的空间和时间差异

当从乳酸与木质素的混合灰尘悬浮液中分离出螨类时，发现床和地毯的灰尘成分差异显著。在床尘里，几乎全是大小和形状一致的脱落皮屑和一些织物纤维，而在地毯的灰尘里，往往含有更多样的成分，包括更重的大颗粒物质。以屋尘作为食物来源，成分组成可能会影响其作为尘螨微生境的适宜性，不仅对尘螨，对真菌而言也是如此。每种成分的含水量不仅会影响螨类日常摄入的水分量，也会影响灰尘的保水能力，因此也会影响灰尘的湿度。

随着时间的变化，屋尘的组成有可能发生改变。在机动车普及之前，马是最常见的交通工具，城镇街道上的灰尘主要是马粪，这些灰尘进入人们居住的房屋，成为室内尘土的一部分，女性的拖地长裙会将这些马粪从街头带进房屋。街道上的马粪分解会使腐生真菌和放线菌繁殖，还会使细菌孳生并产生内毒素，这能够刺激机体产生内源性免疫并抑制致敏原的产生，并增加哮喘的严重程度。马还会产生大量的表皮鳞屑和汗水，而且一些鳞屑会充斥在房尘中。*The Lancet* 在 1861 年 10 月第 19 期的社论中提出屋尘中的马粪是引发病症的原因。

其他随时间变化的成分包括土壤和合成材料。尼龙纤维和合成家具泡沫已成为屋尘的重要组成部分。现代城市的屋尘成分中，土壤颗粒已不似过去那么常见，因为现在未铺砌的道路已不多见。但在世界上的许多地方，道路仍然是未铺砌的，且房子的地板是由夯土制成。如在印度，班加罗尔郊区的家居中采集的屋尘样品中含有大量的风积土，床上的灰尘是红棕色的，而不是通常的浅灰色。在干旱地区，沙尘暴发生时大量的表层土壤从空中落下，这些土壤可以进入房屋。尘土颗粒的意义在于其中所含的黏土矿物具有使蛋白质与其他有机物在其表面结合的能力，从而使它们比从空中落下时更有可能留在尘埃里。目前，还没有针对螨过敏原与房尘中黏土矿物结合的性质和程度的研究报道。

三、微生境和空间异质性

尘螨寄生在床、地毯、枕头和室内装饰物上，如果室内环境潮湿，它们也会在墙体上的霉菌中生长，所有这些寄生地都是连续的，只有我们人类才视其为不同的实体。对于尘螨来说，栖息地的主要制约因素是温度、湿度和食物，毫无疑问，还有很多目前未知的其他需求。由于将栖息地区分为家具和装修类型较为简便，故大多数研究人员在研究家居中螨类的分布和丰富时常按此进行分类。然而，这种方法往往忽略了空间异质性因素，而这种因素决定了栖息地是否适合尘螨种群的生存和繁殖。换句话说，一个床垫或地毯的所有部分并不是对所有尘螨都适宜。

四、微　气　候

在生物学术语中，微气候（microclimate）通常是指一组特定生物体孳生地的温度、湿度和空气压力。气象学中定义略有不同，在气象学中，微气候指的是地面上几十米范围内的气候，是与中气候（mesoclimate）相对应的概念，中气候是用于描述特定区域的气候的术语。

室内微气候是尘螨生态学的重要因素。对室内湿度、通风和螨种群密度的深入研究，明确了绝对湿度为 7g/kg 是螨暴露的风险阈值。绝对湿度超过此阈值时，螨种群密度可能会明显升高。

对三张床的湿度进行了 24 小时监测，发现当有人躺在床上时，床的相对湿度上升，这种上升与温度不相关，这表明水分是由床上的人产生的。通过监测床内部、外部的温度和湿度以及螨种群密度的波动，并对英格兰苏塞克斯郡（Sussex）Hughes 地区的小屋单人床每天上午的温度情况进行为期一年的监测，结果发现，温度和湿度在春末和夏季增加，螨种群密度也会相应增加；当有人躺在床上时，相对湿度会下降，但在人离开后，不久就会与周围空气达到平衡。这项研究表明，床的温度和湿度在每日范围内的波动及季节性波动与螨种群的季节性变化相关。

以双层床垫（9 m×0.24 m）为采样点，对其温度和湿度进行监测，发现孳生于床不同部位的螨种存在多样性，螨种丰度也存在差异。在微气候中，最高的昼夜波动出现在人睡觉直接接触的部位，即在床垫的左边，床中心的相对温度高且干燥，这里的螨类最少。大多数螨类出现在温暖、潮湿的脚的一端，头的一端是温度最低且最潮湿的，也是波动最小的，因为这种波动已被枕头所缓冲。每小时平均相对湿度的剧烈波动是由皮肤升温后出汗引起的，特别是在睡眠的后 3 小时。

在生物学术语中，在固体表面上方 1 毫米左右的空气薄层称为边界层。根据房间的空气湿度，构建了与潮湿和干燥的基板接触的边界层模型，并预测在潮湿基板上方如果距基板的距离超过 2 毫米，那么湿度梯度会降低 25%～50%。进一步观察发现，边界层比室内空气更加湿润，因此通过降低室内空气湿度控制尘螨会成败参半。这种方法的前提是假设将室内空气湿度降低到螨类失去身体水分的程度，尘螨就会脱水，遗憾的是通过降低室内空气湿度控制尘螨，所需降低的幅度可能远远超出人们的预想。边界层效应对尘螨及其变应原会产生重要的影响，如果水蒸气从表面持续蒸发，边界层的湿度将会始终比在边界层以上的空气更适宜螨类。如果表面温度比边界层以上空气的温度更高，那么与穿过边界层的空气相比，它将会有空气压力和空气湍流的差异。螨类和含有变应原的粪便颗粒一般都存在于边界层中。通过建立床上用品和地毯温湿条件的预测模型，整合两个非常复杂的现象，即温度、湿度和尘螨种群动态，从而证明了对恒定温度和湿度下的尘螨种群生长和水分损失进行实验室研究不符合自然规律。

五、尘螨在床上的分布和丰度

关于螨类丰度的估计都是相对的，只表示所采集的单位样本中螨类数量，例如，在 2 分钟内从 0.25 平方米灰尘中采集的样本。绝对种群估计值（absolute population estimate）是单位栖息地的螨类数量，即在 0.25 平方米面积中的所有螨类。相对估计可能只体现螨类总量的 0.5%～5%，所以，绝对种群估计值是体现微生境中螨类分布和数量的更有价值的指标。对于尘螨来说，使用绝对种群估计值的逻辑限制因素（logistic constraints）使它在微生境的应用受到了限制，这种方法往往是破坏性的，需要肢解和移除微观栖息地的一部分。

拆开内装弹簧的床垫，对单位面积的布床垫罩和上表面下的底层棉纤维物中的所有螨类进行计数，发现大多数螨都在距表面 5 毫米之内。这种床垫的中心由含气空间和弹簧构成，所以不能提供合适的栖息地。对旧聚氨酯泡沫床垫的不同垂直层进行研究，发现大多数螨在表面上下 8 毫米的空间内活动，适宜作为螨种群栖息地的空间可深达 20 毫米。为了应对电热毯的热量，螨类会迁移到聚氨酯垫的更深层。在床垫顶部的 1.5 厘米中，使用取芯技术（coring technique）得出的床垫中螨虫的绝对估计值是每平方米 8200～26 000 只，而使用真空采样技术得出相对估计值是每平方米 3～46 只，即总种群的 0.5%～1%。

床垫中的螨类看起来比较靠近表面，但哪个表面能提供最适宜的条件呢？对床垫中屋尘螨和粉尘螨的微气候和种群情况进行了为期一年的每月监测。结果显示，其中并没有螨种的分层，在上表面发现的螨最少，底部比上表面略多，而大多数是分布在侧面。这种种群的差异是由上表面的温度和湿度波动更大引起的。

对英国 Glasgow 的 60 张床和床上用品的各层进行调查研究，它们有的薄到只有两条毛毯加床垫、沙发，有的厚达 11 层，包括床单、毛毯和棉被等。将这些层分为“表浅层”（即鸭绒被、被子或最顶层物品）、“中间层”（即所有盖在人身上的其他层）、“较低层”（即在人体下方的各层）和枕头，结果发现，螨类在中间层的数量最多、在较低层的数量最少，层数与螨种群密度之间没有相关性。

横断面采样研究发现，大多数螨类都靠近床垫边缘，床垫头部和中间部位孳生螨类数量更多，但水平分布和丰度受形成螨类隐蔽场所的接缝和按钮的影响。对 5 张床垫上表面进行采样，从每张床垫的 28 个样品中采集了合计 100 平方厘米的区域，发现头部一侧、中间、脚部一侧和每张床垫的长边的螨类丰度都是相似的，每个样品中含 80～100 只。同一张床垫上同时含有屋尘螨和粉尘螨时，大多数粉尘螨分布在靠近墙边的一侧，而大多数屋尘螨分布在另一侧。

对床垫中螨的空间异质性和微观气候进行研究：每 2 个月对每个采样点进行 4 次取样，结果在床上发现了 18 种螨类，其中屋尘螨、跗线螨、家食甜螨和普通肉食螨 4 种活螨在多个采样点中反复多次出现。微气候和螨类丰度之间存在着复杂的关系，如高温、干燥的采样点中的螨类数量往往少于温暖、潮湿的采样点，温度、湿度和丰度并没有简单的联系。头侧和脚侧采样点中的螨类数量往往比中央采样点更多，而边缘采样点中的螨类数量比中间采样点更多，尤其是在与睡眠区域相对应的区域。在不同的采样点并没有明确的丰度变化模式。因此，尽管存在着相当大的昼夜波动，床垫大部分部位的平均微气候都在允许螨种群延续的条件阈值以上。为了对此进行检测，将每个采样点的每小时平均温度和湿度记录绘制成屋尘螨预计 CEA 的回归线。在 171 次记录中，只有来自 4 个样品的 43 次记录在回归线以下。因此，75%的相对湿度是适宜的。即使在气候可能较干燥的样方，这种干燥的情况也只是在一部分时间内出现，大多数是在床上有人的时候。泡沫、木棉和弹簧床垫之间螨类数量存在差异，而羊毛床垫和弹簧床垫之间没有差异。使用年限低于 5 年的床垫中螨类要少得多。

六、地毯和沙发等家具中尘螨分布和丰度

有关卧室地毯和家中其他位置地毯中螨类的研究文献较少。在同一个研究中，对卧室和客厅的地毯进行采样，结果显示种群密度没有显著不同。

在日本，公寓区卧室和客厅地板覆盖着榻榻米和（或）地毯，而在传统的家庭里覆盖的是木材或乙烯塑料。在潮湿的榻榻米中，粉螨和肉食螨会大量繁殖，这些螨类已被发现可以咬人。在地毯中粉尘螨比屋尘螨更多，表明与榻榻米相比，地毯相对干燥，因为粉尘螨可耐受较低的湿度。铺有地毯的地板具有较低的导热系数和湿度调节能力，往往比榻榻米更干燥，在其上面粉尘螨往往在数量上占优势，而屋尘螨在榻榻米上占优势。地毯热传导性较低，而榻榻米和木地板的热传导性较高。

在以色列，沙发（长椅）上孳生的尘螨数量是床上的 2 倍，而在干燥的贝尔谢巴（Beer Sheva）和耶路撒冷（Jerusalem）地区，这个比例分别增加到 5 倍和 8 倍。沙发上螨类种

群的大量繁殖是由于居民每天花几个小时坐在沙发上，招待客人、看电视、休息和阅读。

床和地毯孳生螨类的密度平均比是 2.7。换句话说，平均每克床尘孳生螨类为 1884 只，而平均每克地毯尘孳生螨类为 601 只，前者是后者的 3 倍。但这是基于单位重量尘样的种群密度，不是对家居中螨种群总数的估计。在一户安装有地毯的 3 间卧室的房子里，地毯的表面积是 50～100 平方米，而床的表面积（假设有两张双人床和单人床）只有 10～15 平方米，如果忽略床中和地毯中灰尘密度的差异并考虑单位重量和单位面积的螨类密度的比例，以非常粗略的方法估计，铺设地毯后将使室内螨种群总数增加 1.62～2.1 倍。

第五节　宏观栖息地尺度

纵观人类居住的历史，人们一直努力缓解极端气候，如热、冷、降水、湿度、干旱等对自己家园的侵害，能够调节并维持气候因素使其适应居住者是人们对家居的基本要求。然而，世界上绝大多数住宅都难以满足这一基本要求。尘螨生态学中更复杂的问题之一，是单个住房特征如何影响尘螨种群及这些影响如何被放大，并从“家中”转化为“各家之间”以至区域尺度。没有两个家庭是完全相同的，所有特征都不尽相同，如建筑设计、施工特点、房龄、检修状态、离地面高度、内部气候、家具和室内设计等，入住的相关情况也不同，如居民数量和他们的家庭活动等。

一、室外和室内气候

室内气候在一定程度上由室外气候决定。室内和室外不可能绝对隔离，所以即使是高度绝缘、密封良好的家庭，也还会在一定程度上受室外气候的影响。针对室外气候影响的调节因素包括住宅建设和维修情况（包括排水和通风）、室内活动所产生的水蒸气（烹饪、洗澡、洗涤和干燥衣服）、加热和冷却系统、地表和近河道处的下水，以及与阳光暴露相关的家居因素等。

人类行为和生理活动是室内气候环境的主要调节因素。房屋居住者通过生理活动（呼吸和蒸发）和室内活动影响空气中的水含量。居住人数越多，通过室内活动产生的水蒸气量也就越大，这可能对螨种群规模产生影响。房屋中有 6 位居民比有 1 位居民者，其烹饪、烧水、洗衣服、洗澡和淋浴等活动也会更多、更频繁，时间更久。

在西方社会，人们倾向于生活在小家庭中或单独居住，而不是生活在大家庭里。在社区居住地，所有的居民都暴露在相同的室内气候下。人们生活在小家庭群体或独居的地方，不同家居之间的室内气候可能会有更大的变化，因为人们会调节温度来适应他们自己的喜好。有潮湿迹象（发霉斑块、剥落墙纸、冷凝水、水渍）的房屋螨种群密度（400 只/平方米）比没有潮湿迹象者（124 只/平方米）要高，室内和室外湿度的百分比差异与出现潮湿之间存在明显相关性。如果室内温度与室外绝对湿度已知，就可以计算出室内湿度。

二、日梯度和人体舒适温度

人体最舒适温度是 20～25℃。在现实生活中，这一数值随着室外温度和人们习惯的不同而变化。如果环境温度低于或高于 18～22℃的区间，就需要进行人工加热或冷却。在英国，一般只有温度低于 16～17℃时人们才会使用人工加热设备；而在悉尼，气温低于 21℃就开始使用。人体舒适温度指数（index of human comfort temperature）是指人体偏好的舒适温度与环境温度之间的差异。人工气候需要调节的量可以用日梯度（degree-days）来计算，是通过将环境温度和舒适温度的每日差异相加来计算的。例如，某人偏好的舒适温度为 20℃，还有一系列的日平均温度：23℃、14℃、16℃和 20℃，那么加热的日梯度总量是（20–23）+（20–14）+（20–16）+（20–20）=0 + 6 + 4 + 0 = 10，此处，（20–23）℃取值为零，因为不需要加热。冷却需求达到的温度通常需要比最舒适温度略高一些，约为 25℃。电力公司使用这种计算方法来估计加热和冷却可能需要的电量。

探讨这两个概念具有什么意义呢？第一，人类种群的分布受气候影响。在澳大利亚的东北部沿海，保持舒适温度需要的冷却能源约为每人每年 21 GJ。第二，人体舒适温度与大多数螨类种群生长的最佳温度非常相近，为 23～25℃。因此，人口密度高的地方，尘螨孳生密度可能也比较高，并且尘螨变应原的暴露也比较广泛。第三，对任何特定地点的日梯度概念也可应用于描述尘螨繁殖相关的最佳条件。

三、房屋建筑时间

房屋建筑时间和螨种群密度之间的关系往往是混淆的，因为老房子往往与新房子存在不同的设计和建设工艺，而且，旧住宅的内部往往已经对原来状态进行了改造。维多利亚晚期的格拉斯哥（Glaswegian）出租公寓、20 世纪 30～50 年代的独立或半独立住宅与 20 世纪 70～80 年代的混凝土公寓，三者之间的螨类丰度没有差异。但也有学者报道螨类孳生严重房屋的平均时间为 27 年，而孳生数量较少房屋的平均时间为 14 年。

四、居民的社会经济水平和密度

尽管缺乏格拉斯哥地区螨类丰度与房屋建筑时间、建筑样式相关的数据，但是螨类丰度与这些房屋中居民的社会阶层存在着相关性。按照英国社会经济分类（UK socio-economic classification，NS-SEC）方法，处于较高的第 1～2 社会阶层的人群，其床上螨类的平均数量只有第 3 阶层的一半，是第 4～5 阶层的五分之一。在地毯中也出现了类似但不及前者明显的趋势：螨类在第 1～2 阶层的数量是第 3 阶层的三分之二，几乎只有第 4～5 阶层的一半。这种现象可能是由于处于社会经济较低阶层的人的床垫和地毯都比较旧，而旧床垫、地毯往往存在较高的变应原水平。

居民数量与房屋内螨种群平均密度呈正相关，家庭规模、房间数量是与日本名古屋传统木质房屋中的螨类流行相关的最重要因素。

五、家 政 管 理

家政管理（清扫）活动较差的家庭中的螨种群密度显著高于家政管理活动较好的家庭。家政管理标准较低的家庭其床上螨类的平均数量是干净家庭的 1.4 倍。

六、住宅距离地面的高度

房屋距离地面的高度和螨种群密度呈负相关趋势，在三层以下的楼层中，屋尘螨往往相对粉尘螨更占优势，螨种多样性和房屋距离地面高度之间呈负相关。

七、房屋以外的栖息地

麦食螨在房屋以外的生境包括城市路面、火车、船、机场休息室和飞机、汽车及服装。螨和变应原存在于医院、养老院和学校，并偶尔出现在办公室和电影院。公共场所的螨类，其最初种群很有可能是通过衣饰传播进入并孳生。大量的螨类从一个家庭迁移到另一个家庭，最常见的方式是通过软垫家具和地毯。例如，新添一个孳生螨类的二手沙发，就会大大增加家庭中螨类种群的总数。尘螨的迁移能力相对较低，在最适宜的温度和湿度下它们每分钟只能爬行几厘米，因此需要运输工具帮助完成较长距离的迁移。尘螨不可能单独地从一个家庭爬行进入另一个家庭而孳生，不仅是因为其爬行速度很慢，而且与室外环境相对恶劣有关，所以任何一个家庭中的螨类都与其他家庭中螨类在空间上是明显隔离的。然而，通过床上用品和家具，在不同的时间间隔里，螨类可能会从一个家庭大量迁移至另一个家庭。

第七章　尘螨控制和变应原规避

1965 年，列文虎克（Antonie van Leeuwenhoek）将茴香和尘螨放在一个瓶子里，结果发现尘螨被杀死，这可能是文字记载的第一个杀螨剂试验。豆蔻和豆蔻油现已成为常用的杀虫剂，许多植物源性的杀螨剂被证实可以控制室内尘螨的孳生，如咖啡因、尼古丁、水杨酸苯酯、印楝素、拟除虫菊酯和苯甲酸苄酯等。目前，单宁酸已被用于变应原变性剂，茶树油和桉叶油常作为添加剂加入洗涤用品以防控尘螨。

关于尘螨变应原规避的研究最初集中在如何让患者处于低变应原环境中，如医院或高海拔的地区。这些地方的尘螨很少，通常患者的哮喘症状在临床上会得到很大的改善。例如，支气管高反应性是过敏性哮喘的典型特征之一，螨类变应原能够引起气道收缩和痉挛。因此，当采用措施减少变应原暴露时，可使支气管高反应性降低。

在证实低变应原环境具有降低支气管高反应性的临床效果后，研究者开始寻找减少患者室内变应原暴露的干预措施。20 世纪 20 年代，人们意识到采用清除室内尘螨的方法能够改善哮喘症状，但直到 70 年代，研究者才开始通过使用床套、清洁和洗涤寝具等措施对哮喘患儿进行干预，可结果表明这些措施仅有边际收益或并不成功，包括尘螨种群监控的试验也发现没有减轻患者症状。

（1）尽管在 20 世纪 70 年代，多数人对于尘螨变应原在哮喘发生发展中的作用一无所知，或知之甚少。到了 90 年代末，变应原规避已被视为预防处于高风险的致敏儿童发生哮喘的有效手段。在发展成为变态反应性疾病之前避免接触变应原被称为主要规避措施。

（2）次要规避措施指的是在发展成为变态反应性疾病之后避免接触变应原。

（3）第三项干预措施指的是将患者迁移至一个低变应原环境中。

变应原规避用于预防和治疗哮喘，大量抗尘螨产品应运而生，并在 20 世纪 90 年代早期形成一个迅速增长的产业。即使没有医生指导和诊断，这些产品也可以直接销售给公众，其中一些产品进行了临床试验和现场测试，但许多产品的效果仍未明确。当研究者以某一种特定产品作为唯一或主要的治疗手段进行临床试验，即所谓的“单因素”试验时，常得到令人失望的结果，但联合多个产品或协同使用多种变应原规避方式的“多因素”试验后，往往可获得较为满意的实验结果。

值得一提的是，杀死尘螨并不等同于规避变应原。一物种质可以杀死尘螨，但未必能清除室内变应原，变应原的荷载量和暴露风险仍是相同的。如果一种物质可以清除变应原但并不杀死尘螨，变应原的荷载量可以暂时性地降低，但是随着尘螨生长和繁殖，变应原的浓度又将恢复原样。由于尘螨种群密度大量减少，若要取得持续的临床效果，则可能需要进行变应原浓缩，这就意味着需要将杀螨[包括化学和（或）物理方法]和真空除尘、净化这些方法联合应用（表 7-1）。

表 7-1 控制尘螨和规避变应原方法分类

杀灭尘螨	化学法 ①直接：杀螨剂，如苯甲酸苄酯、生物丙烯、菊酯、硼酸二钠、植物精油；②间接：杀真菌剂，如纳他霉素 物理法 ①被动：中心加热、电热毯、通风、强制通风、空调、日晒；②实验：蒸汽净化、冷冻、液氮、天冷时置于室外、开水浆洗、干洗
变应原的移除或灭活	移除：真空干燥、真空加湿、潮湿除尘、室内重新设计、空气过滤、干洗 变性：单宁酸、蒸汽净化、加热洗涤、电离作用 固定：床套
防止尘螨在室内定殖	设计和建造一个低变应原房间 室内纺织品在加工时进行杀螨处理

第一节 尘螨杀灭方法

一、化学杀螨剂

几乎所有的杀虫剂和杀螨剂的作用方式都是通过模拟或抑制代谢所涉及的内源性分子，使其不能完成某些化学反应或代谢途径来杀死尘螨。20 世纪 80 年代，随着杀虫剂和杀螨剂详细作用机制的发现，各类含有杀虫剂和杀螨剂的喷雾剂、泡沫剂、粉剂和涂抹剂应运而生，但多数都没得到广泛使用。目前已通过现场和临床试验的杀螨剂主要有有机氯杀虫剂、拟除虫菊酯和苯甲酸苄酯。

在加工床套、枕头、地毯和衣服的过程中，所用的纤维和纺织面料中也可加入杀螨剂和抗菌化合物，这些化合物都被广泛地用作室内杀螨剂。消费者可能不知道或模糊地知晓所购买的纺织品已经经过这样的处理，这些化合物包括扑灭司林（permethrin，一种合成的拟除虫菊酯）、噻苯唑（thiabendazolc，一种苯并咪唑）、三丁基氧化锡（tributyltin oxide，一种有机锡）、三氯生（triclosan，一种苯酚）、银纳米微粒（silver nanoparticles）和马来酸三丁锡（trinbutyltin maleate）等。研究显示，扑灭司林可以杀灭尘螨，其半数致死量（LD_{50}）为 76.7 mg/m^2，现已广泛应用于浸渍床套衬层和寝具。马来酸三丁基氧化锡具有高效的杀尘螨特性。目前尚无用噻苯唑、三氯生和银纳米微粒处理室内纤维和织物后其抗螨特性的临床、现场或实验室结果报告。

纳他霉素（natamycin）是一种真菌抗生素，最先从纳塔尔链霉菌（*Streptomyces natalensis*）分离获得，是一种带有一个大内酯环的多烯大环内酯类抗生素，与大环内酯类抗生素如伊维菌素（ivermectin）类似。纳他霉素能破坏尘螨与真菌之间的共生关系，可以改善患者哮喘症状评分和用药效果，其有效剂量是生产商推荐剂量的两倍。由于纳他霉素抑制真菌和杀螨的能力都比其他杀螨剂差，这种药物已不再被广泛使用。

硼酸被广泛用作杀虫剂、杀真菌剂和防腐剂。硼酸盐杀虫剂具有悠久的应用历史，对哺乳动物具有低毒性低残留的作用特点，广泛用于控制白蚁、蚂蚁、老鼠、跳蚤和蟑螂等，并通常使用蔗糖作为诱饵，其作为杀虫剂的作用模式尚未完全清楚，但极可能对肠道有毒性。四水八硼酸二钠（disodium octaborate tetrahydrate，$Na_2B_8O_{13}\cdot 4H_2O$）被用于杀灭地毯上的尘螨，通过地毯清洁机（carpet-cleaning machine）用小分子溶液进行递送。用八硼酸二钠处理过地毯的44个房间，6个月后每克灰尘中的尘螨数量从平均130只减少到3只（减少了98%），而使用安慰剂的对照组，从平均175只减少到75只（减少了57%）。

脱氧剂可有效地抑制霉菌和需氧菌的生长，其作为除螨剂已逐渐引起关注。有报道称铁离子型和抗坏血酸型脱氧剂可以杀灭尘螨的成虫和虫卵。铁离子型对粉尘螨、屋尘螨的杀灭作用较佳，而对腐食酪螨的杀灭作用较差；抗坏血酸型对粉尘螨、屋尘螨及腐食酪螨的杀灭作用未达到100%。

（一）苯甲酸苄酯和相关化合物

苯甲酸苄酯是一种很好的脂溶剂，其功能类似于高剂量的接触性杀螨剂，但是吞食低剂量被证实可致死，在低浓度时有接触毒性。其接触性杀螨剂功能可能是由于其溶解表皮脂类，增加了水分丧失，导致脱水从而诱发死亡。苯甲酸苄酯在吞食后可分解为苯甲酸，这种物质可能会导致消化系统的毒性效应，因此具有肠毒性。

苯甲酸苄酯是目前经过最广泛检测的室内杀螨剂，实验室研究显示其高度有效，但现场试验结果和临床试验结果并不十分理想。在临床试验的实验干预组，变应原浓度降低的平均百分率仅为30%，而现场试验的实验干预组，变应原浓度降低的平均百分率为36%，同期对照组的数据分别是36%和7%。

苯甲酸苄酯在活体内缺乏杀螨效应，已证实是因为传递系统失效，此外，泡沫或湿粉导致其无法穿越纤维织物。该产品常需要使用的剂量比生产说明书给出的剂量更高、作用时间更长，或者在使用时应考虑联合应用真空洁净处理、清除死螨和变应原等措施。使用苯甲酸苄酯4小时及12小时后，对比发现地毯上尘螨变应原第1组分Der 1含量明显随着使用时间的增加而降低。在多因素试验中应用苯甲酸苄酯防控尘螨，尽管很难将其作用效果从其他控制措施中独立出来，但目前这种药物仍被用作洗涤添加剂用于寝具的清洗。

（二）苯甲酸苄酯–单宁酸制备物

实验室研究表明此类产品由单宁酸所组成，可使变应原变性，并与苯甲醇或苯甲酸苄酯联用时可杀死尘螨。在随后的现场试验中，地毯中尘螨数量仅仅减少了31%。在临床试验中发现实验干预组的PC_{20}有明显的改善，但是此研究没有测定变应原浓度。也有研究人员发现这些产品对临床并无益处，也不能降低变应原浓度，实验干预组和对照组在临床改善方面差异并不明显。

尽管苯甲酸苄酯–单宁酸制备物在实验室内效果良好，但考虑到床垫和地毯都有很长的绒毛，仅使用喷雾的方法似乎很难将有效成分渗入这些物品中，所以采用喷雾的杀螨剂和变应原变性剂进行现场试验时效果不理想。

（三）含有苯甲酸苄酯的消毒剂

Paragerm AK是一种植物精油提炼化合物，使用方法与苯酚水杨酸（phenol salicylate）、麝香草酚（thymol）、松油醇（terpineol）等相同，与氯酚、液状石蜡和苯甲酸苄酯形成混合物。将尘螨均等分组进行的现场试验发现，这种混合物具有较好的杀螨效果，能够将尘螨变应原第 1 组分浓度减少 70%。

（四）拟除虫菊酯

拟除虫菊酯（pyrethroid）可破坏节肢动物的神经传导，导致其出现麻痹和死亡。神经轴突上神经冲动的通路往往伴随有正常的钠离子浓度梯度变化，因为存在钠离子通道的快速打开和轴突去极化作用。拟除虫菊酯似乎能与钠离子通道相结合，从而导致钠离子通道不能正确关闭。

人工合成的拟除虫菊酯生物丙烯菊酯（pyrethroid bioallethrin），与增效醚一起使用具有协同效应，可用作抗尘螨喷雾剂，并已成功进行了实验室测试。但是，采用人工合成的拟除虫菊酯生物丙烯菊酯实验干预后，患者的临床症状和肺功能均无改善。实验干预组和对照组中，尘螨数量和变应原浓度平均减少了 59%和 50%，45%和 29%，甚至有报道称对照组比实验干预组减少的程度更大。在这些试验中生物丙烯菊酯的表现很差，部分原因是对照组减少量相当大，既提示可能是对照组的干预措施有一定效果，也提示试验进行的时间可能正是一年中尘螨和变应原浓度处于季节性下降的时间。报告显示，凡是有干预日期的实验，全部都是在尘螨种群即将发生自然减少的时候进行的。

（五）植物和香精油

为了获取天然、高效、低毒和环境友好的防螨剂，植物和精油（essential oils）正在成为研究热点。从紫苏籽油中萃取出的邻茴香胺、香茅醛、紫苏醛等有效成分对粉尘螨、屋尘螨及腐食酪螨均具有较好的杀灭作用，川芎萃取物丁烯基酞内酯对粉尘螨、屋尘螨及腐食酪螨的灭螨效果显著。牡丹根皮部分提取的活性成分芍药醇和安息香酸（苯甲酸），也具有良好的杀灭粉尘螨、屋尘螨及腐食酪螨的特性，与常规合成的化学灭螨剂不同的是，它们对尘螨具有较强的熏蒸毒性。从秋子梨中提取了苯醌及其同系物（奎宁、喹哪啶、2-羟基喹啉、4-羟基喹啉），除发现苯醌有较好的杀粉尘螨和屋尘螨效果外，还发现尘螨经苯醌处理后，其皮肤颜色由无色通明变为棕黑色，提示苯醌可以作为一种尘螨标记物。从柿树根部提取了白花丹素及其衍生物，发现白花丹素及其绝大多数衍生物都具有较好的灭螨活性，同时，尘螨经白花丹素、萘茜、2,3-二氯-1,4-萘醌及 2-溴-1,4-萘并醌处理后，其皮肤颜色也由无色通明变为棕黑色，提示这些物质也可能是尘螨标记物。此外，广藿香、肉桂、丁香的石油醚萃取物具有良好的杀螨特性，并且属于环境友好型的生物降解剂。

药草精油也有灭螨功效，如薄荷油、香茅油、香茅、依兰油、茶树油等。蒲勒酮是薄荷油中主要灭螨成分，具有较强的熏蒸毒性。从澳洲茶树油中萃取的三酮衍生物，其代表性的成分有纤精酮、六甲基环己烷-1,3,5-三酮，具有良好的杀灭粉尘螨、屋尘螨及腐食酪螨的功效。使用丁香花蕾油和由其本身提取的丁子香酚及其衍生物（乙酰基丁香油酚、异丁子香酚、甲基丁子香酚）对粉尘螨进行杀灭实验，12.20 $\mu g/cm^2$ 丁香花蕾油直接接触粉尘螨 2.5 小时后其死亡率即达 100.0%，使用相同剂量的丁香花蕾油在相对封闭的容器中熏蒸 24 小时后，螨虫死亡率达 100.0%。

二、干燥、加热和低温

在温度高于 40℃、湿度低于尘螨体内水平衡临界平衡活度时，或者由于变应原第 1、2 组分具有热不稳定特性，尘螨会脱水和死亡，提示包括加热和干燥在内的各种方法都可能是有效的控制措施。

（一）降低室内湿度

室内空气绝对湿度高于 7 g/kg 与尘螨种群密度增长有关，这个临界值等同于室内温度在 18～22℃范围内 46%～36%的相对湿度。现场试验和临床试验主要采用通风和除湿机来降低室内湿度。在草席下平铺硅胶，可以降低室内湿度从而减少粉尘螨数量。在一个临床对照试验中，研究者发现通过对房间被动通风，能使房间内的湿度有限降低，但在试验末期，干预组和对照组的尘螨数量明显增加，而哮喘的临床症状没有得到改善。

（二）机械通风系统

在瑞典，使用机械通风的房间室内湿度低于 7 g/kg，其变应原浓度低于自然通风的房间。在丹麦，使用机械通风系统后，有大量尘螨孳生的 16 个房间中有 11 个房间的尘螨被彻底清除。但是，在英格兰北部采用机械通风的房间，其湿度并未降低，相对湿度始终保持在 55%以上，室内尘螨与变应原浓度并没有任何降低。机械通风并非是为降低室内空气中的水分而专门设计的，它具有一定的干燥势，且在干燥气候条件下比在潮湿气候条件下工作得更好。带有一个除湿器的改良系统可降低实验干预组和对照组的变应原浓度，但是组间并无差异，实验干预组的湿度（37% RH、5 g/kg、18.6℃）只比对照组的湿度（50% RH、6.5 g/kg、18.1℃）略低。在英国，机械通风没有使尘螨数量和变应原浓度出现明显的下降，在为期 9 个月的试验中，机械通风组的绝对湿度有 6 个月保持在 7 g/kg 以上，而对照组的绝对湿度只略高于机械通风组。

（三）除湿器

除湿器（dehumidifier）通常是便携式电子设备，将空气中的水分子清除并将其储存在一个水槽中，以便于倾倒。除湿器的除湿能力差异很大，在 1988 年的现场试验中，实验组仅有 1 个房间内尘螨种群数量减少，而在对照组中有 5 个房间内的尘螨种群数量减少。有文献报道使用除湿器后，房间变应原浓度显著降低（82%），而对照组仅降低了 29%。还有文献报道称试验组变应原浓度下降了 75%，对照组下降了 64%，此两组室内湿度差异不显著，相对湿度均高于 55%。由于以前的试验都是使用手提式除湿器，其除湿能力相当低。2001 年，Arlian 等使用高效便携式除湿器（除湿能力为每天约 60 升水）对房间除湿 17 个月后，铺有地毯的房间湿度控制在 51%以下，与对照组比较，装备这种除湿器的实验组，其室内变应原（从开始到结束，Der 1 从 17 μg/g 下降到 4 μg/g）和活螨（每克灰尘活螨数从 401 只降低到 8 只）明显减少。该试验在美国俄亥俄州进行，该地区属于温带，气候潮湿，室外相对湿度为 60%～80%。

尘螨在 5mm 厚地毯生境中的相对湿度比室内空气相对湿度要高得多。因此，能够杀死尘螨的室内空气湿度的变化幅度只是一个辅助变量，最重要的是使尘螨所孳生的微生境变得足够干燥。但是当室外的湿度偏高时，就很难实现这个目标。

（四）加热

通过加热杀死尘螨的方法分为两种：一种是对室内进行辅助加温，使室内温度小幅升高并足以使尘螨脱水；另一种则是将植物纤维直接加热，使温度高于尘螨热死亡温度点（为 50～55℃）。对于前者，有报道称使室内温度升高 3℃对尘螨无效，部分原因是季节性影响，但也有可能是没有达到目标温度。在房间地板下进行加热，较之于没有加热的房间，能够降低尘螨的孳生密度，但是效果并不显著。有报道使用电热毯后，床垫中尘螨种群减少了 19%～84%，也有报道使用电热地毯后发现试验组和对照组尘螨虫种群数量无差异。

（五）蒸汽

使用滚水（super-heated water）进行蒸汽（steam）净化和使用商业化的地毯“蒸汽净化”（steam-cleaning）之间有 50～60℃ 的差异，商业化地毯“蒸汽净化”就如同在进行热水清洗。使用极热蒸汽（super-heated steam）试验取得了较为满意的效果，人们使用一种商用的室内蒸汽洁净器（domestic steam cleaner）对已知面积的地毯进行处理，事先在其中放入已知数量的尘螨，这个机器能将大约 110℃的蒸汽喷入地毯中，似乎还有使变应原变性的效应。进行了为期 4 个月的监控后，在地毯中没有发现活的尘螨，而在未处理的地毯中尘螨种群密度为平均每平方米 740 只。随后的研究证实蒸汽能有效地降低变应原浓度。

（六）阳光和紫外线暴露

夏季，在澳大利亚悉尼，将地毯在阳光下曝晒 6 小时后，地毯的相对湿度由 76%降低为 30%，温度由上午 9 时的 25℃ ，经过 5 小时增长到高峰值 55℃。在最初的 2.5 小时，发现有大量的尘螨爬出来。在最后 3 小时，没有发现活的尘螨，并且所收集到的死螨数量增长了 10 倍，大部分表现为脱水。因此，将织物放在阳光下曝晒而使尘螨脱水是一种有效的控制方法，这种方法既简便又安全。

将粉尘螨的卵在紫外线（波长为 253.7 nm）下暴露 5～15 秒后，该卵不能孵化。已经有商业化的紫外真空除尘器和紫外灯用于控制尘螨孳生。

（七）热水洗涤和烘干机烘干

热水洗涤是成本极其低廉且有效的除螨方式。使用 58℃的热水洗涤时，尘螨完全死亡。在某温度下，50%测试尘螨种群发生死亡，此为半数致死温度 LT_{50}。粉尘螨的 LT_{50} 为 49℃，而当水温高于 55℃时，所有尘螨均被杀死。用沸水洗涤棉床套，然后应用曝晒灭虫，尘螨变应原第 1 组分浓度降低了 28%，而对照组仅降低了 11%。

在晾晒条件不好的地区，烘干机除螨简单易行。使用室内烘干机对羽绒被在约 59℃、相对湿度小于 10%的条件下烘干 1 小时，可使活螨数量下降 99%。

（八）低温

在 2℃条件下，15%的粉尘螨可存活超过 7 天，若将尘螨杀死，−9℃需要 7～14 天，−15℃需要 1～7 天，−28℃瞬间即可杀死螨虫。在−30℃下，5 分钟内处于生活史各阶段的屋尘螨均死亡。屋尘螨的过冷却点（supercooling point）是−23°，低于这一温度，尘螨体内的水分就会形成冰晶而导致其死亡，在−20℃放置 30 分钟，尘螨死亡率为 100%。因此，家用冰箱可用于杀死相对小的物品（如玩具、枕头）和不能用热水洗涤的衣物中的尘螨。

应用液氮联合真空除尘，结果活螨数量减少了 99%，而对照组仅减少了 59%。在一项对成人哮喘进行的临床试验中，应用液氮除螨后尘螨密度大量减少，试验组减少了 95%、对照组减少了 39%，患者支气管高反应性的症状也得到改善。也有报道发现经液氮处理后，未发现 Der p 1 浓度变化，但是这个试验既没有测定活螨数量，也没在处理后清除死的尘螨。使用液氮对地毯进行了三次处理，最后将尘螨种群数量持续减少到 6%以下，但在进行前两次处理的 1 个月后发现了螨虫再次繁殖。

第二节　室内重新设计

室内重新设计就是要减少尘螨能够利用的栖息地，使环境不利于尘螨生长。地毯可更换成塑料地板、瓷砖或带有可冲洗小地毯的裸露木地板。在临床试验中，这种方法结合其他措施，已证实可改善哮喘症状。

移走地毯可同时移走孳生在地毯中的尘螨、卵及其食物来源。许多家庭，除厨房、洗浴间和洗衣房以外，每个房间都铺了毛涤地毯，覆盖了至少 50 平方米的地板。拿走地毯，就减少了尘螨孳生的场地，使尘螨不能够迁移到床垫和家具软垫中。

对于许多生物来说，虽然不同的种类对分隔栖息地的敏感性存在不同，但减少和分隔能够利用的栖息地意味着降低种群的生存机会。通过减少地毯和室内其他纺织品的表面积，并联合应用其他方法如降低室内湿度、采取生态控制措施等，可以对尘螨生境进行控制，使得室内环境不适宜尘螨生长。值得注意的是，拿走地板上的地毯后，仍需要对地板进行清洁。有研究发现硬地板和地毯尘埃中，变应原浓度并无差异，提示变应原可分布于室内任何地方，地板和地毯上的分布数量相似。

许多建筑师和医务工作者致力于改善房屋设计，以提高室内空气质量和降低变应原浓度，有学者针对变态反应性疾病患者对设计和改良房屋制订了手册，还有学者归纳了建筑结构在减少变应原暴露方面的作用。

第三节　清除和分离变应原的方法

从 19 世纪 20 年代开始，人们认识到灰尘与哮喘有关，就开始倡导远离灰尘，但是苦于没有有效的、不产生大量扰动的除尘方法来减少空气中的变应原，直到室内真空吸尘器的广泛使用。如今主要采用真空吸尘器、清洗和变应原变性三种方式清除和分离变应原。

一、真空吸尘器

使用真空吸尘器（vacuum cleaning）清除活螨比清除死螨更加困难，因为活螨可以紧紧附着在织物纤维上，其足的末端，即端跗节就像微型水槽活塞。真空吸尘器可以清除地毯上绝大部分灰尘，也就降低了变应原含量。真空吸尘器仅仅是机械除尘，杀死尘螨是其附加工作。各种形状和形式的真空吸尘器只是人们用以清除室内灰尘的实用方式。在 20 世纪早期，电动真空吸尘器发明之前，人们只能将毯子和地毯拿到室外拍打，以便有效清除其中的灰尘。不言而喻，这种方法并不适用于大的地毯。在 20 世纪 70 年代以后，因为真空吸尘器的出现，人们才开始广泛使用大地毯。

19 世纪 50 年代，用于清扫和拍打地毯的设备就已经存在，甚至还出现了吸尘装置。第一个用于清除织物中灰尘的真空吸尘装置由英国土木工程师 Herbert Cecil Booth 于 1902 年发明。这种真空吸尘器是一个很大的装置，很像现在使用的商业化的地毯吸尘器，这就是人们熟知的“吵闹的大蛇”（the noisy serpent），在爱德华七世国王（King Edward Ⅶ）加冕礼之前，这个机器被用于清洁威斯敏斯特大教堂（Westminster Abbey）的地毯。1907 年，世界上第一台电动真空吸尘器由 James Murray Spangler 发明。作为俄亥俄百货大楼的门卫，Spangler 因为憎恶自己所患的变态反应性疾病，他设计和建造了一台真空除尘器的原型机，并创立了电动吸引式清扫机公司（Hoover 公司）。

Hoover 式除尘器与现在的真空吸尘器在基本配件上稍有不同，其有一套电动马达驱动的刷子，并与形成真空的风扇连接。灰尘通过风扇吸收并储存在一个多孔的袋子中，没有这个多孔的袋子，真空除尘器一会儿就会过热。但是，这个多孔的装置也是变应原渗漏和再循环的潜在途径，为解决这个问题，使用了多种类型的排气滤器。

（一）干燥真空除尘

早期的临床试验依赖于真空吸尘器，主要是因为除了床罩外几乎没有其他的选择。后来联合采用床套、真空除尘和其他抗尘措施，能够明显改善患者症状，并使室内尘螨密度降低。使用真空吸尘器减少哮喘患儿卧室尘螨变应原浓度，能够使患儿哮喘症状评分得到明显提高。有研究表明，传统的真空吸尘器与带有过滤系统的吸尘器在减少尘螨变应原 Der p 1 浓度的能力方面没有差异，但是通过真空除尘和过滤后，猫变应原 Fel d 1 浓度明显降低，并使哮喘临床症状得以改善。

用真空吸尘器清除尘螨时，也会增加气传变应原的含量。为解决这个问题，研究者开发出带有过滤器的“医用”真空吸尘器，可以防止直径大于 1 μm 的颗粒渗漏。经检测，它比传统的真空吸尘器排放更少的可吸入性变应原气溶胶。与有 2～3 层袋子的吸尘器相比较，只有 1 层厚度的袋子最易渗漏，效果最好的是带有预过滤器和高效空气过滤器（HEPA）滤网的吸尘器，因此推荐给变态反应性疾病患者的那些真空吸尘器渗漏的变应原应更少（Vaughan *et al.*，1999）。装有聚乙烯或 HEPA 滤网的除尘器，与没有排气滤器而只有一个 2 层纸袋子的除尘器相比，其排放的尘螨变应原 Der p 1 要低 30 倍。

（二）湿法真空除尘

与其他尘螨变应原相似，Der p 1 是一种水溶性的变应原，采用湿法真空除尘（wet vacuum cleaning）技术，目的是希望能从地毯中清除更多的此类变应原。但有报道称采用湿法真空除尘后，地毯中屋尘螨种群密度增加，可能与操作过程使得地毯湿度升高有关。也有学者认为湿法真空除尘和干燥真空除尘在减少尘螨虫种群方面效果相似。

目前，许多含有抗尘螨化合物的除尘产品都已用于湿法真空除尘，有产品可以将地毯中灰尘和尘螨变应原 Der p 1 减少 70%，可将床垫中灰尘和尘螨分别减少 63%和 84%，效果可持续几周。也有研究者认为湿法真空除尘在杀死尘螨方面是无效的，但是可以使变应原浓度明显降低。

二、清　　洗

清洗可以去除织物和床上用品中的变应原，但是只有使用 60℃以上热水洗涤才能将尘螨杀死。使用洗衣添加剂如苯甲酸苄酯、茶树精油和桉叶油，在温度低于 55℃时起着主要的杀螨作用，使用这些添加剂可以代替 60℃以上热水洗涤用于防控床上用品中的尘螨。

传统清洁地毯的方法是将地毯拿到室外拍打，然后进行清洗，再在太阳下晒干。现在仍然没有检索到文献报道这些方法的抗变应原效果，可能是因为这很费劳力，尽管这是世界范围内应用最广泛的地毯清洁方法。另外，还可以将拍打、清洗、置太阳下通风，或是在寒冷的冬天里，将毯子放到雪地里这些方法联合使用。

在芬兰赫尔辛基，当地居民将毯子放在海水里洗净，然后搭在阳台上晾晒，这在欧洲中部的农村地区，仍然是一道常见的风景。巴勒斯坦农村家庭几乎每天都要将床垫置阳光下曝晒，这被视为一种有效的尘螨控制措施。

三、变应原变性

（一）化学变性剂

单宁酸是一种化学变性剂，用于使变应原变性，既可以溶于水溶液使用，也可以与杀螨剂苯甲酸苄酯混在一起使用。但是单宁酸只有在浓度大约为 0.1%（*w/v*）时才能抑制尘螨变应原第 1 的组分 Der 1 的活性，可能是因为包被的单抗干扰了变应原的结合，除非在试验前将样品用 1%～5%的牛血清白蛋白（bovine serum albumin，BSA）进行抽提。抑制性试验提示过高估计了单宁酸在变应原变性中的作用，但是目前单宁酸已用于多个临床试验和现场试验。

室内灰尘中的单宁酸可以通过加入氯化铁溶液到一小份灰尘悬液中进行检测，在有酚类存在的情况下，溶液会变成蓝黑色。在所有测定尘螨变应原的试验中，均加入 BSA 以防止试剂被抑制。采用单宁酸处理过的地毯尘粗提浸液进行皮肤挑刺试验，结果显示其具有抑制效果。

由于单宁酸只是多个处理措施中的一个，或是只在地毯中使用，而没有在床垫中使用，因此还不能确定这种抑制效应的可靠性，且仍然难以确定所有试验中变应原减少的幅度。

明矾[含水的硫酸铝钾，KAl（SO_4）$_2$ · $12H_2O$]溶液可作为单宁酸的替代物。每平方米地毯使用 60 ml（含 6～9g 明矾）该溶液，可将尘螨变应原 Der p 1 浓度降低 49%～95%。明矾是一种用于皮革衣物蛋白质结合物和沉淀剂，研究者认为 Der p 1 被明矾沉淀和吸收，但是并未进一步研究明矾对 Der p 1 酶联免疫吸附试验（ELISA）可能带来的干扰。

（二）物理变性

干热（dry heat）能使尘螨变应原第 1、2 组变应原变性。在 100℃加热 15 分钟，可使样品中 97%的 Der f 1 变性；在 120℃加热 15 分钟，可使 94%的 Der p 1 变性。120℃加热 15 分钟，可使 86%的 Der f 2 变性；140℃加热 30 分钟，可使 92%的 Der p 2 变性。

对室内地毯标准化区域进行蒸汽处理以后，处理区域 Der p 1 浓度平均下降了 87%，而邻近未处理对照区域仅下降了 5%，使用的蒸汽平均温度为 105°C，每平方米持续 2 分钟。离子发生器的电晕放电（corona discharge）可使变应原变性，但是用于临床试验没有取得成功。离子化过程可形成臭氧，这种物质可使支气管对变应原的负面反应加剧。

第四节　使用屏障物覆盖床垫和寝具

屏障物法包括给褥子、弹簧床垫、枕头和羽绒被覆盖上各种套子，这里统一称为床罩（“mattress covers”）。这些床罩起初是用塑料或橡胶制成，但近年来已开发出含有许多微孔的床罩，这种床罩允许水蒸气进出，但是能将尘螨及其变应原隔离在外。床罩应当与其他尘螨控制措施联合使用，且屏障物法和除尘法并不相互排斥。防螨床罩是使人与寝具中的尘螨及变应原隔离的最有效方法，但是旧的床垫和枕头除外，因为尘螨极有可能大量孳生于这些物品中，除非被处理过，否则尘螨仍旧可以在里面孳生。

对防螨床罩进行真空抽吸，结果显示尘螨数量低于床垫自身灰尘的 30～100 倍。在覆盖有聚氨酯罩子的床垫中，尘螨变应原 Der p 1 总量是对照床垫的 1%左右。大多数试验提示使用床罩具有较好的临床效果，一般要与除尘措施联合使用，设立了对照组的试验均显示出较好的临床效果。

使用防螨床罩的患者对组胺的支气管高反应性（bronchial hyper- responsiveness，BHR）明显降低，但是对照组与使用苯甲酸苄酯干预组均没有这种效果。12 个月后，防螨床罩组螨变应原的平均减少量从原来的 2 μg/g 降为 0.03 μg/g；对照组由原来的 1.3 μg/g 降为 2.4 μg/g。有学者认为该实验组 PC_{20} 的增长没有统计学意义，因为试验涉及的患者较少，也没有采用双盲试验。他们认为该试验的“干扰”来自非盲试验的 7 名儿童可能被推荐的变应原规避措施所影响。

对使用防螨床罩治疗哮喘患者的临床试验效果进行 Meta 分析，有 19 项临床试验报道了变应原充分暴露和支气管高反应性数据，4 项试验报道变应原浓度和支气管高反应性明显低于对照组，10 项试验报道变应原浓度降低而支气管高反应性无变化，5 项试验报道无论变应原浓度还是支气管高反应性都无明显影响。总的说来，使用防螨床罩具有一定的效果，但无显著益处。在9项试验中，防螨床罩作为唯一的干预手段，其中仅有1项试验显示变应原浓度和支气管高反应性降低。有10项试验同时使用防螨床罩和其他尘螨控制措施，其中有3项试验结果显示变应原浓度降低且支气管高反应性下降。

从试验设计的角度来看，在试验开始时采集床垫尘样和在结束时采集防螨床罩表面尘样不具有可比性，因为样品采自不同的地方。然而，大多数试验都使用防螨床罩并都用了这种测定方法。从患者的角度，试验开始时采集床垫尘样和试验结束时采集防螨床罩表面尘样似乎有效，因为试验目的就是要测定临床中变应原暴露的减少程度。有报道试验结束时，对照组的Der p 1已比基线高出7倍，而干预组Der p 1降低至基线的7%，所以该控制措施可使尘螨变应原浓度大幅度降低。

第五节　使用空气过滤装置

关于空气过滤器对变态反应性疾病患者症状改善效果的研究，迄今没有文献报道在治疗前、后所监测的变应原浓度。对夏令营中的哮喘儿童进行了为期两年的研究发现，高效空气过滤器（high efficiency particulate air，HEPA）对小儿夜间哮喘发作的频率和严重性具有很强的降低作用。

对12名成年哮喘和鼻炎患者进行的一项单盲交叉试验中，单独使用静电的或机械的HEPA过滤器，与传统的除尘方法和寝具涂油的方法联合应用，发现患者症状没有得到改善。需要注意的是，这种治疗方案仅仅坚持了2周时间。在另一项因屋尘过敏引起哮喘的为期4周的交叉实验中，发现将HEPA过滤器用于床头柜可改善患儿临床症状。但当研究人员在10例尘螨过敏儿童房间安装静电除尘器（electrostatic precipitator）后，却发现患儿临床症状无改善。在安慰剂对照的交叉实验中，在患者卧室安装HEPA过滤器4周后，患者哮喘或鼻炎症状得到轻微改善。

第六节　尘螨和变应原的综合控制方法

早在20世纪50年代，病虫害综合治理（integrated pest management，IPM）就被用于植物保护，应用生态学原理控制害虫，旨在将其种群控制在相当低的水平。IPM主要针对滥用化学杀虫剂和害虫产生的耐药性，常涉及生物和化学控制措施的使用，时间安排上也是为了取得最佳效果，并通过监控措施和适应性管理原则加以支持。

通过生物手段控制尘螨非常困难。尘螨的捕食者是肉食螨，其在室内孳生相对较少，但也有致敏性，同时也叮咬人。在室内环境中倡导使用农业上的IPM方法是不可行的，但是可以采用一种结构更为合理、有计划的方法来控制尘螨。考虑到以下两个重要因素，这种方法需要足够的灵活性：①没有两间房子的室内环境是相同的；②患者对一整套清除室内变应原方法的依从性有赖于经济和社会因素，如教育。

从方法能被广泛采用的角度考虑，尘螨控制措施应该有足够的灵活性，以便满足不同家庭的预算和能力要求，但仍然要保持有效，这就需要在经济、效果和方便使用等多个方面进行权衡，能全部去除尘螨和变应原且费用低廉的方法并不多。听起来似乎有生态上的原因，主要与尘螨的重新定殖有关，这就是为什么将尘螨彻底清除的策略并不受追捧的原因。如果这仅是一种观点，那么接下来的替代方法就是将尘螨种群维持在足以减少临床症状的低水平上。

综合控制策略主要是减少形成变应原的生物种群大小，同时也减少室内变应原浓度。综合控制方法源于以下观察：①控制措施主要针对尘螨种群起作用，而不是针对患者起作用，症状的缓和并不是使用尘螨控制措施的结果，而是清除了变应原和减少了尘螨种群的结果；②患者对某种变应原不过敏，减少这种变应原浓度也不可能会使患者临床症状得到改善；③基本上没有人主张花费时间、金钱和力量来减少患者受到最低限度暴露的室内变应原浓度，例如，每周花约 5 小时控制厨房内的尘螨种群，可能要比每周花约 30 小时在居室或每周花约 60 小时在卧室的费效比（cost-effective）低。

在实际生活中，使用同一种方法处理过的房间不可能都取得相同的效果，因为环境的复杂多样性以及患者对推荐方法的遵从度的差异。能否遵从推荐方法，相当程度上依赖于患者的经济能力和所花费的时间，患者是否理解需要怎么做，以及是否理解该方法是如何起作用的。表 7-2 提供了一套尘螨控制策略，该策略由低成本、易操作的尘螨控制措施组成，合并后具有协同效应。此策略可用于床垫、寝具（包括枕头）、软式家具和地毯的处理，需要在做出决定之前认真阅读每个编号部分，再移向下面的选项，然后选择适当的选项做成一个表，最终得到有针对性、灵活、高效的防控尘螨及其变应原的综合措施。

表 7-2　尘螨控制策略

编号	控制措施	指向
1	在可能的条件下覆盖上多孔的床垫罩子	3
	如果买不起防螨床罩或买不到防螨床罩，没法覆盖防螨床罩	2
2	揭开床上用品给床垫通风，打开门窗	3
	如果不可能通风	3
3	每月用 60℃以上热水洗涤寝具	5
	如果寝具不能用 60℃以上热水洗涤并且床垫也没有防螨床罩	4
4	如果不能采用热水洗涤，在冷水洗涤时加入茶树油	5
	如果也不行	5
5	从卧室移除地毯	7
	如果不可能移除，例如地板是粗木板或水泥地板	6
6	每周使用带有 HEPA 滤网的真空除尘器对地毯和软式家具进行真空除尘	7
7	如果没有带 HEPA 滤网的真空除尘器，使用普通真空除尘器	8
8	如果没有普通除尘器，购买蒸汽除尘器用于软式家具或床垫清理	9
9	如果居住在一个热的、有阳光的夏季（约 30 ℃）或寒冷干燥的冬季（夜间温度在 0ºC 以下），将软式家具、小地毯床垫和寝具放在室外 12 小时，然后进行真空除尘	

HEPA 滤网：高效空气过滤滤网。

第八章　尘螨实验技术

本章主要介绍在天然生境中采集尘螨样本并进行人工培养，用于科研试验目的的方法以及在实验室处理尘螨的一些基本技术。

第一节　室内尘样采集

采集室内尘样，可用于评价尘螨孳生数量、种群季节消长和尘螨抑杀实验等，此类调查通常包括从一个或者多个地理区域内许多家庭的床、地毯和家具中采集一组样品。种群季节消长和尘螨控制试验包括在数周或数月内在相对少的家庭内对相同对象重复取样。重复取样的方案设计与单次采样不同，因为分析单次和重复测量的统计学方法不相同。当研究者希望观察到实验效果时，也就是说，某种杀螨剂在一段时间内对尘螨种群有作用效果，取样方案应当是可控的，并且确保取样本身不会显著减少尘螨种群数量，从而掩盖杀螨剂的效应。

例如，在前次取样的相同区域再次取样，与从邻近区域进行取样相比，很可能由于取样导致尘螨密度因人为原因减少。在室内进行尘螨取样是具有破坏性的，因为尘螨可能被永久性地从该生境清除。再捕获技术（recapture technique）的发展使其很有希望用于尘螨种群估算，且已证实尘螨活体染色标记技术是可行的。

由于取样方法导致尘螨种群数量减少可能在尘螨抑杀试验中产生严重的假象，并且这种假象不容易被察觉。如果在试验结束后发现对照组室内尘螨种群数量显著降低，这种现象可能是由于取样的人为因素导致，或者由于人为未宣布的干预，如对照组有人使用吸尘器清洁自己的床垫。在室内采集尘螨对于家庭住户而言是一种打扰。然而，这种方案对于尘螨的初步调查具有可取性，初步调查的目的是来确定适当的取样方案和样品量。

Hallas 提出了尘螨种群取样异质性的可能因素，具体包括以下几点。

（1）屋尘动力学。为何地板比床有更多的灰尘，结合这两个来源的灰尘质量差异，是地板尘样中尘螨密度低于床尘来源，尘螨密度表示为单位质量灰尘中的尘螨数。

（2）采样时空气中的灰尘进入样品。

（3）尘螨生活史各时期采样方法不同。这意味着尘螨不移动阶段（若螨）在样品中几乎不可能被清除，当这些在大的种群中具有很高的比例时，只能收集到很少的活螨。

（4）湿度变化会导致偏差。尘螨在干燥条件下是静止的，因此在干燥条件下不易被捕获，而在潮湿条件下尘螨更加活跃。

有证据表明，屋尘动力学或密度是重要的变量，但是没有公开的数据表明不能移动阶段的尘螨比活跃阶段的尘螨更容易从纺织纤维中被清除。

一、真空取样

因为方便，真空除尘操作在一定程度上已经标准化，尘螨真空取样（vacuum sampling）

已经用于绝大多数研究文献中。也有一些研究者认为真空除尘取样是一种低效的尘螨取样方法，据报道只有 2%～10%的尘螨种群被清除，甚至有文献报道只有 0.5%～1%的尘螨种群被清除。真空吸尘器（5 分钟/平方米）具有机械旋转刷头，在旋转的过程中很明显地产生很多灰尘，但是不会捕获更多活螨。从生态学方法的研究角度来看，一个相对低的回收率本身并不是一件坏事，重要的是回收率是一致的，该方法具有可重复性。尘螨种群数量的量化方法旨在估算一个样本相对于其他样本的种群数。在生态学方法的术语中，所谓的“绝对”估算是指某种方法依赖于尘螨计数，即使并没有计数样品单位中所有的个体。“相对”估算旨在确定某个样品中的种群数量是高于还是低于另一个样品，但不知道样品中的种群数量具体是多少。

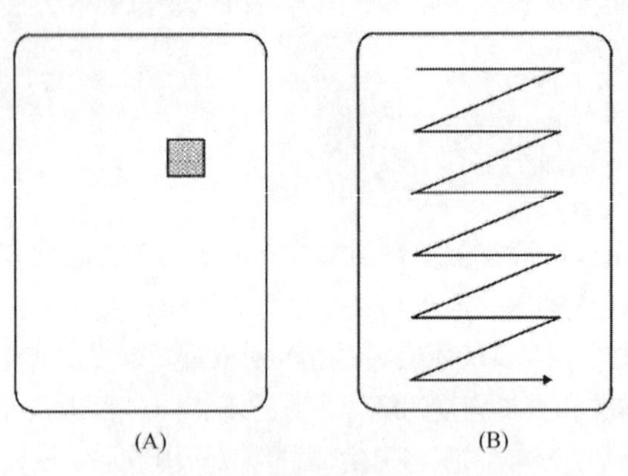

图 8-1　从床上采集灰尘样品的方法

一个固定的样方（a fixed quadrat）（A）和锯齿形采样模式（a zig-zag sampling pattern）（B）：采取固定样方和重复取样，每次取样尽可能使得该区域的灰尘取尽，尘螨种群密度用每克灰尘的尘螨数量来表示。使用锯齿形采样模式和重复取样，相同地点不可能取样两次

真空除尘取样不可能实现重复取样，这是因为尘螨种群会因为取样而变得越来越少，直至完全清除。每次都在相同地点取样，极有可能导致这种情况发生。图 8-1 详述了如何避免这一后果的方法。

真空吸尘器的功率和空气流量具有很大的差异性，也会影响收集到的尘螨数量。物表类型同样影响取样效率，如采用三台真空吸尘器对家庭地毯进行取样一次只能清除 35%的尘螨，但是清除一个光秃秃的地板能够清除 80%的尘螨。

市售灰尘收集装置有多种（图 8-2）。它们由一根管子或者套管组成，连接到真空吸尘器软管的末端，而其管口有一层网罩用来收集灰尘。通常，收集灰尘后，收集管可以被密封、移除或更换。最简单的装置是在真空吸尘器的管口中安装一块尼龙网纱。

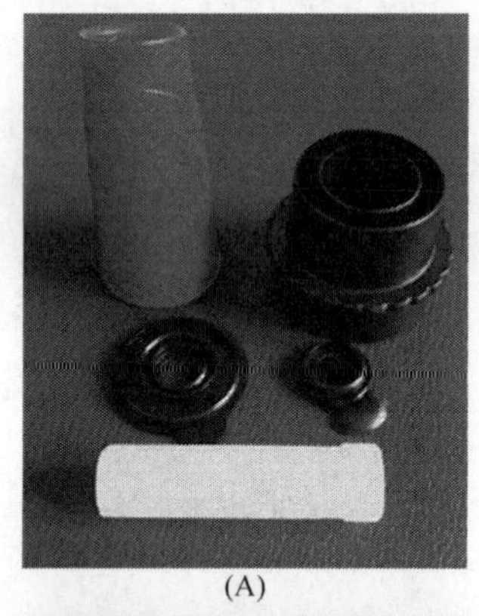

(A)

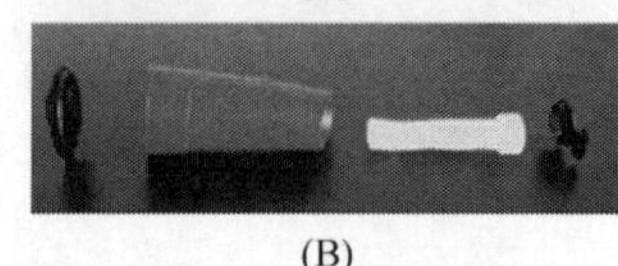

(B)

图 8-2　灰尘取样装置

（A）尘样采集装置是一个含有吸尘器的塑料套筒，安装在一个真空吸尘器的软管或者棒上，灰尘收集后，收集器的底部可以密封；（B）由 Sesay 和 Dobson 研制的采样装置，一种可密封的导管和塑料软管相连接从而形成了一个便携式的真空泵

二、真空吸尘器和吸尘刷取样的比较

纺织品材料的吸尘刷用于清理一些其他方法不可用的地方，比如剧烈地摇晃床单或衣物让灰尘进入塑料袋的方法无效时。

从地毯和床垫邻近区域取样，结果发现使用吸尘刷比使用真空吸尘器每平方米床垫的尘螨几何平均数减少了 95 倍，每平方米地毯尘螨几何平均数大约减少了 24 倍。尘样采集技术的选择影响螨种多样性和丰度的估算。使用吸尘刷对床垫进行取样，可鉴定出麦食螨、粉螨、食甜螨和肉食螨，而使用真空吸尘器获得的螨种仅仅是麦食螨科的屋尘螨、粉尘螨和梅氏嗜霉螨。

不同的采样方法会产生明显不同的结果，因此比较使用不同采样技术获得的尘螨丰度几乎是毫无意义的。通过真空吸尘器和吸尘刷两种方法获得的尘螨种群结构差异显著。与真空吸尘器取样相比，吸尘刷取样表现出一种明显的偏差，即在取样时会选择更多龄期偏大的螨类。

三、捕 捉 取 样

使用纺织品捕捉（trapping）活螨的方法由德国美因茨（Mainz）Bischoff 和他的同事发明，该方法作为尘螨生态学研究的一部分，具有简便可靠、重复性好等优点。研究人员后来对这种方法进行了不断的改进，捕捉尘螨技术（trapping technique）已经用来进行尘螨领域的相关研究，并且作为真空吸尘器取样的一种替代方法。下面重点介绍热逃生方法（heat escape method）和移动性试验（mobility test）。

（一）热逃生方法

热逃生方法使用电磁炉对地毯或者纺织品的底部进行缓慢加热，产生的热量会将尘螨驱赶出来，由于湿度降低，尘螨被困在一块由黏合剂组成的塑料内，然后由于重力的原因尘螨落在纺织品的表面。之后剥离塑料，对尘螨在体视显微镜下直接进行计数，不需要进一步操作就可以回收地毯中 65%的尘螨。这种技术只能用于纺织品，这是因为纺织品的两侧都可以进行操作，基于这个因素，目前该技术仅局限于实验室研究阶段。

采用该技术获得的尘螨密度远远大于使用真空吸尘器取样所获得的尘螨数量：分别采用热逃生方法和使用真空吸尘器从一件大衣中捕获尘螨，前者捕获的数量是后者的 150 倍。此外，使用热逃生方法处理干洗的夹克，一年后尘螨数量又恢复到了 19 000 只，然而使用真空吸尘器方法一年后只有 50 只螨，并且衣服在干洗前的状态是一样的。热逃生方法似乎可以更加准确地估计尘螨的再定殖率（re-colonization）。使用杀螨剂对床垫进行处理，一年后尘螨种群数量只有处理前的 5.5%～8%，然而真空取样后没有再发现尘螨孳生。

（二）移动性试验

移动性试验与热逃生方法相似，区别是其不需要加热，所以黏合剂的塑料 24 小时留在原位。尘螨接种于纺织品后可以通过移动性试验回收 8%～30%。

（三）热诱导捕捉

热诱导捕捉对热逃生方法进行了改良，使其可以收集尘螨，适用于那些不能从两侧操作的纺织品，如安装好的地毯和床垫。具体步骤是将热水袋或者塑料袋装满温水（大约 40°C），并置于 100 cm^2 的胶带上，盖上装水袋子，使捕捉时间在 12 小时以上，通常实行过夜捕捉。这种方法可使尘螨向热源移动，而不是远离热源，这是因为温度足够温和不会大幅度降低湿度，并且温度足够温暖可以增加尘螨的移动性。

四、捕捉取样和真空取样的比较

只有少数文献对真空取样和捕捉取样的效率和偏差进行了直接对比。两者显著的区别是真空取样既收集活螨也收集死螨、卵、粪便颗粒及灰尘颗粒，而现场捕捉（live trapping）技术专门用于捕捉活的且移动的螨类，不能采集到活的卵和生活史中不能移动的螨类。捕捉取样的效率又如何呢？

将活的尘螨接种于地毯上，使用热逃生方法的收集效率大概是65%。不断增长的尘螨种群内含有大量的未成熟期螨，例如，在一个不断增长的尘螨种群中共有100只螨，可能含有25只卵、35只幼螨、30只若螨和10只成螨。捕捉取样成功的依据是那些螨是活的且具有移动性，根据种群总数中生活史各期的数量能够估算其中没有被捕获的螨类比例，以及生活史各期中不能移动的尘螨所占的比例。

卵阶段都是不能移动的，并且一半的幼螨、处于蜕皮前期的若螨阶段都是不能移动的，然而成螨是相对活跃的。因此，种群中不能移动的螨数是25+17.5+15=57.5，能够捕获的尘螨只有42.5只。因此，捕获活螨的效率是65%，但是对整个种群的收集效率只有27.6%。每个室内尘螨种群的“螨龄结构”不同，捕捉取样的效率会有所不同。在成螨比例高的室内，捕捉取样的效率比较高，这是因为其生活史不活跃阶段尘螨数量不同。测量捕捉取样的效率，与现场生境有关，不能通过估算活螨的比例来衡量。捕捉效率能够反映自然环境中孳生尘螨种群的可捕性。

简而言之，现场捕捉取样技术比真空除尘取样技术能够更加准确地估计活螨数量。但是，此方法也存在一些问题需要解决，如捕捉效率和偏差，还需要进一步深入研究现场捕捉取样方法与真空除尘取样的工作效率。

五、总的尘螨种群的采样

前文阐述了对尘螨种群一部分进行“绝对”估算的方法，还有一种对尘螨种群总数进行估算的方法。此方法没有被用作常规方法，因为其采集床垫材料的内芯，具有破坏性，此方法的主要目的是为了比较尘螨种群总数和通过真空取样所得到的估计值。从床垫中剪下材料的填充物，然后分成层，在乳酸中分开拉绒的材料，分离尘螨并进行计数。使用这种方法可以对每平方米8200～26 800只尘螨进行估算，而使用真空除尘取样法只能对每平方米3～46只螨进行估算。与真空取样相比，钻芯取样采集到的螨卵比例显著提高。

如果真空取样能估算孳生螨数的0.5%～5%，那么是否应该在真空取样时应用校正因子来对样品中尘螨种群总数进行更加准确的估计呢？事实上，真空吸尘器取样是最快捷、最简单和最实用的尘螨取样方法。热逃生方法要将加热装置安装在纺织品的下面，钻芯取样方法需要将床垫削成块，都不具备实际操作性。热诱导捕捉尘螨的方法有可能替代真空取样，但是其需要反复多次收集样品，与只需要单次真空取样相比，可能需要花费更多的时间。

第二节　样品的大小和测量单元

采用真空取样时，会取若干大小不同的样品。举例来说，采集床垫尘样时，在枕头下方（不是下面）取了第一个样，在 1 分钟内采集了整个床垫的上表面，取样面积为 600 平方厘米；而用锯齿形采样模式（a zig-zag sampling pattern）采集床垫的整个上表面，也只清除了 0.25 平方米的尘螨（该面积计算由取样管口直径乘以取样长度得出）。后一种方法允许在同一区域重复取样，但是存在人为降低尘螨密度的风险，因为在完全相同的区域不可能取样两次。

基质不同的灰尘，其物理密度有很大差别：地板上的灰尘包含沙粒，而床垫上的灰尘包含大量的皮肤鳞屑，它们的密度都很低。这种区别在比较床垫和地毯尘样中尘螨数量时会得出错误的数据，尤其是计算单位质量含有多少只螨时。容积洗涤技术（volumetric washing）能够避免这个问题，该方法将过滤过的灰尘溶解在一个装有乙醇的测量圆筒中，尘螨数量表示为每单位体积（ml）多少只。

床垫、地毯和装有软垫的椅子等物体局部形状没有可比性，很可能微气候不同，其尘螨的分布和丰度也不同。常用的策略是在一个设定的时间内从尽可能大的表面区域取样，且将尘螨数量或每种螨的数量表示为单位质量有多少只，从而保证不同的物表取样能做到一致和准确。

床垫的形状看似简单：一个矩形的物体，由弹簧和填充材料（或泡沫橡胶）组成，表面覆盖纺织物，在不同的间距有接缝和纽扣。但是该从哪个地方取样呢，从侧边还是水平面，还是两者都取？如果样品是从床垫的上面取样的，而主人会定期翻转床垫，这么做会对尘螨种群数量造成什么影响，并且从定期翻转的床垫取样得到的数据与那些不翻转得到的数据具有可比性吗？如果考虑从接缝和纽扣处取样如何呢？事实上，接缝区域的尘螨种群密度比床垫其他地方的种群密度要大。这些问题在很大程度被尘螨研究者忽视了。大多数研究人员会选择真空吸尘器回收的屋尘质量作为取样单位，不是因为该法是最合适的方法，而是因为该方法容易进行标准化操作。

用单位质量或单位面积来表示真空吸尘器采集的尘样中尘螨密度或变应原浓度，对尘螨生态学研究至关重要。使用真空吸尘器采集的灰尘，其尘螨数量取决于基质上存在的灰尘量。换句话说，真空吸尘器清除灰尘颗粒的数量与尘螨数量或变应原浓度是否有任何等量关系？这个问题最简单的回答：对于死螨和粪便小球，两者之间存在一定关系。它们本质上是灰尘自身的组成部分，很可能像其他成分一样被轻易清除掉。但是对于活螨，两者有较少的关系，螨类足的末端有吸盘样爪垫，能够较好地抓住基质，使得活螨更难以清除。

表 8-1 总结了使用单位质量和单位面积来表示尘螨数量的优点和缺点。在尘螨控制现场试验和临床试验过程中，对重复取样结果采用单位质量表示尘螨数量。有效的尘螨控制措施具有非常高的杀死效率，尽可能彻底地清除死螨和粪便小球产生的变应原。

表 8-1 用单位质量和单位面积表示螨虫种群密度的优点和缺点

单位质量（每克灰尘的尘螨数量）	单位面积（每平方米的尘螨数量）
适用于对不同构造的物体（如家具与地毯）进行取样	需要测定取样的区域，例如，通过使用一个样方或设定长度扫描的取样装置
不适用于不同密度灰尘的物体	适用于不同密度灰尘的物体
因为在每个取样间期采集灰尘，不可用于重复测量取样	可用于重复测量取样
在绝大多数文献报道中使用	少数研究已经使用单位面积，且很难从一种单位转换为另一种单位
因为在每个取样点采集灰尘，不可用于重复测量取样	可用于重复测量取样

如果以单位质量来表示，比较尘螨总的密度或变应原浓度与在实施尘螨控制措施之前的基线数值，发现采用真空吸尘器会引起系统误差。为了比较采用单位质量和单位面积来表示尘螨密度的减少量，在 2 周一次采集的 4 个床垫样本中，每一个样本的尘螨密度被表示为处理前的密度与用回归分析估算的平均减少率的比值。8 周后，每克尘样中尘螨密度的平均减少量是 1.8 倍（范围为 1.01～4.9），然而每平方米尘样中尘螨密度平均减少量是 5.5 倍（范围为 1.8～13.8）。一项涉及添加材料至基质中来杀死尘螨的尘螨控制试验，举例来说，含有杀螨剂的湿粉也可能导致降低效率的估算发生误差。如果以单位质量来表示尘螨密度或变应原浓度，那么任何没有被真空吸尘器清除的剩余材料都可能产生“稀释”尘螨密度或变应原浓度的效果。一般情况下，在同一个家庭或同一种基质上测量尘螨种群密度或变应原浓度，如果涉及重复测量，则推荐用每单位面积来表示结果。大部分的尘螨调查结果以单位质量含尘螨数量进行统计，因此，对已经发表的不同文献，同一生境，单位质量成为比较种群密度最简便的方法。但是比较某项研究床上灰尘中尘螨数量和另一项研究地板灰尘中尘螨数量不大可能提供非常多的信息。

如果尘螨数量或变应原浓度用单位重量尘样表示不如用单位面积表示更恰当，那么为什么在调查中用这种方法表示的数值和其他因子在统计学上有显著的相关性呢？对尘螨密度而言，很少分别测定活螨数量和死螨数量。收集死螨的效率比收集活螨的效率要高许多，因为死螨不会主动黏附在基质上。死螨与灰尘中其他大小相似的无生命力的材料颗粒有相似的提取效率。

第三节 从灰尘样品中分离尘螨

从灰尘样品中分离尘螨的方法有许多种，基本类型包括浮聚（flotation）、悬浮（suspension）和热提取（heat extraction），前两种方法应用最为广泛。

一、浮 聚 法

浮聚法利用浸没在水溶剂中的尘螨与水的密度不同，尘螨漂浮在水溶剂表面，聚集在一起，从而被分离。浮聚法最主要的缺点是它的分离效率相对低。最初分离尘螨的方法，就是采用离心辅助在乳酸中浮选尘螨，分离效率较低。后来采用饱和氯化钠溶液分离尘螨，利用乙醇和饱和氯化钠溶液之间的密度差别，结果发现 33 份屋尘样品的几何学平均提取率只有 27%（范围为 3%～88%），大多数尘螨仍在沉淀里，但是其分离效率随着尘样重量的增加而增加。该方法对于包含很少或者不包含纤维材料的样本效率最高，但是仍有尘螨残留在灰尘和沉淀里，或是当上清液被倒掉时，尘螨仍黏附在容器壁上。此外，仍有大量细灰尘颗粒与尘螨一起漂浮在表面。浮聚法最主要的优点是速度相对快，而且尘螨是从灰尘中被自动分离出来的，尽管需要一段较长的准备时间（需要在进一步处理前将灰尘样本在乙醇中浸泡 12～24 小时）。

容积洗涤法整合了浮聚和悬浮法，尘螨回收率达 96%～98%。该方法是先过滤掉灰尘中的粗糙材料，然后将尘样放置在装有乙醇的测量圆筒里。尽管具有一定优点，该方法还是没有被广泛应用，原因是其分离尘螨时涉及 20 个以上的步骤，而且以单位体积（毫升，ml）灰尘含有的尘螨数量表示尘螨密度，不能直接比较单位体积灰尘中的尘螨数量和每克灰尘中的尘螨数量。对床上采集的 32 份灰尘进行过滤，经过统计学处理后，推导出单位重量和单位体积尘螨密度的近似转换公式，即 1ml 对应 5.5 g。每毫升灰尘中的尘螨数量和每克灰尘中的尘螨数量之间存在对数–线性关系。

除了饱和氯化钠溶液之外，也可以采用乙醚和四氯化碳混合物从灰尘中分离尘螨，或采用二氯甲烷分离尘螨，还有报道在乙醇与煤油的界面浮选尘螨的方法。

二、悬　　浮

悬浮（suspension）分离法把灰尘样本放入乳酸、乙醇或氯化钠溶液中，一般是在一个玻璃培养皿中，使颗粒湿润并分散，在乳酸中悬浮的情况下，染色和加热使尘螨浸软，然后在体视双目显微镜下取出尘螨。这个方法的缺点是耗时长，尤其是有大量尘螨存在时，尽管有些方法可以缩短时间，如把悬浮液倒入另一个培养皿中，检查第一个培养皿中留下的液体膜。螨被移走，再用另一个新的培养皿重复这个过程，直到所有的液体被检查完。这个方法比在一个培养皿中检查所有样本更快且更可靠。与只使用一个培养皿相比，在一层液体膜上单位面积含有更少的颗粒，而且更容易看见尘螨。尘螨在黏性液体（如乳酸）中比在乙醇中更容易悬浮，因为颗粒移动少。悬浮法的主要优点是全部样本都能够用肉眼检查，并且如果检查准确，就能得到一个很高的分离效率。此外，还能了解到该尘样的大致组成，包括大小和硬度不同颗粒及不同类型的纤维和其他成分（如羽毛和花粉）。悬浮法很少丢失螨，因为从不同容器转移时，每个容器的内容物在每次转移后都要经过彻底检查。

一种改良的悬浮技术是将 50 mg 的灰尘样本悬浮在加入洗涤剂的饱和氯化钠溶液中，湿法过筛至 45 μm 的网孔，并用结晶紫染色，染的是灰尘颗粒而不是尘螨。该技术与乳酸悬浮技术相比，优点是活螨没有被杀死，能够做到非常准确地评估活螨和死螨数目。还有人提出使用亚甲基蓝作为染色剂。

三、加热分离技术

加热分离技术（heat extraction）借鉴于 Tullgren 集螨器方法，广泛应用在土壤生物学中，其方法是将灰尘样本放在一个亮的电灯泡下，活螨会随着样本失水而从灰尘中爬出。该技术只能分离生活史中活动期的螨，对于去除活螨形成一个用于体外培养的起始种群是最有用的。

四、分 离 效 率

尘螨分离的每个步骤其效率是不同的，一般来讲，“步骤”的数量、需要的时间与提取效率之间呈反比关系。在研究工作的开始，测定该技术的分离效率是非常必要的，即尘螨检出数量除以样本中实际存在的数量。不同操作人员间分离效率的差别会相当大。然而，操作者倾向于用实践来增加效率。另外，分离效率也会因尘螨种类和生活史阶段的不同而不同。对生活史同一阶段，分离完整的螨比分离有损坏的螨效率要高，并且分离效率随着尘螨大小的增加而提高。生活史每个阶段的分离效率和相对丰度间没有明显的相关性。龄期小、有损伤的标本比龄期大、完整的标本回收效率低。这种实验误差对种群生态学有明显的影响，尤其是研究种群年龄结构时。令人惊讶的发现是，非常小的跗线螨的分离效率与非常大的屋尘螨相似，这大概是因为跗线螨和屋尘螨具有明显不同的形态，并且在研究标本时可以不考虑形态学因素。

五、直接镜检法

把采集的样品称重，倒在平皿内，置于体视显微镜下，将标本用针灸针从平皿一侧拨至另一侧，直接镜下检螨，当发现螨虫时，用针灸针将螨虫挑出制片。

第四节　尘螨制片、计数和鉴定

理想情况下，从灰尘样品中收集到的所有尘螨都要进行清洗、清洁，并封装在载玻片上，然后在显微镜下观察。有些研究人员在体视显微镜下检查样本时对尘螨进行简单的计数，有些人员获得尘螨的次级样本（subsample of mites）用于观察，这些方法都有一些不足。从灰尘中分离尘螨制作永久标本更有价值，因为这样可以对标本鉴定进行核查和再次检查，如在欧洲发现的粉尘螨的共存种群及其亲缘螨种微角尘螨。永久标本也有利于后续更详细地研究尘螨种群结构及进行其他因素分析。

一、制　　片

将灰尘样品中的尘螨一个一个分别放在载玻片上是一件很枯燥的事情。为了避免这种情况，一种可大量制片的方法（mass-transfer method）诞生了，这种方法通过一次操作就可以

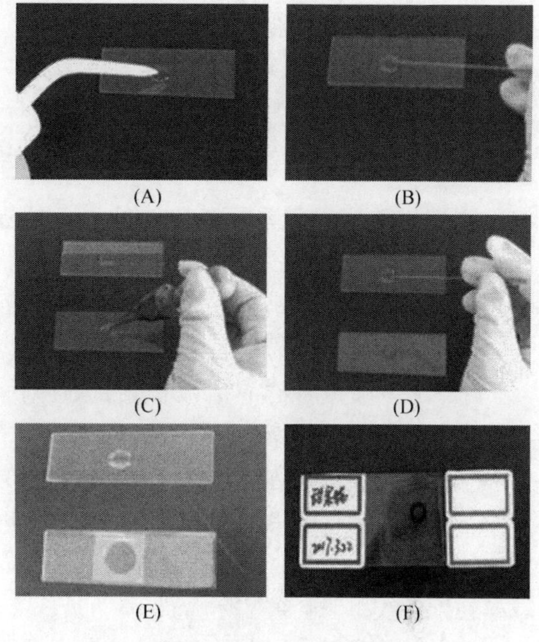
(A) (B) (C) (D) (E) (F)
图 8-3　屋尘螨标本的制片

完成 200～300 只螨的制片。在表面皿中用水将螨冻住，然后将冰转移到载玻片（microslide），而载玻片上涂有硅酮溶液（silicone solution，如 Sigmacote），然后使其干燥。在加热板上蒸发水分，最后以常规方法盖上盖玻片并封好[图 8-3（A）～（F）]。

水溶性封固剂（aqueous mounting media），如各种改良的贝氏水合氯醛封固剂（Berlese's gum-chloral medium）、福氏封固剂（Faure's media）、霍氏封固剂（Hoyer's media）等已被广泛使用，其优点是以后还可以重新制片。然而，水合氯醛封固剂的重大缺点是，如果盖玻片四周没有被封紧，则很容易干燥。此外，该类封固剂中某些成分的结晶会对标本造成损害。

只溶于有机溶剂的封固剂，如优派若（euparal）或加拿大香胶（Canada balsam）的制备时间相当长，并且不特别适用于尘螨。使用二甲苯作为溶剂，从职业健康和安全角度是不可取的。在乳酚中添加聚乙烯醇可以获得更好的效果，这是对 Heinze PVA 的一种改良。

取两张干净的载玻片，一张滴一滴蒸馏水，另一张滴一滴霍氏封固液。将标本放在平皿内置于体视显微镜下，用针灸针分离样品找螨，找到螨后先置于加蒸馏水的玻片上清洗；洗干净后转移到加霍氏封固液的载玻片上，调整姿态使螨的四肢伸展，腹部向上，然后盖上盖玻片。

将制好的玻片用标签纸做好标记，标明样品来源、制片日期、制片人等信息，将玻片置于阴凉处，一周后放于烘箱中 40℃烘 24 小时，取出，用指甲油封片待鉴定。

二、尘螨计数和鉴定

尘螨计数和鉴定最好同时进行，准确鉴定尘螨至关重要。这就需要一些基本的蜱螨学专业知识，但这超出了大部分临床研究者的能力。有些机构提供部分蜱螨学课程（如中国昆虫学会蜱螨专业委员会、美国俄亥俄州立大学蜱螨学实验室），为那些没有经验或者经验很少的人在一个相对短时间内学习专业知识提供机会。依据书籍上描述的鉴定依据对成螨进行鉴定相对简单，但是未成熟螨种的鉴定比较困难，因为只有未成熟的屋尘螨、粉尘螨和梅氏嗜霉螨有详细的记述。鉴定同一种螨生活史的不同阶段相对容易，并且可以提供关于种群的年龄-结构的重要数据。室内尘螨的生态环境不仅与活螨种群有关，也与死螨有关，死螨也具有致敏性，部分人群会接触到这些变应原。

第五节　尘螨控制方法的实验室测试

一、测试目标物

测试用取样单元是由各块地毯而不是标记为取样单元的单独一块地毯组成，原因如下。

（1）这消除了尘螨从一个取样单元转移到另一个取样单元的风险。

（2）取样单元容易处理且易于接种活螨。

（3）在对尘螨种群密度单元进行取样时其他取样单元不受干扰。

（4）将取样单元接种在标准温度和湿度下将更加简单且易于控制。

（5）使用热逃生方法对尘螨进行取样很方便。

首先要对地毯的生产厂家进行调查，明确他们是否使用防蛀杀虫剂处理了地毯，因为这样的处理会对尘螨种群产生负面的影响。如果防蛀杀虫剂是人工合成的拟除虫菊酯，其暴露在紫外线下时会被破坏。

即使地毯是新的，也可能有尘螨孳生，这主要取决于它们在生产后的储存地点以及储存时间的长短。因此，通过冷冻地毯来杀死活螨是很重要的，这需要在–30℃下冷冻一整夜。地毯需要进行彻底的真空清洗，以保证真空样品中没有活螨存在。

二、温度和湿度控制

在尘螨实验中，主要的干扰因素是温度和湿度对尘螨种群繁殖率和致死率的影响，因此对温度和湿度进行持续和准确的控制，从而使其几乎没有变化是很重要的，这就需要使用电子湿度计进行监测。温控房间需要加湿设施和搁置地毯，这是开展研究工作的理想装置，将温度设定为（25±2）℃，湿度设定为（75±2）% RH。另外，如果温控房间不可用，可使用湿度控制器，进行湿度控制的方法概述如下。

至少需要提前 24 小时对地毯所需的温度和湿度进行控制并使其达到稳定状态，然后再接种尘螨，开展研究工作。在相同的温度和湿度下，将尘螨培养物接种在地毯上，尘螨可以很好地生长。如果不是这样，尘螨生长的温度和湿度依然需要平衡，否则将尘螨接种到地毯上后其繁殖率和死亡率将发生变化。

三、将尘螨接种在地毯上

将尘螨接种在地毯上，需要准确地计数接种到地毯上的尘螨数量，而不是估算。尘螨控制方法的研究目的是为了明确其是否对尘螨种群的大小有影响。如果尘螨初始种群大小是未知的，或者基于不确定准确性的估算，那么这个研究几乎是无效的。

对尘螨初始种群数量进行计数最简单的方法是对已知重量的尘螨培养物进行一系列的等分，并计算活螨数量，然后计算平均数和标准偏差，直到实现可接受的小范围。然后，研究人员通过精确的统计置信度（statistical confidence），确定实验开始时给定的一块地毯上所含有的尘螨数量。这项工作虽然耗时但却是必要的，需要在培养物可以使用前快速完成，否则培养物中的尘螨密度可能会发生改变，这是因为在培养的过程中，水分会随着时间而不断蒸发。

在接种前从培养基中筛选螨虫是获得高密度活螨最简单的方法，之后需要添加食物，否则接种后的尘螨在地毯上会由于饥饿而死亡。尽管已经报道了多种尘螨培养基，但是适宜的培养基需要在使用前至少 24 小时内将其调整到合适的微气候。否则尘螨可能会离开培养基，这样对接种前计数活螨数量会造成更大的变化。

目前对于理想的尘螨种群初始密度尚无统一规定，但是在单位面积中需要有足够的尘螨，以保证其充分的直接接触从而进行交尾、繁殖。当尘螨种群密度低于某个值时，螨间交尾的频率就会显著降低，种群增长率随之大幅度降低，从而影响实验。最小值是尘螨种群密度达到每平方米 10～20 只，尘螨才可能进行交尾。尘螨和培养基应该均匀地分布在地毯表面，轻轻摊平，并培养至少 3 天来使尘螨沉积并分散在地毯中。

四、在实施尘螨控制措施前监测尘螨种群生长

需要足够数量的地毯，以保证充分地研究尘螨处理和控制措施。每次进行尘螨处理和控制，3 块地毯很可能太少，但 20 块太多。研究中应该包括那些由于缺乏尘螨种群增加而丢弃的地毯。将地毯分配到处理组和对照组之前，需要计算每块地毯中活螨种群数量，至少需要计数 3 块样品。用这种方法在接种后可对尘螨繁殖性能进行估算。应弃去尘螨种群数量低的地毯，否则如果其被分配到了处理组，当随后尘螨种群密度降低时，就不能确定种群密度的持续降低是由于杀螨剂还是预处理造成的。

五、尘螨控制时对照组的处理

当用杀螨剂进行处理时，应该通过喷雾漂移或者保存靠近处理地毯的对照地毯，以避免对照组被污染。

六、处理后估算尘螨种群大小

处理后估算尘螨种群大小的方法主要有以下两种：热逃生方法和真空吸尘器取样法，随后对尘螨进行悬浮收集。

（一）热逃生方法

用电炉在地毯正下方加热到 80℃，持续 15～30 分钟，活螨会逃离热源，然而地毯上放置的条形透明胶带会将其捕获。在每平方米地毯上放置大小为 3 cm×100 cm 的透明胶带，加热后将其放在体视显微镜下观察。

（二）真空和悬浮收集尘螨

对地毯进行真空取样时，建议取样速度是 2 分钟每平方米，使用过滤系统或者类似装置捕捉螨虫。移除过滤器上的材料，对其进行称重且回收尘螨，具体的称重和回收方法如下所述。

将样品悬浮在 50 ml 饱和碳酸氢钠的氯化钠溶液（saturated sodium chloride solution）中，并且添加润湿剂，然后对悬浮液进行搅拌、过滤，过滤时使用网孔足够小的筛网，从而可获得螨及其卵，然后使用 1%的结晶紫水溶液在筛网上进行染色，除了螨之外的所有物体均被染色。筛网漂洗后，用水将筛网上的物体转移到直径为 9 cm 的玻璃培养皿中。通过双目体视显微镜，可以在液面上下观察到移动的活螨。

（三）尘螨种群的处理后监测

在微气候下，应在与尘螨生活史一致的足够间隔时间对活螨进行重复取样。例如，每 2 周一次共 4 次对实验组和对照组进行取样，检测处理后种群数量。

（四）统计处理

采用合适的统计学方法比较实验组和对照组尘螨种群密度的变化率是必要的。重要的是，上述研究设计类型代表了重复测量设计，因此应当使用适合重复测量的统计方法。

七、聚乙烯醇封固剂的配方

该配方源自于英国中央科学实验室，包括 10 g 聚乙烯醇（PVA）、40～60 ml 蒸馏水、10 ml 甘油、25 ml 1.5%的苯酚蒸馏水溶液（*m/v*）（例如，375 mg 的苯酚溶解于 25 ml 的蒸馏水中）、100 g 水合氯醛和 35 ml 乳酸。

1. 实验步骤

（1）将聚乙烯醇粉置于烧杯中，逐渐加水搅拌，同时将烧杯置于水浴中以磁力搅拌器加热，加热的温度略低于其沸点。

（2）加入乳酸然后搅拌。

（3）加入甘油然后搅拌。

（4）烧杯中加入 1.5%的苯酚蒸馏水溶液，同时将烧杯置于水浴中以磁力搅拌器加热；然后加入水合氯醛并搅拌直至其溶解。

（5）将水合氯醛–苯酚溶液加入到聚乙烯醇中时，应注意后者的温度应达室温。

（6）对溶液进行过滤，然后储存在棕色瓶子中，防止被紫外线氧化。

2. 注意事项

为了在载玻片上溶解硬的聚乙烯醇，如将做好的玻片标本拆掉或者重新制片，需使用温热的乳酚，或使用温热的 60%的甘油水溶液。

水合氯醛在许多国家是受管制的药品，作为实验研究，可能需要相关的许可证。聚乙烯醇的替代品是一种名为 CMC-10 的即用型封固剂。

第六节　实验室人工培养尘螨

简而言之，如果能够提供充足的营养，保持培养容器的微气候，防止真菌污染，防止其他螨种交叉感染，定期传代培养，防止过度繁殖，那么在实验室人工培养尘螨还是比较容易的。

一、基本实验器材

实验所需的基本器材包括一个塑料的或玻璃的干燥器、一台带冷光源的立体双目显微镜、湿度计、温度计、合适的培养容器（图 8-4），以及该螨种所需的起始培养物。营养食物的选择由该螨种的最终用途来决定。如果用来制备变应原粗提浸液，如制备多克隆抗体或做蛋白质印迹，理论上需要将其饲养在内源变应原性低的培养基中。

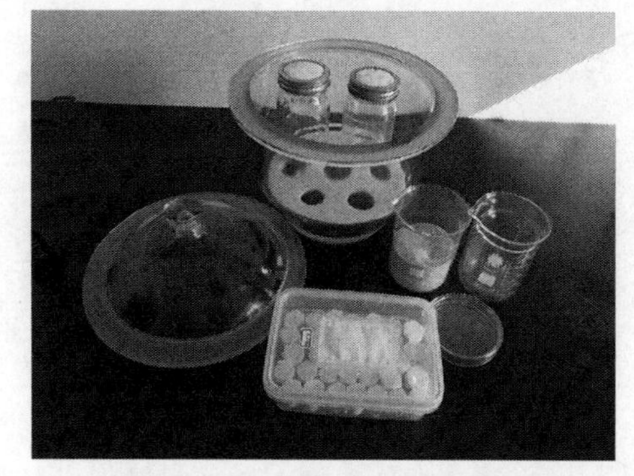

图 8-4　尘螨培养基本器材

底部有氯化钠沉淀的干燥器，用以控制湿度；氯化钠沉淀的广口瓶；以及放置单个试管的塑料盒

二、起始培养物

（一）来自实验室现有培养物的起始培养物

不同螨种的起始培养物（starter cultures）都能够从变态反应学诊断产品生产商处获得。英国的中央科学实验室（central science laboratories）销售尘螨培养物。这些培养物已经在英国斯劳（Slough）的害虫感染实验室（pest infection laboratory）培养超过了 45 年，这个实验室建立和维持着全球独一无二的尘螨和储藏物螨类标本馆。

（二）从屋尘样本开始建立纯培养

如果没有起始培养物，研究人员可以从室内灰尘中分离活螨。从床和地毯上采集灰尘样本，在干燥器中孵育它们，观察会生长出什么。出现数量明显的尘螨可能需要几天到几个月的时间，当该种群建立起来后，逐渐添加培养基来替换灰尘。

三、微　气　候

屋尘螨、粉尘螨、梅氏嗜霉螨、热带无爪螨和害嗜鳞螨等能够在室温 18～22℃和 75%的相对湿度条件下维持良好的种群生长。温度增加至 28～33℃和稍微增加相对湿度（达 80%）能够加速螨种群生长，相对湿度超过 80%很难维持螨虫生长，因为在此条件下霉菌的生长会加速。事实上，控制霉菌生长最简单的方法就是保持相对湿度恒定在 75%，每周给培养基通风并摇动培养基，在层流净化罩中更好。摇动能够防止培养基中形成真菌菌丝。

保持塑料干燥器内部湿度最简单的方法是使用饱和盐溶液混合物。覆盖干燥器底部的饱和氯化钠水溶液与固体氯化钠混合形成沉淀，从而使湿度在一个很宽的温度范围内稳定在 75%（±1%）。在温度 20～30℃和相对湿度 70%～71%的条件下，氯化钠与氯化钾的比例是 1∶1，硫酸铵能够在 10～40℃维持相对湿度在 80%左右。其他方法包括使用无机酸或是强碱，这会带来潜在的职业健康和安全方面的风险。比强酸和强碱更安全的方法是使用甘油溶液。

四、培 养 容 器

培养容器通常使用玻璃管（大约直径 2cm、长 5cm）、直径 9cm 的塑料培养皿和细胞培养瓶。玻璃管管口通常采用脱脂棉塞住，以保证管内外的空气得到交换，但是螨虫能够从此处逃逸。塞子最终会充满螨虫，当传代培养时塞子可能会掉到平台上，因此会增加培养基交叉感染的可能性。培养皿比较简单、便宜和安全，一些凡士林或是类似的润滑剂（用于实验室真空泵的高真空润滑剂等是非常好的）被装入塑料的注射器，并在盖子内边缘周围涂布，这样能够产生阻止逃跑的密封空间——螨虫会陷在润滑剂中。然而，相对于良好的安全性，它的通气性较差，培养基必须定期通气以防止产生 CO_2，这在使用活的酵母菌作为培养基时尤其重要。另一个气体交换减少的后果是，培养容器中的湿度会和干燥器中一样再次失衡，尤其当培养基吸湿时。

五、食　　物

尘螨孳生在食物里，在食物里产卵、排泄，并最终死在食物里，培养基颗粒的大小对尘螨种群生长率很重要。一般来说，颗粒越小，尘螨生长就越缓慢。粉状培养基比颗粒状培养基更能促进更多真菌生长。可以通过添加玻璃粉来避免真菌生长，摇动培养基时玻璃粉可以打破任何聚集团块。

从理发店收集人头发再将其置丙酮中脱脂获得的人皮肤鳞屑、肝粉、烘焙店的酵母颗粒、鱼饲料或干水蚤（dried daphnia）、不同的谷物制品（包括小麦胚芽）、真菌培养物和房屋灰尘均可用来培养尘螨。酵母和干水蚤 1∶1 混合对于快速培养多种螨虫是非常好的。单用酵母颗粒能促进几种螨生长良好，但是因为酵母含有链霉亲和素结合因子，当尘螨粗提浸液用于涉及链霉素、生物素结合反应的免疫化学过程时，必须通过过滤和（或）饿死尘螨来清除培养基。目前还没有文献报道用化学成分确定的饮食纯种培养屋尘螨，但低内源变应原性培养基具有良好的前景。

谷物里含有某些抑制剂能够抑杀尘螨，变应原对选择尘螨生长的培养基有重要的影响，不建议在尘螨培养基中使用麦麸，尤其是培养出来的尘螨用于提取变应原时。

用单糖培养腐食酪螨获得了成功，但是对屋尘螨未获得成功。

六、传代培养

当培养基中尘螨密度过大、显得过度拥挤时，需要进行传代培养。一般能通过肉眼观察培养基中是否有任何移动来判定：如果培养基表面看上去有起伏或是轻微闪光，就需移掉 2/3 的内容物并替换为新鲜的培养基。要确保储用培养基保存在单独的干燥器中（没有尘螨），并与尘螨培养的温度和湿度相同。将储存在干燥条件下的 Baker 酵母颗粒放置在潮湿环境中时，其会从空气中吸收大量的水分，并显著降低培养容器的湿度。

在低湿度条件下尘螨能够存活相对短的时间，并能够恢复。尘螨水损失的效应包括躯体收缩：螨虫看起来是皱缩的，背腹扁平，而不是卵形体。如果它们看起来是扁平的，而不是肿胀的，那么它们可能损失了大量的机体水分，应立刻将其转移到一个相对湿度大于 75%的环境中。

尘螨活动减慢可能表明培养条件不适合。正常情况下尘螨会经常移动，会观察到雌雄交尾并产卵。以上任何现象的缺失，表明湿度太低或太高，尘螨会受到真菌代谢产物的毒害。

七、从培养基中分离尘螨

使用一根细刷子或针挑出单个尘螨。如果需要挑取较多尘螨，可以用一个热光源照射使它们离开培养基。当在培养基中检查螨时，经常要用到光学灯源，因为这样的光相对凉爽，不至于使螨干燥。一个较热的光源直接照射在培养基的正中会将螨驱赶到容器的边缘，在这个位置可以用一个刷子把它们扫起来。对于更大规模的分离，可以将培养基合并起来，并在摇动筛粉器上通过一系列不同大小网眼（如 1 mm、500 μm、250 μm 和 100 μm）的 Endecott 试验筛（或是类似的）以得到富含尘螨的组分。通过 100 μm 大小的网眼会得到一个富含粪便小球的组分（小球直径是 10～50 μm），尽管其中也含有一些卵和幼螨。使用小于等于 50 μm 的网眼排除粪便小球，网眼会被粪便小球堵塞，得率会很低。用过筛的方法可以从一个培养基收集到每个发育阶段的尘螨。

将富含尘螨的培养基与饱和氯化钠混合在一个分离漏斗里。漏斗必须足够大，以便倾倒液体或尘螨时水通道不会被阻塞。培养基材料会掉到漏斗的底部，螨虫会漂浮在顶部。分离步骤重复两次，这样会得到无培养基的干净螨虫。也可以使用乙醇悬浮从培养基中分离螨虫，国外有报道用自动装置从培养基中分离大量的螨虫。

使螨虫饥饿能够清除它们肠道中的粪便和食物。培养基内含有大量的变应原物质，但是粪便小球和螨体具有不同的变应原组成成分，如变应原 Der p 1 和 Der p 3 主要在粪便中发现，而 Der p 2 主要存在于螨体。使用一个强光源将螨驱逐出培养基，然后把它们转移到一个干净的无培养基的容器里 24 小时，这样就实现了使尘螨饥饿的目的。重复浮选过程会使粪便和螨体分离，但是粪便可能不适合做变应原研究，因为变应原第 1 组分有较高的水溶性。

八、实验室卫生和安全

良好的实验室卫生能够使人工培养的尘螨不受真菌感染和交叉感染。从事人工培养尘螨的实验人员也应该注意保护自己，因为有被致敏的风险。原则是保证所有操作步骤在层流罩或是通风橱中进行，要穿白大褂或实验外套，戴手套、护目镜和口罩，要尽可能少地暴露皮肤。

第七节　变应原粗提浸液制备

一、尘螨收集与分离

通常夏季在学生宿舍床板下及粮店、米店收集尘样，带回实验室，在体式显微镜下分离，挑取疑似怀孕螨虫进行单克隆培养。将螨虫传代培养至一定数量时，再进行螨虫蛋白提取。分离螨虫采用爬盘法。

二、尘螨变应原提取液的配制

尘螨变应原提取液常用的是碳酸氢盐-盐水提取液——Coca 碱性提取液，其配方为氯化钠 5.0 g，碳酸氢钠 2.75 g，石炭酸 4.0 g，水 1000 ml。

三、尘螨变应原浸液及干粉的制备

采用丙酮脱脂的方法制备尘螨变应原浸液。将螨虫放在玻璃烧杯中，加入丙酮，丙酮体积与螨体质量比为 8∶1。将烧杯置磁力搅拌器上以每分钟 400～500 转搅拌混匀 2 小时，其间换丙酮 3 次，每次待混悬液澄清后弃去上清液；然后在烧杯上盖上滤纸，置阴凉处，待其干燥（大约 1 周，其间不断晃动烧杯，防止结块）。在烧杯中加入 Coca 碱性提取液，按照质量体积比（8～10）∶1，放在 4℃的恒温箱中，用磁力搅拌器以每分钟 400～500 转搅拌混匀 24 小时，取出，待混悬液澄清后收集上清液（此即尘螨变应原浸液）于玻璃平皿（直径为 180 cm）中，放在–80℃冰箱中冷冻 24 小时，然后放在冷冻干燥箱中干燥约 72 小时，将干燥后的粉末取出置于蓝盖瓶中，用封口膜封口，贴上标签，标明提取日期及提取螨种和提取人等信息，存放于 4℃备用。

第二篇

尘螨变应原

第九章 尘螨变应原命名与标准化

第一节 变应原命名

变应原命名法则由国际免疫学会联合会（International Union of Immunological Societies，IUIS）1986 年制订，并于 1994 年进行修订。现将变应原命名法则的主要内容介绍如下。

一、变 应 原

变应原的命名是以其来源物质，即动植物分类（拉丁文）为依据：属名的头三个字母（如 Dermatophagoides 头三个字母为 Der），空格，种名第一字母（如 pteronyssinus 的首字母为 p），空格，最后用阿拉伯数字表示该变应原发现的顺序或其临床意义，故屋尘螨变应原第 1 组分就命名为 Der p 1。变应原同一组分间具有高度同源性，进化关系很近，具有相同的生物化学功能，如 Der p 1、Der f 1 和 Eur m 1 均为尘螨变应原第 1 组分。

两种同属不同螨种具有相同字头者，后记述的过敏原在种名字母后加一字母（表 9-1）。

表 9-1 同属不同螨种命名原则

Aca c 1	Acarus calcarabellus Griffiths	匀刺粉螨变应原第 1 组分
Aca ch 1	Acarus chaetoxysilos Griffiths	滑毛粉螨变应原第 1 组分
Cal m 2	Caloglyphus michaeli	米氏嗜木螨变应原第 2 组分
Cal my 2	Caloglyphus mycophagus	食菌嗜木螨变应原第 2 组分
Tyr p 4	Tyrophagus putrescentiae	腐食酪螨变应原第 4 组分
Tyr pa 4	Tyrophagus palmarum	阔食酪螨变应原第 4 组分

不同属的两种螨具有相同字头者，后记述的变应原在属名字母后加一字母（表 9-2）。

表 9-2 同种不同属螨命名原则

Tyr l 2	Tyrophagus longior	长食酪螨变应原第 2 组分
Tyro l 2	Tyroborus lini	线嗜酪螨变应原第 2 组分

字母一律用正体（不用斜体），数字用阿拉伯数字（不用罗马字母）。因为在细菌遗传学和 HLA 系统命名法上，斜体字母表示遗传型，即基因型（genotype），正体字母表示表型（phenotype）。

二、异构变应原和变应原亚型

同一物种同一组分变应原可能存在几种形式，它们的生物学功能相同。同一种变应原氨基酸序列一致性（identity）在 67%以上者为异构变应原（iso-allergen）。每种异构变应原相同氨基酸序列的多种变异形式，称为变应原异构体，命名是在其名字后面加阿拉伯数字作为后缀（01 至 99），如 Der p 1 的异构变应原命名为 Der p 1.01、Der p 1.02 等。

编码变应原的核苷酸可能会发生突变，这种突变可能是隐性的，或是出现 1 至数个氨基酸的置换，即变应原的多态性。分子变异（molecular variants）或亚型（isoforms）用来指变应原的多态性，其具有 90%以上一致序列，命名是在异构变应原后再加两个阿拉伯数字，如 Der p 1 有 23 个亚型，即 Der p 1.0101～Der p 1.0123。

三、变应原多肽链、mRNA、cDNA

变应原多肽链名称用斜体表示，如粉尘螨变应原第 4 组分由两条多肽链组成，是由两条不同的基因编码，肽链名称为 Der f 4A、Der f 4B。

mRNA 和 cDNA 变应原，仍用正体，尾数与多型变应原相同。如 mRNA Der f 4A 0101、cDNA Der f 4A 0101。

四、重组变应原和变应原合成多肽

（1）通过基因重组技术或化学方法合成的，用于调控特异性免疫应答的变应原片段，其命名原则仍基于天然变应原。三种不同来源的变应原的前缀符号：①n 为天然变应原（此前缀符号一般不用）；②r 为重组变应原；③s 为合成变应原。

将不同前缀符号加在天然变应原名称前，连上氨基酸残基数序置于括号内（表 9-3）。

表 9-3　变应原命名含义

Der f 2.0104	粉尘螨变应原第 2 组分异构变式变应原	含全部 146 位氨基酸残基
rDer f 2.0104（85～146）	粉尘螨变应原第 2 组分重组变应原	含 85～146 位残基
sDer f 2.0101（85～146）	粉尘螨变应原第 2 组分合成变应原	含 85～146 位残基

（2）重组或多肽片段衍化物，末尾添加方括号，以示该肽存在一个类似物氨基酸残基的置换或修饰，用一标准字码加一上标数字表示修饰的残基位置，如 *L*-氨基酸（标准字母用大写）；*D*-氨基酸（标准字母用小写）。修饰的残基可以置换、插入或删除的都放在方括号中。命名方法基本上与免疫球蛋白合成多肽序列的命名相同，以 sDer p 1.0101（81～100）屋尘螨变应原第 1 组分合成变应原含 81～100 位残基为例，命名方法见表 9-4。

表 9-4　重组或多肽片段衍化物变应原命名方法

未修饰	sDer p 1.0101（81～100）	
置换	sDer p 1.0101（81～100）[K90]	*L*-赖氨酸 90 残基被 D-赖氨酸置换
插入	sDer p 1.0101（81～100）[+K90]	*L*-赖氨酸残基插入 90～91 间
删除	sDer p 1.0101（81～100）[–K90]	*L*-赖氨酸 153 残基删除
N 端修饰	sDer p 1.0101（81～100）[N—AC]	N 端氨基团乙酰化
C 端修饰	sDer p 1.0101（81～100）[C—NH2]	C 端羧基团形成羧基酰

如果有较多变化，而本命名法没有包括，则写出全部序列。

五、新发现变应原命名

新发现的变应原，需要提交国际变应原命名委员会进行审核，提交的材料除了核酸序列、氨基酸序列，还包括以下几点。①分子量测算：十二烷基硫酸钠聚丙烯酰胺凝胶电泳（SDS-PAGE），凝胶过滤；②分子电荷测定：等电聚焦（IEF），电泳（PAGE，琼脂糖凝胶、淀粉凝胶等），离子交换色层分析[尤其是高效液相色谱（HPLC），用适合的阴离子或阳离子交换]；③免疫化学鉴定：交叉免疫电泳/交叉放射免疫电泳（CIE/CRIE），超免疫抗血清免疫电泳（IEP）（至少 3 只动物的抗血清）；④疏水性测定：反相 HPLC；⑤氨基酸化学测定：氨基酸—NH_2终端测定、氨基酸—COOH 终端测定、氨基酸组成测定，每一种测定的条件都要限定，相近的异构变应原常不易分开，如为异构变应原的混合液，等电点（pI）或者分子量的范围要写明。

其他要求：

（1）尽量提供下列物理和化学参数：①相对分子量；②氨基酸组成和序列；③糖的含量和组成（包括交联的位置和类型）；④失效系数（包括测试条件）；⑤含氮量；⑥有无辅基、酶或其他生物活性；⑦X 射线晶体衍射结构；⑧如果有合适的国际参考品，或国家参考品（如 IUIS/WHO 标准化制品），要据以换算在参考品中纯化变应原的含量。

（2）变应原粗制品的企业参考品应与标准参考品对照标准化。

（3）变应原经过特征鉴定的，或是从粗制变应原提纯的，都要在小规模人群中检测 IgE 抗体，或者做皮肤点刺试验，以阐明该变应原的重要性。这种调查应完全属于流行病学性质的。此外，还要提供所用的体内或者体外测试方法，阳性标准及量化的应答性程度。

（4）高纯度的变应原应将其测试数据提交给国际变应原命名分委员会主席，分发给其他同行，以便周期性增补更新。

（5）已纯化的变应原要有足量的单种抗体（多克隆或单克隆）给某些资深的专家，以便用作免疫化学鉴定。

第二节 变应原标准化

变应原标准化的目的在于提高特异性诊断和治疗的可靠性和安全性。不同国家对变应原标准化的要求不同。例如，用一种特异的方法标定变应原浸液的效价，同时可测定该浸液中某些已知变应原分子的含量，或两者兼顾。另外，还可测定某些变应原分子的最低耐受量或最高含量及所含各特异性组分之间的比例。另一个敏感的问题是如何测定变应原的活性单位。有人建议用相应组胺释放或皮肤试验反应强度等体内或体外试验测定相应特异性 IgE 抗体来确定活性单位，但这些方法都依赖于所选择的患者。

一、变应原浸液标准化的发展史

随着对变态反应发生机制的揭示和特异性免疫诊断与免疫治疗在临床上的应用，变应原浸液及其制品的生产、产品的质量控制和标准化工作也随之展开。20 世纪初，开始出现定量测定变应原、参考品规格及产品质量标准，也相继出现多种形式表示浓度或剂量的变应原单位。1911 年，采用 Noon 单位作为梯牧草花粉变应原单位，被定义为从千分之一毫克梯牧草花粉中提取出来的变应原量。随后，Noon 单位被延伸到所有的花粉变应原。在 20 世纪 30 年代，用蛋白氮单位（PNU）表示蛋白质的含氮量，规定 100 PNU 相当于 1μg 氮。在其同期出现了用重量容积比（WPV）表示提取时的原材料与提取溶媒容积的比例。上述这些单位制都不能反映产品的生物活性或生物效价。20 世纪 70 年代，由于免疫化学方法的发展，可用多种体外免疫分析法尤其是用放射变应原吸附抑制试验（RAST-I）测定变应原产品的生物效价。同时，出现了基于皮肤试验的各种系统的生物单位，如 BU（生物活性单位）是北欧规范建议的，AU（变应原单位）是美国食品药品监督管理局（FDA）建议的，IR（反应指数）是法国规定的单位。20 世纪 80 年代初，世界卫生组织（WHO）建议使用 IU 作为国际单位，并先后组织了多国合作，制备了屋尘螨、豚草、梯牧草、白桦和狗毛 5 种国际变应原标准品。后来，这些国际变应原标准品被指责为只注重对变应原组成的鉴定、分析和定量，而未考虑其在人体上的生物反应，人为地规定其效价为 100 000 IU，这样规定的效价与临床诊断与治疗的人用剂量没有联系，只能作为实验用的标准试剂，因此也未能像其他的标准物质一样被各国实验室所接受。为使变应原产品达到标准化，首先必须规定一个共同的变应原单位，但这一尝试尚未获成功，仍沿用各自习用的单位。目前并存的各种单位间无可比性，不同企业的变应原制品，同种产品间的比较也存在困难。然而，标准化的变应原产品始终是使用者关注和期待、管理当局正在积极推进并努力解决的问题。

二、变应原浸液标准化的目标及实施

变应原标准化是相当复杂而困难的事，随着新技术和新方法的推广应用将会逐渐完善。为提高变应原产品质量，加速变应原的标准化，欧洲、美国等变应原协会先后发布了一些关于变应原产品质量控制和标准化的指导性文件。1982 年，在《北欧准则》的药物申报部分，包含了关于变应原制品注册的一般性指导；1989 年，北欧药事委员会规定了变应原制品注册所需的一些特殊资料，颁发了《关于变应原制品的注册指南》。到 1991 年底，欧盟专利药品委员会（CPMP）将对医药产品的要求扩展至变应原产品，在其批准的《人用药品的质量、安全性和有效性规范》中，将变应原产品分成两类：一类为产业化生产上市的变应原产品，用于变态反应疾病的体内诊断和治疗；另一类是由被授权的专业医生根据患者的需要开的处方制剂，由处方者本人或被委托的专营企业按处方配制给指定的患者，所涉及的责任直接由处方者负责。文件对前一类变应原产品的注册技术要求作出了详细的规定。1996 年，CPMP 颁布了对变应原产品控制的备忘录；1997 年，将对变应原的要求收载进欧洲药典。1993 年，FDA 规范了变应原制品体外试验法、体外补充试验法和体内试验法。1994 年，美国生物学评价及研究中心发布了关于变应原浸液产品管理的文件。1997 年，美国协会推荐使用标准化的变应原浸液产品。这些都是在推进变应原标准化进程中具有重要标志的文件。

鉴于变应原单位制的多样性及各生产企业间同种产品的无可比性，很难建立一个通用的标准品，各指导原则都倾向于各生产企业建立自己的内部参考品（in-house reference，IHR，简称企业参考品）作为基准，以后生产的各批产品都必须用多种分析测定法与企业参考品作比较，根据测定数据规定产品测定指标的可变异限度，制定产品的质量标准。规定各批常规产品必须符合质量标准，以此来控制产品质量，保持不同批次之间的一致性，达到产品的标准化。1998 年，WHO 发布的关于免疫治疗的指导文件中强调，变应原的质量对变态反应疾病的诊断和治疗至关重要，用于免疫治疗的变应原不应再是粗提浸液而是提纯物，需用生物活性单位和（或）质量单位表示其中主要变应原的含量。该文件同时通报了专家委员会同意将沿用的变应原浸液改称为"变应原疫苗"的决定。WHO 基于大量的临床调查，指出低剂量的免疫治疗通常无效，而过高剂量则会产生较严重的全身反应，提出了能为大多数患者显著改善症状而不引起严重副反应的免疫治疗最佳维持剂量应是每次注射含有 5～20μg 主要变应原的标准化变应原疫苗。因此，为使变应原之间可进行客观比较，文件明确提出变应原的标准化至少包括 3 个方面：①确保每批产品中变应原的组成恒定；②用质量单位表示其主要变应原含量，且保持含量一致；③总变应原效价一致。要求用于免疫治疗的变应原疫苗，生产企业应提供企业标准及每批产品的检验报告书，以证明上市的每批变应原疫苗在变应原组成、主要变应原含量和体内外方法测得的生物效价均在规定范围内。该文件引言中还特别指出，虽然 WHO 变应原标准化的建议主要采纳了欧洲、美国免疫治疗指南中对变应原标准化要求，但这将在全世界范围内推进变应原标准化的进程，要求各管理部门应力求生产者用通用的生产方法生产变应原疫苗，并使其达到标准化。

三、变应原产品标准化的现状

在美国，广泛使用的免疫治疗产品为变应原水溶液。而在欧洲，免疫治疗产品多为变应原吸附剂或类变应原吸附剂。对用于体内诊断和治疗的产业化生产上市的产品，首先必须要求其变应原浸液标准化，各生产变应原制品企业应根据自己的基础和实力，研究建立分析测定方法，研制自己的企业标准品，以及适用的分析测定用试剂，不断提高产品质量，发展完善各自产品的标准化。

早在 1976 年，丹麦 ALK-ABELLO 公司就制订了变应原产品质量控制和标准化方案，其主要程序包括对致敏蛋白组成的分析，主要致敏蛋白含量和总生物效价的测定。该方案规定标准化变应原必须是各批产品含有全部的相关致敏蛋白，主要致敏蛋白含量一致，总生物效价一致。为此，需应用多种免疫电泳技术，首先分析变应原提取物中致敏蛋白组成，以及与患者过敏相关的致敏蛋白，并将其中能与多数（50%）患者特异性 IgE 结合的主要致敏蛋白进行定量，用体外或体内方法测定变应原提取物结合过敏患者血清中特性 IgE 的数量来决定变应原的总生物效价，用企业参考品评估、校准每批产品。经过 20 余年的努力，该公司已使其生产的主要产品成为了标准化变应原产品。

1997 年，法国 Stallergenes 变应原生产公司公布了变应原浸液 Stallergenes 标准化模式，该标准化的基础也是企业参考品。他们规定企业参考品为冷冻干燥品，经体内外方法进行鉴定，建有科学档案，在–20℃储存，有效期 3 年，供生产的产品质量控制用。德国默克集团 Allergopharma 变应原公司质控部认为，用变应原制品做皮肤测试是为了诊断患者有无阳性既往病史，同时了解患者敏感水平，如各批产品有差异会影响诊断的结果。免疫治疗多为修饰过的变应原或类变应原制品，这类制品已被证实是最强的免疫治疗制品，但测试结果显示其特异性 IgE 结合能力明显降低，因此生物活性单位只是说明诱发不良反应的可能性，而不提供关于疗效的任何信息。因此，他们推荐皮肤测试用产品必须进行生物标准化，同时要求免疫治疗用产品应按确保疗效和安全性的需要，做全面的标准化。

我国变态反应学科的研究与应用起步于 20 世纪 40 年代，北京协和医院首先采用进口花粉自制变应原浸液，新中国成立后开始自采原料生产浸液，并推广至全国设有变态反应科的医院。现今国内自制变应原品种近 200 种，除粉尘螨变应原注射液外，其余尚为医院变态反应科（中心）内部制剂，还没有标准化的变应原商品供应。

四、变应原浸液的生产和标准化管理

变应原浸液是经提取，保留致敏蛋白和潜在致敏蛋白及其他相关分子的多组分的混合物。由于原材料来源和提取、纯化的方法不同，现已上市的各种变应原制品纯化程度不相一致，有些为部分纯化，而绝大多数是未经纯化的浸液。因其固有的复杂性和生物多样性，现有的体内外测定法都有一定的局限性，还不能用定量的方法测定不纯变应原浸液中的每个组分，不能像化学药品或生物制品的方式和要求做全面的标准化。对已在临床应用的变应原浸液都要求进行全面的标准化既不经济也不可能。因此，欧盟将变应原浸液分为两类，仅对产业化生产上市的变应原产品规定了注册的技术要求，而且在具体技术指导性文件中，对鉴定项目和测定方法给出了选择性建议，对质量标准的可接受限度或范围的要求也相对宽松。

在我国，目前临床上使用的绝大多数为变应原粗提物，其缺乏质量控制，基本未做到标准化就直接用于了患者。为尽快改变现状，同时满足患者的诊治需要，国家药品监督管理局（SDA）、卫生部和国家发展计划委员会已于 2000 年颁发关于变态反应原暂行规定，要求具有变应原制备资格的医院，将拟制备品种按程序申报为特殊医院制剂，经技术审评，由 SDA 审查批准后方可直供由卫生行政部门批准的可使用变应原的医院。

我国已加入 WTO，变应原标准化领域也应当与国际接轨。因此，暂行规定中明确指出国家鼓励和支持变应原的产业化和标准化。在变应原品种多样、生产者质量自控的基础薄弱、缺乏供分析用的特异试剂及供分析测定用的标准物质的现实情况下，建议学习、应用国外已有的科技成果和管理经验。为加速产业化和标准化进程，整顿、提高已产业化生产上市的地标品种，鼓励、扶持具有变应原制备资格的医院将已具有一定的科研和临床实践基础、使用量大或应用面广的品种直接申报产业化生产证书或文号，灵活地执行有关法规和要求，在已有的质控和标准化基础上逐步实现 WHO 变应原疫苗标准化方案。

第十章 尘螨变应原免疫生物学特征

尘螨广泛存在于人类生活和工作环境中，其排泄物、皮屑等物质可被分解成微粒，悬浮于空气中，过敏体质者吸入或长期接触这些微粒后，机体产生较多的特异性 IgE 抗体，处于致敏状态。诱导机体产生 IgE 的物质称为变应原。

作为一种生物体，尘螨可以产生多种蛋白质和其他的大分子物质，使用免疫印迹法和放射交叉免疫电泳等技术检测到尘螨粗提浸液中有 30 多条与过敏性哮喘患者血清 IgE 发生结合的条带，其中 7 个条带频率较高且免疫染色较强。已证实尘螨体（成螨、若螨）、卵、螨粪和培养基等提取物均可诱导变态反应性疾病患者皮肤试验呈阳性，体外试验也证实它们都有很强的 IgE 结合力，但这种反应能力主要源自高浓度的主要变应原成分——第 1、2 组分。

国际免疫学会联合会（International Union of Immunological Societies，IUIS）命名数据库（nomenclature database）已公布 37 组不同的螨类变应原，其中，第 1、2 组分为主要变应原，可与 50%以上的螨粗提浸液阳性者血清 IgE 发生反应，并且平均滴度达到 50 ng/ml 以上；第 4、5、7 组分特异性 IgE 结合率均达到 10%以上，被认为是中等效价变应原组分（mid-potency specificities）。对尘螨过敏的成人中，约 20%的患者血清 IgE 并不与第 1 组分和第 2 组分发生反应，其绝对人口数量相当大。如果使用没有经过选择的过敏体质者皮肤反应试验标准化粗提浸液，那么生产出的变应原将不具有普遍适用性。某些含量相对较少的变应原组分也有可能对主要变应原组分起修饰作用，是免疫治疗必需的佐剂成分，故深入探讨变应原各组分的免疫学、分子生物学特性及其在粗提浸液中以何种形式发挥作用，将有助于对变应原组分的标准化，有助于应用基因工程技术生产一个特异性的平衡混合物，并将各重要变应原组分充分体现出来，开发免疫治疗的新策略。

此外，检索 IUIS 命名数据库，其中涉及的螨种主要有粉尘螨、屋尘螨、微角尘螨、热带无爪螨、梅氏嗜霉螨、家食甜螨、拱殖嗜渣螨、害嗜鳞螨、腐食酪螨，其他螨种如普通肉食螨、间马尘螨、谷跗线螨等均未见收录。已经鉴定出麦食螨类变应原 37 组，但是其他螨种已经鉴定出的变应原均不足 33 组。因此，仍然需要大量开展变应原的鉴定工作。

第一节 概 述

1977 年，自屋尘中分离出富含高分子量碳水化合物的屋尘螨和粉尘螨变应原，放射变应原吸附试验（radioallergosorbent test，RAST）结果显示，该提取液与尘螨变态反应性疾病患者血清呈强阳性反应，研究者由此推测该提取液中的高分子量碳水化合物可用于免疫诊断和治疗螨性变态反应性疾病患者。1978 年，采用色谱分离法和电泳法分离获得的分子量为 15～25 kDa 的尘螨变应原浸液注射治疗变态反应性疾病患者，患者血清中 IgE 水平升高。粉尘螨变应原粗提浸液经甲基分析和气相色谱法分析，结果显示其中单糖占 15%，包括甘露糖、半乳糖、葡萄糖、*N*-乙酰半乳糖胺、乙酰氨基葡萄糖。根据化学分析，尘螨抗原是蛋白质和多糖的结合物，其抗原的决定成分主要是蛋白质，而糖抗原不如蛋白质抗原活性强；分析尘螨抗原氨基酸的成分，发现其含有16 种氨基酸，其中谷氨酸含量最高，无赖氨酸和色氨酸。气相色谱法分析粉尘螨抗原蛋白质、糖分的组成，发现其中有核糖、木糖、葡萄糖、甘露糖和半乳糖等。分析抗原中的脂肪酸主要属于 18 碳类，如硬脂酸、油酸和亚麻二烯酸。

来自不同螨种的变应原为酶类或能与肌动蛋白、脂肪酸、钙结合的蛋白质，其功能未知。绝大部分麦食螨科螨类变应原为蛋白酶（protease）、胰蛋白酶（trypsin）、糜蛋白酶（chymotrypsin）、淀粉酶（amylase）、胶原酶（collagenase）和几丁质酶（chitinase）。螨中肠细胞分泌的蛋白消化酶对消化和降解人体皮屑及其他食物具有重要的作用，在尘螨粪便颗粒中可检测到这些酶类。

经查阅文献和检索国际免疫学会联合会变应原命名数据库，得知变应原第 1、2、9、11、14 组分的 IgE 结合率均稳定在 80%以上，为高效价螨类变应原成分；其余变应原组分的 IgE 结合率在 10%～100%不等。表 10-1 列举了已知尘螨变应原的生物化学特性及其与 IgE 结合反应的结果。第 1 组分与尘螨变态反应性疾病患者血清 IgE 结合率高，反应程度强烈。Der p 1 几乎与所有变态反应性疾病患者血清 IgE 发生结合，并且 50%～70%的尘螨粗提浸液与 IgE 的结合都与 Der p 1 相关。Der p 2 与 Der p 1 两种变应原的 IgE 结合频率及反应强度相似，约 60%的患者血清 IgE 与尘螨粗提浸液的结合主要针对 Der p 1 和 Der p 2。80%的尘螨变态反应性疾病患者，其血清与 Der p 1 和 Der p 2 发生结合反应，并且这两种变应原组分抑制了几乎所有阳性血清中 IgE 抗尘螨的反应。Der p 1 和 Der f 1 既可诱导交叉反应，又可诱导种特异性抗体。Der p 2 和 Der f 2 间存在着几乎完全性的交叉反应，但研究表明两者间仍存在一定差异。绝大部分儿童变态反应性疾病患者尘螨变应原第 1、2 组分与特异性 IgE 呈现阳性反应。就诊儿童血清 IgE 主要与 Der p 1 和 Der p 2 发生强结合，偶与 1～3 种其他变应原组分发生结合。少数因变态反应性疾病就诊的成人血清 IgE 可与 Der p 1 和 Der p 2 发生反应，但蛋白质印迹法（Western blotting）显示其血清可与一系列不同的变应原发生结合。但是，在儿童时期已被确诊为对尘螨过敏的成人，其血清中有高浓度的抗 Der p 1 及抗 Der p 2 抗体，显示了早期反应的持久性。Western blotting 实验得出同样的结论，相当于 Der f 2 的条带在幼年组中占优势。尘螨粗提浸液比 Der p 1 和 Der p 2 的混合液能诱导更强的延迟反应。不同文献报道第 3 组分变应原 IgE 结合率相差很大，为 16%～100%不等，具有与第 1、2 组分相似的潜能，可能由于变应原制备方法不同或者是因为第 3 组变应原本身存在较大变异。从尘螨粗提浸液中纯化获得分子量为 30 kDa 的 Der p 7，其抗体也与分子量为 25 kDa 的条带反应，Der f 3 约与 30%变态反应性疾病患者血清 IgE 发生结合。Der p 9 有与 Der p 3 相似的高 IgE 反应活性，与第 6 组糜蛋白酶比，有较高的反应活性。据报道，在对尘螨过敏的成人和儿童中，第 4 组分变应原 IgE 的结合率分别为 46% 和 25%，此数据通过免疫印迹法检测获得，该方法可能会受蛋白质天然构象的影响，因此需要进一步验证。第 5 组分和第 7 组分变应原与约 50%的变态反应性疾病患者血清 IgE 发生反应。Der p 8 与 50%的变态反应性疾病患者血清 IgE 结合。第 10 组分变应原为原肌球蛋白，其 IgE 结合力不稳定。Der f 10 几乎与所有过敏体质者血清 IgE 发生结合，反应强度类似于 Der p 1。约 50%的欧洲人口有原肌球蛋白抗体，但这种抗体的结合力变异较大。新近研究发现，Der p 10 与非洲患者血清 IgE 有很高的结合力，但与欧洲患者血清 IgE 结合力较低。已证实 Der f 11（副肌球蛋白）与 IgE 结合频率较高，并具有较强的反应强度。Der p 12 和 Der p 13 特异性较小，仅仅因为存在于尘螨体内而被描述。第 14 组分变应原分子量高，与 IgE 结合力相当高，人们最初通过它的两个多肽片段来研究其 IgE 结合力，即 Mag 1 和 Mag 3。Mag 3 抗体与整个变应原的结合力在强度和频率上均类似于与 Der f 2。Der p 14（1～260 位氨基酸残基一致）的重组片段可与 79%的尘螨变态反应性疾病血清 IgE 发生结合，因此，Der p 14 也是一个重要的变应原。几乎 100%的狗和 73%的人血清 IgE 与 Der f 15 发生结合。第 16 和 17 组分变应原与 35%的变态反应性疾病患者血清 IgE 发生结合，而第 18 组分变应原（也是一种犬类强变应原）与 60%的人血清 IgE 结合。

表 10-1 尘螨变应原各组分性质及其 IgE 结合力

组别	性质	分子量（kDa）*	螨种#	IgE 结合力@
1	半胱氨酸蛋白酶	25	Dp，Df，Dm，Ds Em	80～100
2	未知（HE1 同源物）	14	Dp，Df，Ds，Em，Ld，Tp，Gd，As	80～100
3	胰蛋白酶	25（30）	Dp，Df，Ds，Em	16～100
4	α-淀粉酶	57	Dp，Em	40～46
5	未知	15	Dp，Bt，Ld	50～70
6	糜蛋白酶	25	Dp，Df	40
7	未知	25	Dp，Df，Ld	50
8	谷胱甘肽 *S*-转移酶	26	Dp	40
9	溶胶原的丝氨酸蛋白酶	无 cDNA，（30）	Dp	90
10	原肌凝蛋白	37	Dp，Df	50～95
11	副肌球蛋白	96（92，98）	Df，Bt	80
12	未知	14	Bt	50
13	脂肪酸结合蛋白	15	Bt，Ld，As	10～23
14	卵黄蛋白/载脂蛋白样蛋白	177	Df，Dp，Em	90
15	98 000 甲壳酶	62.5（98，105）	Df	70
16	（肌动蛋白）凝溶胶蛋白	55	Df	35
17	钙结合 EF 蛋白	30	Df	35
18	甲壳酶	60	Df	60
19	抗微生物肽同源物	7	Bt	10
20	精氨酸激酶	40	Dp	41～67
21	未知	14	Bt	93
22	未知	未知	Df	23
23	围食膜因子样蛋白域	14	Dp	74
24	辅酶 Q–细胞色素 C 还原酶结合蛋白同源物	13	Df	50～100
25	磷酸丙糖异构酶	34	Df	60～76
26	肌球蛋白碱轻链	18	Df	29～100
27	丝氨酸蛋白酶抑制蛋白	48	Df	35～100
28	热休克蛋白	70	Df	41～68

续表

组别	性质	分子量（kDa）*	螨种[#]	IgE 结合率[@]（%）
29	肽基脯氨酰顺反异构酶	16	Df	85
30	铁蛋白	16	Df	63
31	丝切蛋白	15	Df	31～100
32	分泌的无机焦磷酸酶	35	Df	15～100
33	微管蛋白 α	52	Df	25～100
34	肌钙蛋白 C	18	Tp	11
35	醛脱氢酶	52	Tp	82
36	前纤维蛋白	14	Tp	65

*分子量由 cDNA 核酸序列推算（为天然变应原的 SDS-PAGE 结果，如有不同为多聚体）。

#屋尘螨，粉尘螨，梅氏嗜霉螨，丝泊尘螨，微角尘螨，害嗜鳞螨，热带无爪螨，腐食酸螨，家食甜螨，粗脚粉螨依次缩写为 Dp，Df，Em，Ds，Dm，Ld，Bt，Tp，Gd，As。

@结合率（%变异是由于研究对象不同产生的）。

以 94 个螨类变应原氨基酸序列构建的系统进化树中（图 10-1），变应原第 16、24、26、29 和 30 组分聚类成 A 簇，第 7、10、11 和 33 组分聚类成 B 簇，第 25 和

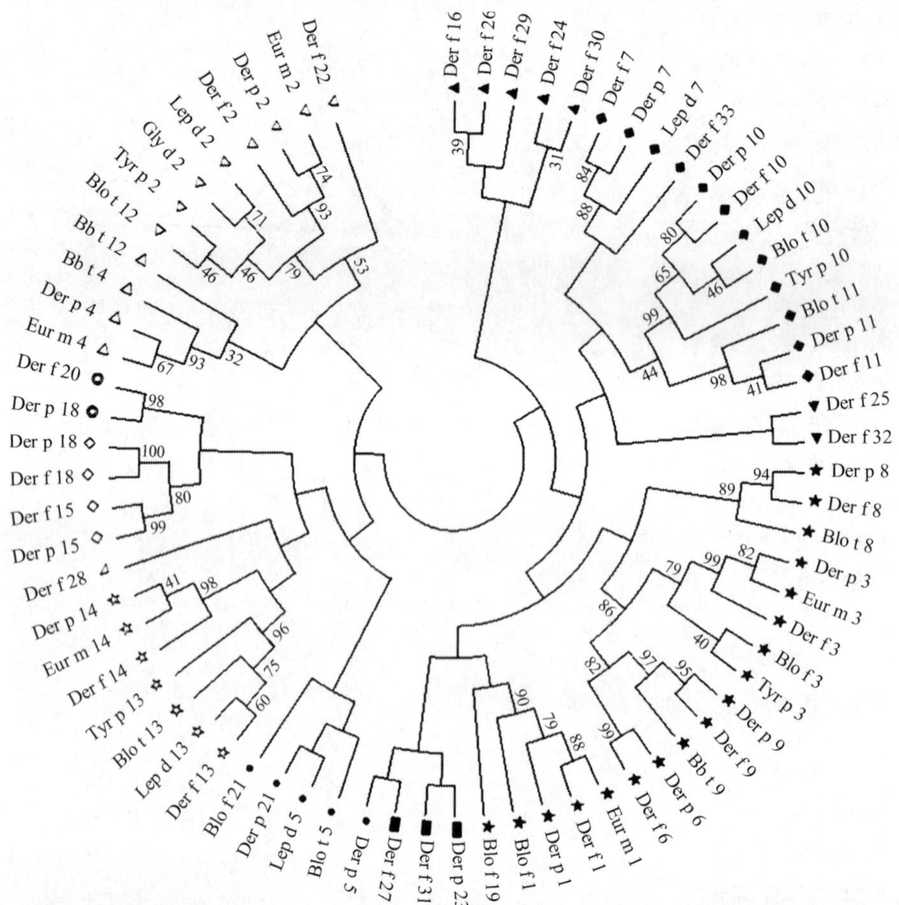

图 10-1 螨类变应原第 1～33 组分系统进化树对螨类变应原进行蛋白质家族归属分析

32 组分聚类成 C 簇，第 1、3、6、8、9 和 19 组分聚类成 D 簇，第 23、27 和 31 组分聚类成 E 簇，第 5 和 21 组分聚类成 F 簇，第 13 和 14 组分聚类成 G 簇，第 28 组分聚类成 H 簇，第 20 组分聚类成 I 簇，第 15 和 18 组分聚类成 J 簇，第 4 和 12 组分聚类成 K 簇，第 2 和 22 组分聚类成 L 簇。经检索 SUPERFAMILY 1.75 数据库，发现每簇变应原都具有特定功能（表 10-2）。

第 1～33 组分螨类变应原主要归属于胰蛋白酶（trypsin）、ML 域（ML domain）、几丁质酶 2 型（Type Ⅱ chitinase）等 26 个蛋白质家族和胰蛋白酶样丝氨酸蛋白酶（trypsin-like serine proteases）、E 集域超家族（E set domains superfamily）、（反式）糖苷酶[（*trans*）glycosidases]等 16 个蛋白质超家族。

表 10-2 螨类变应原所属蛋白质家族、超家族及其功能

簇	变应原	蛋白质家族/超家族（英文名）	功能
A（▲）	16	Gelsolin / Actin depolymerizing proteins	结合肌动蛋白
	24	UCR_14kDa / 14 kDa protein of cytochrome bc1 complex	未知
	26	Myosin light chain alkali / EF-hand	结合钙离子
	29	Cyclophilin（peptidylprolyl isomerase）/ Cyclophilin-like	肽基脯氨酰顺反异构酶活性
	30	Ferritin / Ferritin-like	结合三价铁离子
B（◆）	7	Mite allergen，group-7 / unknown	未知
	10	Tropomyosin / Tropomyosin	未知
	11	Myosin rod fragments / Myosin rod fragments	参与肌丝滑动活动
	33	Tubulin / Tubulin nucleotide-binding domain-like	细胞骨架的结构成分
C（▼）	25	Triosephosphate isomerase / Triosephosphate isomerase	磷酸丙糖异构酶活性
	32	Inorganic pyrophosphatase / Inorganic pyrophosphatase	无机焦磷酸酶活性
D（★）	1	Peptidase C1A / Cysteine proteinases	半胱氨酸型酶活性
	3	Trypsin / Trypsin-like serine proteases	丝氨酸内肽酶活性
	6	Trypsin / Trypsin-like serine proteases	丝氨酸内肽酶活性
	9	Trypsin / Trypsin-like serine proteases	丝氨酸内肽酶活性
	8	GST C-terminal domain / GST C-terminal domain-like	谷胱甘肽转移酶活性
	19	unknown	未知
E（▬）	23	Tachycitin / Invertebrate chitin-binding proteins	几丁质结合
	31	Cofilin / Actin depolymerizing proteins	肌动蛋白结合
	27	Serpins / Serpins	未知
F（●）	5	Mite allergen，group 5/21/ unknown	未知
	21	Mite allergen，group 5/21/ unknown	未知
G（☆）	13	Intracellular lipid binding protein / Lipocalins	转运活性；脂质结合
	14	Lipovitellin-phosvitin complex /Lipovitellin-phosvitin complex	脂质转运蛋白活性
H（⊿）	28	HSP70 / Actin-like ATPase domain	蛋白质折叠
I（◎）	20	Guanido kinase catalytic domain / guanido kinase	催化活性；激酶活性
J（◇）	15	Type Ⅱ chitinase /（*trans*）glycosidases	几丁质酶活性
	18	Type Ⅱ chitinase /（*trans*）glycosidases	几丁质酶活性

续表

簇	变应原	蛋白质家族/超家族	功能
K（△）	4	Alpha amylase /（*trans*）glycosidases	催化活性；阳离子结合
	12	Tachycitin / Invertebrate chitin-binding proteins	几丁质结合
L（▽）	2	ML domain / E set domains	未知
	22	ML domain / E set domains	未知

第二节 尘螨变应原第 1 组分

尘螨变应原第 1 组分为半胱氨酸蛋白酶类、木瓜蛋白酶样（papain-like）酶类，属于植物类木瓜蛋白酶家族。人类对尘螨变应原第 1 组分的了解首先来自于屋尘螨的 Der p 1，然后才获得了 Der f 1 的分子特征。每个尘螨粪便微球中含有约 0.15 ng 的第 1 组分，如果每只尘螨每天产 20 个粪便微球，100 只尘螨每周将生产 2 μg 第 1 组分；每克屋尘浸液中含 2 μg 尘螨变应原第 1 组分即足以使过敏体质致敏、血清中尘螨特异性 IgE 抗体呈阳性，每克室尘浸液中含 10 μg 第 1 组分即可诱发螨性哮喘患者急性哮喘发作或出现较重的哮喘症状。1988 年，澳大利亚学者 W. R. Thomas 克隆了屋尘螨变应原 Der p 1 基因，Der p 1 与尘螨粗提浸液皮试阳性的患者血清 IgE 结合率为 50%～70%，当然这一比例在不同地域人群中是不一样的。

以屋尘螨变态反应性疾病患者血清为探针，荧光定位研究揭示其主要变应原位于螨消化道。用重组蛋白 rDer p 1 人工免疫小鼠获得抗体，该抗体与螨的中肠组织及肠内容物（粪便颗粒）结合并显示绿色荧光，其他部位及几丁质甲壳呈橘红色阴性反应，从而推测屋尘螨变应原第 1 组分 Der p 1 存在于螨的中肠及肠腔内容物中。

崔玉宝等根据已经公布的 Der f 1（GenBank No. AB034946）全序列，用 RT-PCR 手段获得 Der f 1 的 cDNA 片段，全长约 963 bp，推测其由 321 个氨基酸组成，信号肽位于 1～18 氨基酸处（图 10-2）；去除其信号肽序列，预测其表达产物分子量约为 34 kDa。进一步用 ScanProsite 和 PPSearch 软件分析结果表明，Der f 1 与半胱氨酸蛋白酶具有同源性，其信号肽的后 80 个氨基酸为其酶原序列。去除信号肽序列（1～18 aa）和酶原序列（19～98 aa）后，再用 ProtParam Tools 分析，其编码氨基酸约为 222 个，分子量约为 25 kDa，即为该变应原活性产物。

ATGAAATTCGTTTTGGCCATTGTCTCTTTGTTGGTATTGAGCACTGTTTATGCTCGTCCA
M K F V L A I V S L L V L S T V Y A R P
GCTTCAATCAAAACTTTTGAAGAATTCAAAAAAGCCTTCAACAAAAACTATGCCACCGTT
A S I K T F E E F K K A F N K N Y A T V
GAAGAGGAAGAAGTTGCCCGTAAAAACTTTTTGGAATCATTGAAATATGTTGAAGCTAAC
E E E E V A R K N F L E S L K Y V E A N
AAAGGTGCCATCAACCATTTGTCCGATTTGTCATTGGATGAATTCAAAAACCGTTATTTG
K G A I N H L S D L S L D E F K N R Y L
ATGAGTGCTGAAGCTTTTGAACAACTCAAAACTCAATTCGATTTGAATGCCGAAACAAGC
M S A E A F E Q L K T Q F D L N A E T S
GCTTGCCGTATCAATTCGGTTAACGTTCCATCGGAATTGGATTTACGATCACTGCGAACT

```
 A  C  R  I  N  S  V  N  V  P  S  E  L  D  L  R  S  L  R  T
GTCACTCCAATCCGTATGCAAGGAGGCTGTGGTTCATGTTGGGCTTTCTCTGGTGTCGCC
 V  T  P  I  R  M  Q  G  G  C  G  S  C  W  A  F  S  G  V  A
GCAACTGAATCAGCTTATTTGGCCTACCGTAACACGTCTTTGGATCTTTCTGAACAGGAA
 A  T  E  S  A  Y  L  A  Y  R  N  T  S  L  D  L  S  E  Q  E
CTCGTCGATTGCGCATCTCAACACGGATGTCACGGCGATACAATACCAAGAGGCATCGAA
 L  V  D  C  A  S  Q  H  G  C  H  G  D  T  I  P  R  G  I  E
TACATCCAACAAAATGGTGTCGTTGAAGAAAGAAGCTATCCATACGTTGCACGAGAACAA
 Y  I  Q  Q  N  G  V  V  E  E  R  S  Y  P  Y  V  A  R  E  Q
CAATGCCGACGACCAAATTCGCAACATTACGGTATCTCAAACTACTGCCAAATTTATCCA
 Q  C  R  R  P  N  S  Q  H  Y  G  I  S  N  Y  C  Q  I  Y  P
CCAGATGTGAAACAAATCCGTGAAGCTTTGACTCAAACACACACAGCTATTGCCGTCATT
 P  D  V  K  Q  I  R  E  A  L  T  Q  T  H  T  A  I  A  V  I
ATTGGCATTAAAGATTTGAGAGCTTTTCAACATTATGATGGACGAACAATCATTCAACAT
 I  G  I  K  D  L  R  A  F  Q  H  Y  D  G  R  T  I  I  Q  H
GACAATGGTTATCAACCAAACTATCATGCCGTCAACATTGTCGGTTACGGAAGTACACAA
 D  N  G  Y  Q  P  N  Y  H  A  V  N  I  V  G  Y  G  S  T  Q
GGCGTCGATTATTGGATCGTACGAAACAGTTGGGATACTACCTGGGGTGATAGCGGATAC
 G  V  D  Y  W  I  V  R  N  S  W  D  T  T  W  G  D  S  G  Y
GGATATTTCCAAGCCGGAAACAACCTCATGATGATCGAACAATATCCATATGTTGTAATC
 G  Y  F  Q  A  G  N  N  L  M  M  I  E  Q  Y  P  Y  V  V  I
ATG
 M
```

图 10-2　粉尘螨变应原第 1 组分 Der f 1 核苷酸序列及推导出的氨基酸序列

下划双线为信号肽序列，下划单线为酶原序列

从国际免疫学会联合会变应原数据库中检索得到 Der f 1 的 10 个亚型，Der p 1 的 24 个亚型，Eur m 1 的 2 个亚型和 Blo t 1 的 1 个亚型，共有氨基酸序列 37 个。Der f 1、Der p 1、Eur m 1 和 Blo t 1 之间共有保守性氨基酸 251 个，其中包含一致性氨基酸 60 个（图 10-3、图 10-4）。Der f 1 的 10 个亚型一致性氨基酸为 292 个，亚型间有 10 个位点发生氨基酸置换，22 个位点为 Der f 1 特有氨基酸。Der p 1 的 24 个亚型一致性氨基酸为 282 个，亚型间有 19 个位点发生氨基酸置换，23 个位点是 Der p 1 特有氨基酸。Eur m 1 的 2 个亚型的一致性氨基酸为 299 个，亚型间有 3 个位点发生氨基酸置换，18 个位点为 Eur m 1 特有氨基酸。Blo t 1 有 132 个位点为 Blo t 1 特有氨基酸。Der p 1、Der f 1、Eur m 1 和 Der p 1 氨基酸序列的差异集中在 N 端 20 个氨基酸残基、中央区域 80～130 个氨基酸残基。Der f 1、Der p 1、Eur m 1 和 Blo t 1 二级结构都由 α 螺旋、延伸主链和无规卷曲构成（图 10-3、图 10-4）。Der f 1 和 Der p 1 氨基酸序列相似度较高，为 82.77 % 左右。Eur m 1 与 Der f 1 的氨基酸序列相似度为 86%，与 Der p 1 相似度为 84.50%左右。Blo t 1 与 Der f 1、Der p 1、Eur m 1 同源氨基酸序列相似度在 34.13%～35.5%（表 10-3）。按照目前的分类系统，粉尘螨与屋尘螨同属于尘螨属尘螨亚科，而梅氏嗜霉螨属于嗜霉螨属、麦食螨亚科。蜱类与螨类同属于蛛形纲，但是以 Der f 1 与其同源氨基酸序列构建的分子进化树中（图 10-5），粉尘螨与梅氏嗜霉螨聚集在一起，然后再与屋尘螨聚成一簇。

```
Sar_s_1         MIILRIEMALMMTIIATAIIVVRSNPTEPIRTFKQFKETFGKSYANSFEETRAMKNFYES
Pso_o_1         -------------------LSVVYAYPSEIRTFEEFKKAFNKHYVTPEAEQEARQNFLAS
Der_p_1         -------MKITLAIASLLALSAVYARPSSIKTFEEYKKAFNKSYATFEDEEAARKNFLES
Der_f_1         -------MKFVLAIASLLVLSTVYARPASIKTFEEFKKAFNKNYATVEEEEVARKNFLES
Eur_m_1         -KHLSTIMKIILAIASLLVLSAVYARPASIKTFEEFKKAFNKSYATPEKEEVARKNFLES
Blo_t_1         ------------------------------------------------------------
Aca_s_1         -------MRFFLLLCLFALSHSSPLTEPEITTFEQFKAVFGKVYATPEEESIRRANFEAS

Sar_s_1         LAFVLRTNGT------AINAHSDMSTEEFGRFFTMSERQMKSIQEDYS----LIACRFNQ
Pso_o_1         LEHIEKAGKG------RINQFSDMSLEEFKNQYLMSDQAYEALKKEFDLDAGAQACQIGA
Der_p_1         VKYVQ-SNGG------AINHLSDLSLDEFKNRFLMSAEAFEHLKTQSDLNAETNACNING
Der_f_1         LKYVE-ANKG------AINHLSDLSLDEFKNRYLMSAEAFEQLKTQFDLNAETSACRINS
Eur_m_1         LKYVE-SNKG------AINHLSDLSLDEFKNQFLMNANAFEQLKTQFDLNAETYACSINS
Blo_t_1         ------------------------------------------------------------
Aca_s_1         LKWIQENDRKDGGAHLAVNQFADLGANESVGVNLTARR-GEAFF-----EA-VTIHVTPE

Sar_s_1         THFQSEIDLRKCGFVTPVKDQKKCGACWAFSTVCTTESLYLSSRQVSPWKFGLSEQELVD
Pso_o_1         VNIPNEIDLRALGYVTKIKNQVACGSCWAFSGVATVESNYLSYDNVS---LDLSEQELVD
Der_p_1         -NAPAEIDLRQMRTVTPIRMQGGCGSCWAFSGVAATESAYLAYRNQS---LDLAEQELVD
Der_f_1         VNVPSELDLRSLRTVTPIRMQGGCGSCWAFSGVAATESAYLAYRNTS---LDLSEQELVD
Eur_m_1         VSLPSELDLRSLRTVTPIRNQGGCGSCWAFSGVASTESAYLAYRNMS---LDLAEQELVD
Blo_t_1         --IPANFDWRQKTHVNPIRNQGGCGSCWAFAASSVAETLYAIHRHQN---IILSEQELLD
Aca_s_1         GNLPETFDWRSK--LGPIENQGRCGACWAFASLATVEAAFAIKYNTH---IRLSKQELVE
                      :* *    :  :. *  **:****: . .*: :    .      : *::***::

Sar_s_1         CAS---------PHGCDGDKMSVGFGYIEHKGVGLSDQYPYIARVQPCQHC----FGPKFR
Pso_o_1         CAS---------QHGCGGDTVLNGLRYIQKNGVVEEQSYPYKAREGRCQRP----NAKRYG
Der_p_1         CAS---------QHGCHGDTIPRGIEYIQHNGVVQESYYRYVAREQSCRRP----NAQRFG
Der_f_1         CAS---------QHGCHGDTIPRGIEYIQQNGVVEERSYPYVAREQQCRRP----NSQHYG
Eur_m_1         CAS---------QNGCHGDTIPRGIEYIQQNGVVQEHYYPYVAREQSCHRP----NAQRYG
Blo_t_1         CTYHLYDPTYKCHGCQSGMSPEAFKYMKQKGLLEESHYPYKMKLNQCQAN---ARGTRYH
Aca_s_1         CTRESDHTPYENSGCQGGYSWEALKYVQVTGVVEEAAYPYEAKDNQACYDSHLRSEKRYH
                *:           ** .    .: *:: .*:   .  * *  :   .          ::

Sar_s_1         IGGYCIIYPPDKTKIKVAMTVVQSAVSAVLLIEDLASFKHYDGKSVISSESKRSKTYGHG
Pso_o_1         IKDLCQIYPPNGDKIRTYLATKQAALSVIIGIRDLDSFRHYDGRTILQSDNGGKRN-FHA
Der_p_1         ISNYCQIYPPNVNKIREALAQTHSAIAVIIGIKDLDAFRHYDGRTIIQRDNGYQPN-YHA
Der_f_1         ISNYCQIYPPDVKQIREALTQTHTAIAVIIGIKDLRAFQHYDGRTIIQHDNGYQPN-YHA
Eur_m_1         LKNYCQISPPDSNKIRQALTQTHTAVAVIIGIKDLNAFRHYDGRTIMQHDNGYQPN-YHA
Blo_t_1         VSSYNSLRYRAGDQEIQAAIMNHGPVVIYI-HGTEAHFRNLRKG-ILRGAGYNDAQIDHA
Aca_s_1         INAFHRLQMAAPDESIMTVLKTHGPVAVDI-DADHNGFKHYKSG-VIRLTRGGTTEVNHV
                :     :      :        :  :   :       *:.     ::           *

Sar_s_1         VNIVGYGSKYGQEVWIVRNSWGTTWGDKGYAYFAQNSTVMKLTKNVYMAWLH
Pso_o_1         INIV------------------------------------------------
Der_p_1         VNIVGYSNAQGVDYWIVRNSWDTNWGDNGYGYFAANIDLMMIEEYPYVVIL-
Der_f_1         VNIVGYGSTQGVDYWIVRNSWDTTWGDSGYGYFQAGNNLMMIEQYPYVVIM-
Eur_m_1         VNIVGYGNTQGVDYWIVRNSWDTTWGDNGYGYFAANINLMMIEQYPYVVIL-
Blo_t_1         VVLVGWGTQNGIDYWIVRTSWGTQWGDAGYGFVERHHNSLGINNYPIYASL-
Aca_s_1         INIVGWGRENGLDYWLIRNSWGTHWGEAGYGKVERHHNNMGINHFVSFPVFH
                : :*
```

图 10-3　螨类变应原第 1 组分氨基酸序列比对

“*”表示该位置序列完全相同，“：”表示该位置序列保守置换，“.”表示该位置序列半保守置换。Der f 1（GenBank No.BAC53948）、Eur m 1（GenBank No.AAC82352）、Der p 1（GenBank No.ACG58378）、Pso o 1（GenBank No.AAO14671）、Sar s 1（GenBank No. AAS93667）、Blo t 1（GenBank No.AAK58415）和 Aca s 1（GenBank No. ABU50820）分别表示粉尘螨、梅氏嗜霉螨、屋尘螨、痒螨、疥螨、热带无爪螨和粗脚粉螨第 1 组分

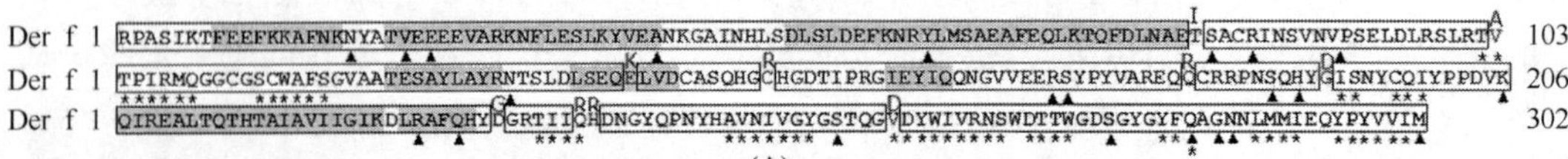

(A)

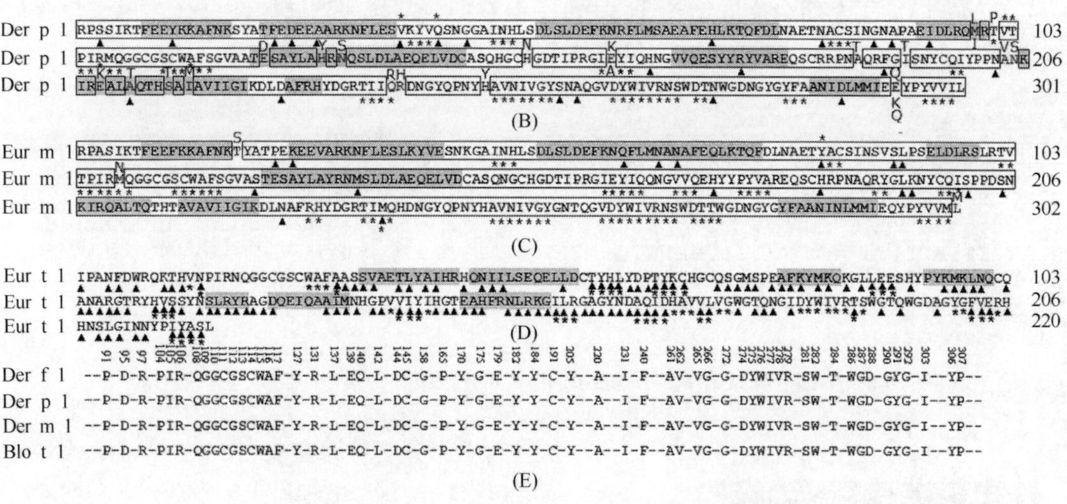

图 10-4　螨类变应原第 1 组分氨基酸序列特征归纳

①灰色部分表示 α 螺旋，标“*”部分表示延伸主链，序列中未标部分为无规卷曲；② 标“▭”部分表示各螨种第 1 组分中的一致性序列，标“▲”部分表示各螨种第 1 组分独有的氨基酸；③ E 图表示 Der f 1、Der p 1、Eur m 1 和 Blo t 1 之间的一致性氨基酸

表 10-3　螨类变应原第 1 组分同源氨基酸序列相似度（$\bar{X} \pm s$，%）

	Blo t 1	Der p 1	Der f 1	Eur m 1
Blo t 1	100±0.00	34.13±0.73	35.50±0.53	35±0.00
Der p 1		100±0.00	82.77±0.50	84.50±0.41
Der f 1			100±0.00	86±0.00
Eur m 1				100±0.00

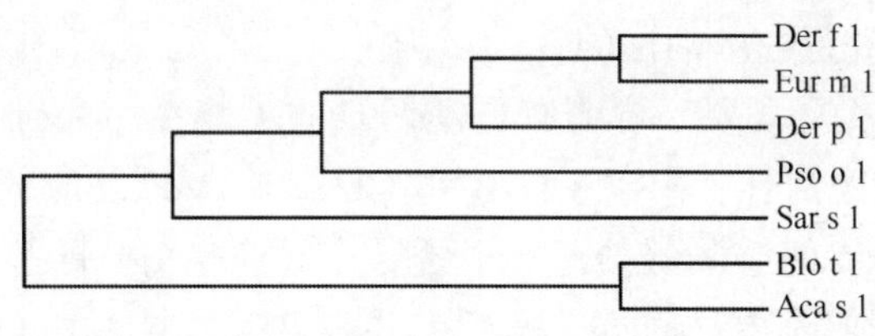

图 10-5　螨类变应原第 1 组分分子进化树（Mega 5.0，NJ method）

Der f 1（GenBank No.BAC53948）、Eur m 1（GenBank No.AAC82352）、Der p 1（GenBank No.ACG58378）、Pso o 1（GenBank No. AAO14671）、Sar s 1（GenBank No. AAS93667）、Blo t 1（GenBank No. AAK58415）和 Aca s 1（GenBank No. ABU50820）分别表示粉尘螨、梅氏嗜霉螨、屋尘螨、痒螨、疥螨、热带无爪螨和粗脚粉螨第 1 组分

将崔玉宝等报道的尘螨变应原 Der f 1 活性部分氨基酸序列输入 GOR 4.0 软件预测其二级结构，25.66%（58aa）的氨基酸组成延伸主链（extended strand），53.10%（120aa）的氨基酸组成无规卷曲（random coil），21.24%（48aa）氨基酸组成螺旋（alpha helix），具体见图 10-6。Der f 1 空间结构第 1 部分由 3 个螺旋组成（图 10-7），第 2 部分由 5 个链组成，这两个部分的裂缝处为 Der f 1 的活性中心。木瓜蛋白酶、菠萝蛋白酶、猕猴桃蛋白

酶与尘螨变应原第 1 组分空间结构非常相似，但它们氨基酸序列同源性只有 25%～43.3%，这也解释了为什么 Der p 1、Der f 1 和植物木瓜蛋白酶在临床上没有交叉反应。

```
NAETSACRINSVNVPSELDLRSLRTVTPIRMQGGCGSCWAFSGVAATESAYLAYRNTSLDLSEQELVDCA
cccccccceeccccccccccccccceeeeeeeecccceeeeeecccchhhhhhhhhccccchhhhhhhhcc
SQHGCHGDTIPRGIEYIQQNGVVEERSYPYVAREQQCRRPNSQHYGISNYCQIYPPDVKQIREALTQTHT
ccccccccccccchhhhhcccccccccccccccccccccccccccceecceeecccccchhhhhhhhhhh
AIAVIIGIKDLRAFQHYDGRTIIQHDNGYQPNYHAVNIVGYGSTQGVDYWIVRNSWDTTWGDSGYGYFQA
hhhhhhhhhchhhhhhcccceeeecccccccccceeeeeeecccccceeeeeeeeeceeeecccccceeec
GNNLMMIEQYPYVVIM
ccceeeecceeeeeec
```

图 10-6　尘螨变应原第 1 组分 Der f 1 活性部分二级结构预测（GOR 4.0 软件）

h：α 螺旋；e：延伸主链；c：无规卷曲

所有第 1 组分变应原在 53～55 位氨基酸残基处为 *N*-糖基化位点，此与纯化的天然碳水化合物性质一致，也说明了采用细菌表达体系获得重组变应原 rDer p 1 比较困难。对 T 细胞系和刺激外周血细胞的研究显示最频繁、最强的刺激多肽位于中央环。研究证实该变应原的高活性部分位于 101～131 位氨基酸区域，并且发现在使用限制性 T 细胞受体的情况下其与细胞扩增有关。由环路结构诱导的强反应可能是这种分子高变应原性的一个决定性因素。与其他半胱氨酸蛋白酶一样，第 1 组变应原有 19-残基信号肽和一个 79-残基酶原序列。

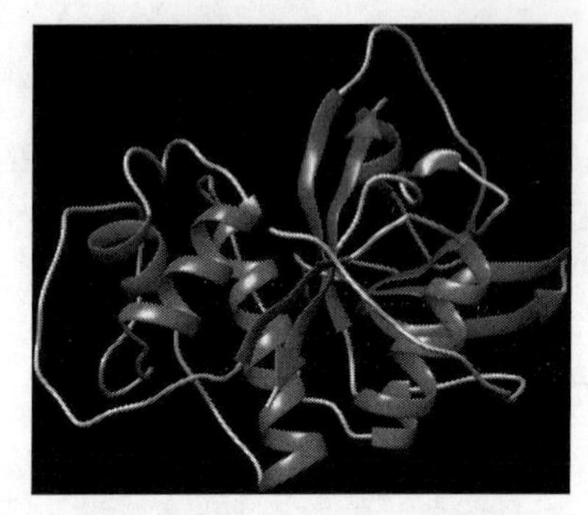

图 10-7　尘螨变应原第 1 组分 Der f 1 空间结构图

此图根据崔玉宝等测序结果同源建模获得，模板为 3D6S

从尘螨中分离出来的 Der p 1 变应原最先被证实具有半胱氨酸蛋白酶活性，但进一步研究发现其具有独特的半胱氨酸和丝氨酸蛋白酶混合活性。针对半胱氨酸蛋白酶活性的首选切割位点是谷氨酸，而针对丝氨酸蛋白酶活性的首选切割位点是精氨酸。Der f 1、Der p 1 和 Eur m 1 的酶原序列中都有一个谷氨酸，说明有自动切割的可能性。Der p 1 变应原的蛋白水解活性有可能提供一种辅助活性，阻断 CD23 和 CD25 在 IgE 反应的调节作用。此外，蛋白水解活性抑制分子 E64 能够降低 Der p 1 诱导小鼠产生 IgE 的能力，增强机体 T 细胞释放 Th2 类细胞因子，但小鼠体内 IgE 的增强并不显著，且 IgE 的形成还需要铝佐剂参与。Der p 1 还能够松解呼吸道上皮的紧密连接，并且能够诱导上皮细胞培养物释放炎性因子。这些作用似乎是合理的，但是否在活体内发生以及它们的重要性如何还需要进一步的证实。

第三节　尘螨变应原第 2 组分

尘螨变应原第 2 组分可能属于 ML（MD-2-related lipid-recognition）蛋白质家族，其在脂类识别和代谢中发挥重要作用，含有免疫球蛋白样夹层，与附睾分泌蛋白 E1 具有同源性。第 2 组分有很高的 IgE 结合力，分子量为 14～18 kDa。Der f 2 编码基因全长 441 bp（图 10-8），去除信号肽序列（1～17 氨基酸）后，该变应原由 129 个氨基酸组成，分子量为 14.076 kDa，等电点为 6.46，摩尔消光系数为 8970，pH 为 7.0 的条件下带电荷为 0.94，其不稳定指数为 21.31，表明其性质稳定。用编码区核苷酸全序列翻译得到的氨基酸序列进行计算，亲水性 GRAVY 指数为 0.105，表明其为亲水蛋白；拓扑分析表明其跨膜区域位于 1～20 位氨基酸处；GOR 4.0 软件预测其二级结构，如图 10-9 所示，30.23%（39aa）的氨基酸组成延伸主链，57.36%（74aa）的氨基酸组成无规卷曲，12.4%（16aa）氨基酸组成 α 螺旋。

```
ATGATTTCCAAAATCTTGTGCCTTTCATTGTTGGTAGCAGCCGTTGTTGCCGATCAAGTC
 M  I  S  K  I  L  C  L  S  L  L  V  A  A  V  V  A  D  Q  V
GATGTTAAAGATTGTGCCAACAATGAAATCAAAAAAGTAATGGTCGATGGTTGCCATGGT
 D  V  K  D  C  A  N  N  E  I  K  K  V  M  V  D  G  C  H  G
TCTGATCCATGCATCATCCATCGTGGTAAACCATTCACTTTGGAAGCCTTATTCGATGCC
 S  D  P  C  I  I  H  R  G  K  P  F  T  L  E  A  L  F  D  A
AACCAAAACACTAAAACCGCTAAAATTGAAATCAAAGCCAGCCTCGATGGTCTTGAAATT
 N  Q  N  T  K  T  A  K  I  E  I  K  A  S  L  D  G  L  E  I
GATGTTCCCGGTATCGATACCAATGCTTGCCATTTTATGAAATGTCCATTGGTTAAAGGT
 D  V  P  G  I  D  T  N  A  C  H  F  M  K  C  P  L  V  K  G
CAACAATATGATATCAAATATACATGGAATGTGCCGAAAATTGCACCAAAATCTGAAAAC
 Q  Q  Y  D  I  K  Y  T  W  N  V  P  K  I  A  P  K  S  E  N
GTTGTCGTTACAGTCAAACTTATCGGTGATAATGGTGTTTTGGCTTGCGCTATTGCTACC
 V  V  V  T  V  K  L  I  G  D  N  G  V  L  A  C  A  I  A  T
CATGGTAAAATCCGTGATTAA
 H  G  K  I  R  D  -
```

图 10-8　粉尘螨变应原第 2 组分 Der f 2 核酸序列及推导出的氨基酸序列

下划双线为信号肽序列

```
DQVDVKDCANNEIKKVMVDGCHGSDPCIIHRGKPFTLEALFDANQNTKTAKIEIKASLDGLEIDVPGIDT
cccccccccccceeeeeeeecccccccee ccccccchhhhhhhccccchhhhhhhhhccccccccccccc
NACHFMKCPLVKGQQYDIKYTWNVPKIAPKSENVVVTVKLIGDNGVLACAIATHGKIRD
cccceeeccccccceeeeeecccccee cccccceeeeeeeecccceeeeeeecccceeec
```

图 10-9　粉尘螨变应原第 2 组分 Der f 2 二级结构预测（GOR 4.0 软件）

h：α 螺旋；e：延伸主链；c：无规卷曲

从国际免疫学会联合会变应原数据库中检索得到 Der f 2 的 16 个亚型，Der p 2 的 15 个亚型，Eur m 2 的 2 个亚型，Lep d 2 的 2 个亚型，Gly d 2 的 1 个亚型，Tyr p 2 的 1 个亚型，Blo t 2 的 3 个亚型，共 40 个氨基酸序列。Der f 2、Der p 2、Eur m 2、Blo t 2、Gly d 2、Lep d 2 和 Tyr p 2 之间共有保守性氨基酸 108 个，其中包含一致性氨基酸 23 个（图 10-10、图 10-11）。Der f 2 的 16 个亚型具有 112 个一致性氨基酸，亚型间有 16 个位点氨基酸发生置换。Der p 2 的 15 个亚型具有 119 个一致性氨基酸，亚型间有 9 个位点氨基酸发生置换，4 个位点氨基酸为 Der p 2 所独有。Eur m 2 的 2 个亚型具有 127 个一致性氨基酸，亚型间有 1 个位点氨基酸发生置换，10 个位点氨基酸为 Eur m 2 所独有。Lep d 2 的 2 个亚型具有 123 个一致性氨基酸，亚型间有 1 个位点氨基酸发生置换，27 个位点氨基酸为 Lep d 2

所独有。Blo t 2 的 3 个亚型具有 125 个一致性氨基酸，亚型间 10 个位点氨基酸发生置换，29 个位点氨基酸为 Blo t 2 所独有。Gly d 2 氨基酸序列中有 28 个位点氨基酸为 Gly d 2 所独有。Tyr p 2 氨基酸序列中有 38 个位点氨基酸为 Tyr p 2 所独有。Der f 2、Der p 2、Eur m 2、Blo t 2、Gly d 2 和 Lep d 2 的二级结构都由螺旋、延伸主链和无规卷曲构成，但 Tyr p 2 的二级结构不含螺旋（图 10-10）。Der f 2 与 Der p 2 序列相似度为 87.91%左右。Eur m 2 与 Der f 2、Der p 2 序列相似度分别为 81.47%和 85.15%左右。Gly d 2 与 Lep d 2 序列相似度为 55.5%左右，两者与 Der f 2、Der p 2、Eur m 2 序列相似度为 36.46%～42%。Blo t 2 与 Gly d 2、Lep d 2、Tyr p 2 序列相似度在 40%以上（图 10-11）。系统进化树显示，Der s 2、Der f 2、Der p 2、Eur m 2 聚成一簇，Sui m 2、Lep d 2、Ale o 2、Blo t 2 聚成一簇（图 10-12、表 10-4）。

```
Ixo r 2    –MFRYLVFLLIVGAVSCQRRKAVYKPCGGSGKLISVEVEPCDS—DPCVFKKGTDVKVHV
Eur m 2    –MYKILCLSLLVAAVAAD—QVDIKDCA-NHEIKKVMVPGCKG–SEPCVIHRGTAFQLEA
Der p 2    MMYKILCLSLLVAAVAAD—QVDVKDCA-NHEIKKVLVPGCHG–SEPCIIHRGKPFQLEA
Der s 2    MISKILCLSLLVAAVVAD—QVDVKDCA-NNEIKKVMVDGCHG–SDPCIIHRGKPFTLEA
Der f 2    MISKILCLSLLVAAVVAD—QVDVKDCA-NNEIKKVMVDGCHG–SDPCIIHRGKPFTLEA
Tyr p 2    MYAKLIVALSFVAVAFAG—NVKFEDCG-HHEVVKLNISQCADGVATCVLHKGKPLALDA
Pso o 2    MMKTLVVLAITLAVVSAG—KVKFQDCG-KGEVESLEVEGCSG—DYCVIHKGKKLDLAI
Aca s 2    ——MKFVILAALIAVA–AA—ELKFKDCG-HHEVTKVVVNDCDG—AYCVLHKSKPVNFAA
Lep d 2    –MMKFIALFALVAVASAG—KMTFKDCG-HGEVTELDITGCSG—DTCVIHRGEKMTLEA
Blo t 2    –MFKFICLALLVSYAAAG—DVKFTDCA-HGEVTSLDLSGCSG—DHCTIHKGKSFTLKT
Sui m 2    —MKFIILAMFVAVAAAG—EMKFQDCG-HGEVKKLLVSDCSG—DYCIIHKGKKLSMEA
Ale o 2    –MLKFAVLALFVAVVAAG—DFKFSDCG-HGEVTKLDLSDCSG—SHCVIHKGKEFKMSA
                      :    .   .    .        *.    ::  .:  :   *        * :::.    .  .

Ixo r 2    TMVADQDSDTATLDARVKVFGFQMPVPGIETDLCKGTVECPVIKGRKYSVTAIFPVPSLM
Eur m 2    VFDANQNSNAAKIEIKATIDGVEIDVPGIDNNLCH–FMKCPLVKGQEYDIKYTWNVPRIA
Der p 2    LFEANQNTKNAKIEIKASIDGLEVDVPGIDPNACH–YVKCPLVKGQQYDIKYTWNVPKIA
Der s 2    LFDANQNTKTAKIEIKANIDGLEVDVPGIDTNACH–FIKCPLVKGQQYDAKYTWNVPKIA
Der f 2    LFDANQNTKTAKIEIKASLDGLEIDVPGIDTNACH–FMKCPLVKGQQYDIKYTWNVPKIA
Tyr p 2    EMISNQDTAKISVHLSAKVEGLEIPIPGVDRDGCK–YVKCPVKKGEHLHLNYALTVPKLL
Pso o 2    SVTSNQDSANLKLDIVADINGVQIEVPGVDHDGCH–YVKCPIKKGQHFDVKYTYSIPAIL
Aca s 2    TFVANQDSAKLHLEVLGSLNGLTIPVPGVPSDGCK–VVKCPLVKGQTYTAKYSMNIPSII
Lep d 2    KFAANQDTAKVTIKVLAKVAGTTIQVPGLETDGCK–FIKCPVKKGEALDFIYSGTIPAIT
Blo t 2    FFIANQDSEKLEIKISATMNGIEVPVPGVDKDGCK–HTTCPLKKGQKYELDYSLIIPTIL
Sui m 2    DFVANQDSPTAVIKISAKVNGVELQVPGIETNGCH–HMKCPLVKGQSYQFKYDLVIPQIL
Ale o 2    DFVANQSSEKVEIKIIAKVNGLEIPVPGVESNGCN–HMKCPVTKGQKYTFNYGISIPKLL
            . ::*. :      :.      :  *   : :** :    :  *.       ** :  **.                :*  :

Ixo r 2    SLKT—EVTFKVIGDKGLSVCGQSD–IVIE–
Eur m 2    PKSENVVVTVKLLGDNGVLACAIATHAKIRD
Der p 2    PKSENVVVTVKVLGDNGVLACAIATHAKIRD
Der s 2    PKSENVVVTVKLIGDNGVLACAIATHAKIRD
Der f 2    PKSENVVVTVKLIGDNGVLACAIATHGKIRD
Tyr p 2    PNLHNVEIGAKISGDHGLLACLRLH-GDLSN
Pso o 2    PTTKAK–IIAKIIGDKGLGGCIVIN-GEIQD
Aca s 2    PVTKSV–VTVKLTGDHGVVACGSVD–GEIAA
Lep d 2    PKVKAD–VTAELIGDHGVMACGTVH–GQVE–
Blo t 2    PNLKTV–TTASLVGDHGVVACGKVN–TEVVD
Sui m 2    PNVKAD–VTASLTGAHGLLACGTVH–GEVQN
```

```
Ale o 2     PNIKAL-VTAKLIGDHGVLACLIVD-GEIKN
                 .: *  .  *:    *          :
```

图 10-10　螨类变应原第 2 组氨基酸序列比对

“*”表示该位置序列完全相同，“:”表示该位置序列保守置换，“.”表示该位置序列半保守置换。Der s 2（GenBank No. ABC96702）、Der p 2（GenBank No. CAK22338）、Sui m 2（GenBank No. AAS75831）、Ale o 2（GenBank No. ABU97461）、Blo t 2（GenBank No. ABG76185）、Pso o 2（GenBank No. Q965E2）、Lep d 2（GenBank No. P80384）、Tyr p 2（GenBank No. ABU97478）、Ixo r 2（GenBank No. ABL61513）、Eurm 2（GenBank No. Q9TZZ2）、Aca s 2（GenBank No. ABU97459）分别表示丝泊尘螨、屋尘螨、棉兰皱皮螨、椭圆食粉螨、热带无爪螨、羊痒螨、害嗜鳞螨、腐食酪螨、蓖子硬蜱、梅氏嗜霉螨和粗脚粉螨

```
Blo t 2   GDVKFTDCAHGEVTSLDLSGCSGDHCIIHKGKSFTLKTFFIANQDSEKLEIKISAIMNNIEVPVPGVDKDGCKHTTCPLK   80
Blo t 2   KGQKYELDYSLIIPTILPNLKTVTTASLVGDHGVVACGKVNTEVVD   125
```

(A)

```
Der f 2   DQVDVKDCANNEIKKVMVDGCHGSDPCIIHRGKPFTLEALFDANQNTKTAKIEIKASLDGLEIDVPGIDTNACHFVKCPL   80
Der f 2   VKGQQYDIKYTWNVPKIAPKSENVVVTVKLIGDNGVLACAIATHGKIRD   128
```

(B)

```
Der p 2   DQVDVKDCANHEIKKVLVPGCHGSEPCIIHRGKPFQLEAVFEANQNTKTAKIEIKASIDGLEVDVPGIDPNACHYMKCPL   80
Der p 2   VKGQQYDIKYTWNVPKIAPKSENVVVTVKVMGDDGVLACAIATHAKIRD   128
```

(C)

```
Eur m 2   DQVDIKDCANHEIKKVMVPGCKGSEPCVIHRGTAFQLEAVFDANQNSNAAKIEIKATIDGVEIDVPGIDNNLCHFMKCPL   80
Eur m 2   VKGQEYDIKYTWNVPRIAPKSENVVVTVKLLGDNGVLACAIATHAKIRD   128
```

(D)

```
Lep d 2   GKMTFKDCGHGEVTELDITGCSGDTCVIHRGEKMTLEAKFAANQDTAKVTIKVLAKVAGTTIQVPGLETDGCKFIKCPVK   80
Lep d 2   KGEALDFIYSGTIPAITPKVKADVTAELIGDHGVMACGTVHGQVE   124
```

(E)

```
Gly d 2   GKMNFTDCGHNEIKELSVSNCTGNYCVIHRGKPLTLDAKFDANQDTASVGLVLTAIIDGDIAIDIPGLETNACKLMKCPI   80
Gly d 2   RKGEHQELIYNIGEIPDATPEIKAKVKAQLIGEHGVLACGWVDGEVQE   127
```

(F)

```
Tyr p 2   GQVKFTDCGKKEIASVAVDGCEGDLCVIHKSKPVHVIAEFTANQDTCKIEVKVTGQLNGLEVPIPGIETDGCKVLKCPLK   80
Tyr p 2   KGTKYTMNYSVNVPSVVPNIKTVVKLLATGEHGVLACGAVNTDVKP   128
```

(G)

```
          11 22 26 28 29 40 43 44 66 67 73 78 79 82 83 90 96 100 113 116 119 120
Blo t 2   ---------E--G--C--IH---F---ANQ---PG--C--CP--KG--Y--P--P--G--G---AC---------
Der f 2   ---------E--G--C--IH---F---ANQ---PG--C--CP--KG--Y--P--P--G--G---AC---------
Der p 2   ---------E--G--C--IH---F---ANQ---PG--C--CP--KG--Y--P--P--G--G---AC---------
Eur m 2   ---------E--G--C--IH---F---ANQ---PG--C--CP--KG--Y--P--P--G--G---AC---------
Lep d 2   ---------E--G--C--IH---F---ANQ---PG--C--CP--KG--Y--P--P--G--G---AC---------
Gly d 2   ---------E--G--C--IH---F---ANQ---PG--C--CP--KG--Y--P--P--G--G---AC---------
Tyr p 2   ---------E--G--C--IH---F---ANQ---PG--C--CP--KG--Y--P--P--G--G---AC---------
```

(H)

图 10-11　螨类变应原第 2 组分氨基酸序列特征归纳

①灰色部分表示 α 螺旋，标“*”部分表示延伸主链，序列中未标部分为无规卷曲；②标“▭”部分表示各螨种第 2 组分中的一致性序列，标“▲”部分表示各螨种第 2 组分独有的氨基酸；③H 图表示 Der f 2、Der p 2、Eur m 2、Gly d 2、Tyr p 2、Led p 2 和 Blo t 2 之间的一致性氨基酸

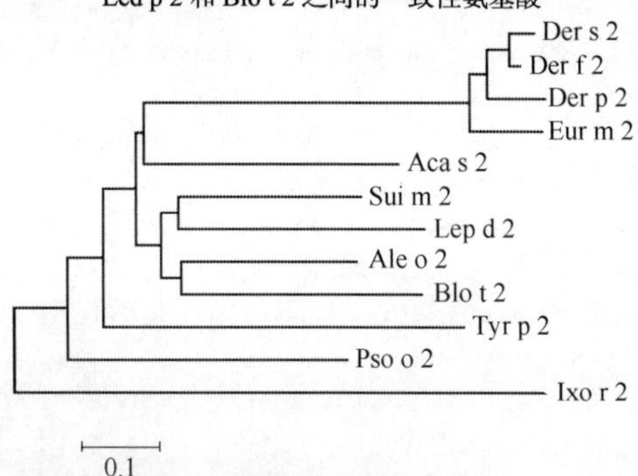

图 10-12　螨类变应原第 2 组分分子进化树（Mega 5.0，NJ method）

表 10-4 螨类变应原第 2 组分同源氨基酸序列相似度（$\bar{X} \pm s$，%）

	Blo t 2	Der f 2	Der p 2	Eur m 2	Gly d 2	Lep d 2	Tyr p 2
Blo t 2	100±0.00	40.76±1.48	39.11±1.59	36.83±1.17	40.00±2.65	48.33±2.25	47.67±3.21
Der f 2		100±0.00	87.91±0.95	81.47±1.01	42.00±0.81	40.93±0.90	42.00±0.48
Der p 2			100±0.00	84.15±0.89	38.00±0.74	35.46±0.91	40.00±0.59
Eur m 2				100±0.00	38±0.00	38±0.00	36±0.00
Gly d 2					100±0.00	55.50±0.71	44±0.00
Lep d 2						100±0.00	43±0.00
Tyr p 2							100±0.00

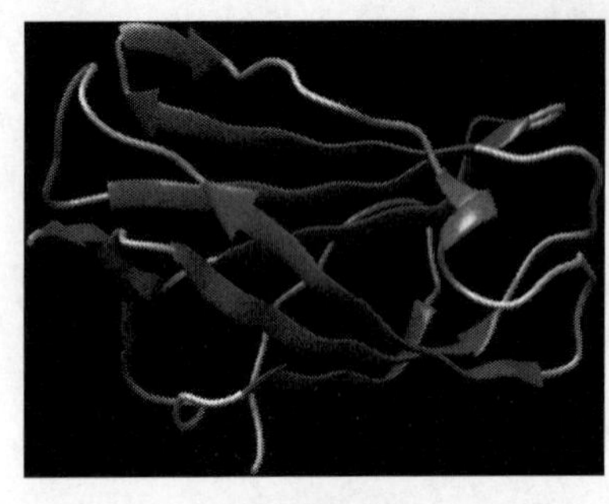

图 10-13 尘螨变应原第 2 组分 Der f 2 空间结构图

根据崔玉宝（2010）测序结果（图 10-8）同源建模获得，模板为 2F08

三级结构显示第 2 组分变应原是一个由大片段 cDNA 编码的蛋白折叠入一个单独的免疫球蛋白功能区（图 10-13），其与转谷氨酰胺酶凝固因子的第三和第四区域具有结构相似性。第 2 组分变应原在半胱氨酸的 1 和 6、2 和 3 及 4 和 5 位点之间形成了双硫键。有报道称 Der f 2 可与大肠埃希菌表面相结合，提示 Der f 2 具有防御功能。

第四节 尘螨变应原第 3 组分

尘螨变应原第 3 组分属于胰蛋白酶家族，其 N 端氨基酸序列与丝氨酸蛋白酶相似。崔玉宝等从粉尘螨总 RNA 中扩增获得 Der f 3 cDNA 片段，含 1 个完整的开放阅读框（ORF），由 259 个氨基酸组成，信号肽位于 1～16 位氨基酸、跨膜区域位于 1～19 位氨基酸（图 10-14）。去除信号肽序列后，其分子量为 26. 0332 kDa，理论等电点为 5.56，不稳定指数为 35，疏水性 GRAVY 指数为–0.290，亲水性分析表明其为疏水蛋白。

ATGATGATTTTAACCATTGTCGTGTTATTGGCTGCAAACACTTGGGCCACACCGATTCTT
M M I L T I V V L L A A N T W A T P I L
CCATCATCACCAAATGCAACTATTGTTGGTGGTGTGAAAGCAAAAGCAGGTGATTGTCCA
P S S P N A T I V G G V K A K A G D C P
TATCAAATTTCCTTGCAATCAAGCAGCCATTTTTGTGGTGGTAGTATCCTGGATGAATAT
Y Q I S L Q S S S H F C G G S I L D E Y
TGGATCTTGACCGCTGCACATTGTGTCAATGGACAATCAGCAAAAAAACTTTCAATTCGT
W I L T A A H C V N G Q S A K K L S I R
TACAATACTCTTAAACATGCATCTGGTGGTGAAAAGATTCAAGTGGCGGAAATTTATCAA
Y N T L K H A S G G E K I Q V A E I Y Q
CACGAAAATTATGATAGCATGACTATCGATAATGATGTTGCATTGATAAAACTCAAAACA
H E N Y D S M T I D N D V A L I K L K T
CCAATGACATTGGATCAAACAAATGCTAAACCCGTACCATTGCCACCACAAGGATCAGAT
P M T L D Q T N A K P V P L P P Q G S D

```
GTAAAAGTTGGTGATAAAATTCGTGTTTCTGGTTGGGGTTATCTTCAGGAAGGAAGTTAT
 V  K  V  G  D  K  I  R  V  S  G  W  G  Y  L  Q  E  G  S  Y
TCATTACCATCGGAATTACAACGTGTTGATATTGATGTTGTATCACGTGAACAATGTGAC
 S  L  P  S  E  L  Q  R  V  D  I  D  V  V  S  R  E  Q  C  D
CAATTATATTCAAAAGCAGGCGCCGATGTTAGTGAAAATATGATTTGCGGCGGTGATGTC
 Q  L  Y  S  K  A  G  A  D  V  S  E  N  M  I  C  G  G  D  V
GCTAATGGTGGTGTTGATTCATGTCAAGGTGATTCTGGCGGACCAGTTGTTGATATTGCC
 A  N  G  G  V  D  S  C  Q  G  D  S  G  G  P  V  V  D  I  A
ACTAAACAAATTGTTGGTATTGTTTCATGGGGTTATGGTTGTGCACGTAAAGGTTATCCA
 T  K  Q  I  V  G  I  V  S  W  G  Y  G  C  A  R  K  G  Y  P
GGTGTCTATACACGTGTTGGTAATTTTGTCGATTGGATTGAATCAAAACGTTCACAGTGA
 G  V  Y  T  R  V  G  N  F  V  D  W  I  E  S  K  R  S  Q
```

图 10-14　粉尘螨变应原第 3 组分 Der f 3 核酸序列及推导出的氨基酸序列

下划双线为信号肽序列

cDNA 序列分析显示 Der p 3 具有 233 个残基，分子量为 25 kDa，包含胰岛素的催化和底物结合位点，没有 *N*-糖基化位点，重组的多肽也像分子量为 30 kDa 的蛋白一样在 SDS-PAGE 中移行。根据其与胰岛素的同源性，Der p 3 在 42～58、168～182 和 191～220 位残基含有二硫键并在 12 位残基处有 1 个半胱氨酸。Der f 3 在 12 位残基也有 1 个未配对的半胱氨酸，位于 80～84、150～156 和 193～195 位残基（糜蛋白酶 97～101、166～179、203～206 位）连接成环路，这个环路具有变异结构和序列。位于 85～92 位区域（糜蛋白酶 102～109 位）的结构和序列都很保守，包含天冬氨酸 85 胰岛素半球体 N 端的催化基和疏水核心残基，并且其中两个残基连接为半球体的界面（图 10-15）。Eur m 3（GenBank No. AAD10712）与 Der p 3 和 Der f 3 有 81%的相似性，三者 75%的残基完全一致。Der s 3 为丝泊尘螨的主要变应原，已明确其分子特征。

```
Der_f_3    --MMILTIVVLLAANTWATPIL------------------PSSPNATIVGGVKAKAGDCP
Eur_m_3    MVICNAIIVLLLAFNTLANPIL------------------PSSPNATIVGGQKAKAGECP
Der_p_3    MIIYNILIVLLLAINTLANPIL------------------PASPNATIVGGEKALAGECP
Aca_s_3    ---MKFALLLCLVRLAMAGPLNKSFNKF------GVNL--SKIGGEYIVGGSPATAGQAP
Blo_t_3    ---MKVLVLFCLVSLAAAGPLKDALNKAQ---------VDAFYAEGYIVDGSNAADGDAP
Ale_o_3    ---MKMFVLACLAVVALANANP----------------ANWTYNTGYIVGGTNAASGAAP
Sui_m_3    ---MKFVIAFCLVTAAIAGPVPDLKPYHPMH-RLGLNFESARQTDGFIVGGVQVGSGEAP
Gly_d_3    ---MKFLVLLCLVSAAIAGPLSDLKPRYLVASKFG---QTKDSNDGYIVGGSAVASGEAT
Lep_d_3    ---MKFLVLLCLVSAAIAGPLSDLKPRYLVASKFG---QTKDSKDGYIVGGSAVASGEAT
                   :   *.  : *                            ** *  .   * .

Der_f_3    YQISLQSSSHFCGGSILDEYWILTAAHCVNGQSAKKLSIRYNTLKHASGGEKIQVAEIYQ
Eur_m_3    YQISLQSSSHFCGGTILDEYWILTAAHCVNGQTASKLSIRYNSLKHASGGEKLSVAQIYQ
Der_p_3    YQISLQSSSHFCGGTILDEYWILTAAHCVAGQTASKLSIRYNSLKHSLGGEKISVAKIFA
Aca_s_3    YQVSLQQSRHFCGGTIVSKDWIVTAAHCVDGLSASALKIRYNTLSHNSGGSLVQAAQIIS
Blo_t_3    YQVSLQRTSHFCGGSIIADNYILTAAHCIQGLSASSLTIRYNTLRHNSGGLTVKASRIIG
Ale_o_3    HQVSLQRSSHFCGGSIISDRWILTAAHCVSGLSASQLNIRYNTLTHNSGGSVVKASKIIP
Sui_m_3    WQVSLQRSSHFCGGTIIDANWVLTAAHCVSGTSPSQISIRYNSLKHNSGGSVVKASAIYA
Gly_d_3    YQVSLQRSSHFCGGTIIDDYWVLTAAHCVSGTSASQLKVRYNTLRHNSGGSLISVSEVIA
Lep_d_3    YQVSLQRSSHFCGGTIIDDYWVLTAAHCVSGTSASQLKVRYNTVRHNSGGSLISVSEVIA
            *:*** : *****:*:    :::*****: * : .  :.:***:: *  **  :..: :

Der_f_3    HENYDSMTIDNDVALIKLKTPMTLDQTNAKPVPLPPQGSDVKVGDKIRVSGWGYLQEGSY
Eur_m_3    HEKYDSWTIDNDIALIKLQSPMTLDQKNAKSVQLPSQGSDVKVGDKVRVSGWGYLKEGSY
Der_p_3    HEKYDSYQIDNDIALIKLKSPMKLNQKNAKAVGLPAKGSDVKVGDQVRVSGWGYLEEGSY
Aca_s_3    HEKYDSYNIDHDIAIIKLATSLTLEQTNAKSVPLTSQGNDPADGASAIISGWGSTREG-G
Blo_t_3    HEKYDSNTIDNDIALIQTASKMSTGTTNAQAIKLPEQGSDPKASSEVLITGWGTLSSGAS
Ale_o_3    HTSYSSSTIDYDIALIQTSTPLTLGSANAQKIALPAQDSDPS--GNVVITGWGTTSEG-G
Sui_m_3    HEGYSSWTLDNDIALIKVATPFTLGQTNAEKIALPTGGSDVSAGSSITVSGWGYLKEGSG
```

```
Gly_d_3        HSGYSSWTLDNDIALLKTSSPMTG----IKKADLPVSGSDVS--GSVLVTGWGYTTEG-G
Lep_d_3        HSGYSSWTLDNDIALLKTSSPMTG----IKKADLPVSGSDVS--GSVLVTGWGYTTEG-G
               *  *.*  :* *:*:::  : :.        :   *    .*     .  ::***   .*

Der_f_3        SLPSELQRVDIDVVSREQCDQLYSKAGADVSENMICGGDVANGGVDSCQGDSGGPVVDIA
Eur_m_3        SLPSDMYRVDIDIVAREQCNKLYEEAGATITDNMICGGNVADGGVDSCQGDSGGPVVDVA
Der_p_3        SLPSELRRVDIAVVSRKECNELYSKANAEVTDNMICGGDVANGGKDSCQGDSGGPVVDVK
Aca_s_3        AGSTALQIVTVPIVSRAQCNTNYG--SGQITENMFCAG-LAAGGKDACQGDSGGPVIV--
Blo_t_3        SLPTKLQKVTVPIVDRKTCNANYGAVGADITDNMFCAGILNVGGKDACQGDSGGPVAA--
Ale_o_3        SLPSRLQTVTVPVVARATCNSAYG--G-SITARMFCAGVLNVGGKDACQGDSGGPVVD-S
Sui_m_3        SLPTNLMKVSVNVVDRNECNGYYG--DNQITTNMICAGDVQNGGKDSCQGDSGGPVTY--
Gly_d_3        SLASSLQKVSVPVVDRAQCNSSYS--G-DITPNMFCAG-VSAGGKDSCQGDSGGPVVS--
Lep_d_3        SLASSLQKVSVPVVDRAQCNSSYS--G-DITPNMFCAG-VSAGGKDSCQGDSGGPVVS--
               :  : :  * : :* *  *:  *       :: .*:*.* :  ** *:*********

Der_f_3        TKQIVGIVSWGYGCARKGYPGVYTRVGNFVDWIESKRSQ-
Eur_m_3        SNQIVGIVSWGYGCARKGYPGVYTRVGSFIDWIDSKRSQ-
Der_p_3        NNQVVGIVSWGYGCARKGYPGVYTRVGNFIDWIESKRSQ-
Aca_s_3        NGELVGAVSWGRGCARPNYPGVYTRVGNYLTWMKEKGLTV
Blo_t_3        NGVLVGAVSWGYGCAQAKYPGVYTRVGNYISWIKGKGVPV
Ale_o_3        AGKLVGAVSWGRGCARPQYPGVYTRVGLFRTWITTNSGV-
Sui_m_3        NNQVVGAVSWGYGCARPGYPGVYTRVANYRDWIKNKSGL-
Gly_d_3        GNTVVGAVSWGMGCARPNYPGVYTRVGNFREWIKTNSGL-
Lep_d_3        GNTVVGAVSWGMGCARPNYPGVYTRVGNFREWIKTNSGL-
                :** **** ***:   ********. :  *:  :
```

图 10-15　螨类变应原第 3 组分氨基酸序列比对

“*”表示该位置序列完全相同，“：”表示该位置序列保守置换，“.”表示该位置序列半保守置换。Sui m 3（GenBank No.AAX34049）、Der p 3（GenBank No. P39675）、Blo t 3（GenBank No.AAQ24542）、Aca s 3（GenBank No. ABL09311）、Gly d 3（GenBank No. AAQ54604）、Lep d 3（GenBank No. AAQ55487）、Ale o 3（GenBank No. ABU50818）、Eur m 3（GenBank No. AAD10712）分别来自棉兰皱皮螨、屋尘螨、热带无爪螨、粗脚粉螨、家食甜螨、害嗜鳞螨、椭圆食粉螨、梅氏嗜霉螨

去除信号肽序列后，Der f 3 由 243 个氨基酸组成，其二级结构组成中，α 螺旋占 7%，无规卷曲占 63.37%，延伸主链占 29.63%（图 10-16）。

```
TPILPSSPNATIVGGVKAKAGDCPYQISLQSSSHFCGGSILDEYWILTAAHCVNGQSAKKLSIRYNTLKH
cccccccccceeeeeeeccccccccceeecccccccccceeceeeeeeeccccccccccchhhhhccccc
ASGGEKIQVAEIYQHENYDSMTIDNDVALIKLKTPMTLDQTNAKPVPLPPQGSDVKVGDKIRVSGWGYLQ
cccccceeeeeeeccccccccceehhhhhhhhccccccccccccccccccccccceeeceeeeeecceeee
EGSYSLPSELQRVDIDVVSREQCDQLYSKAGADVSENMICGGDVANGGVDSCQGDSGGPVVDIATKQIVG
cccccccccccccceeeecccccchhhhccccceeeceeeeccccccceeeccccccccceeeeecceeee
IVSWGYGCARKGYPGVYTRVGNFVDWIESKRSQ
eeecccccccccccceeeecccccccccccccee
```

图 10-16　粉尘螨变应原第 3 组分 Der f 3 二级结构预测（GOR 4.0 软件）

h：α 螺旋；e：延伸主链；c：无规卷曲

第 3 组分变应原可诱导机体产生过敏毒素 C3a 和 C5a，二者为补体 C3 和 C5 的裂解产物。Der p 3 和 Der p 9 可以激活肺上皮细胞的蛋白酶激活受体 2，后者为致炎（炎症前）细胞粒细胞–巨噬细胞集落刺激因子（GM-CSF）和嗜酸细胞活化趋化因子触发信号通道。已知第 3 组分变应原是尘螨粪便的主要成分，也可见于低浓度的螨体浸液体内。

第五节　尘螨变应原第 4 组分

尘螨变应原第 4 组分为淀粉酶类物质，首次分离自屋尘螨，SDS-PAGE 分析其分子量

为 56～63 kDa。但 19 位残基 N 端序列与其他淀粉酶同源性较低。根据 Der p 4 和 Eur m 4 cDNA 序列推测该变应原为 496-氨基酸残基的 α-淀粉酶，分子量为 57 kDa。该序列有 50%与昆虫及哺乳动物的 α-淀粉酶相似。Der p 4 和 Eur m 4 都含有 *N*-糖基化位点，但是其位置不同，分别在 10～12 和 147～149 位点。含有 Der p 4 C 端开放读码框的 3 个亚克隆不显示任何的多态性。Eur m 4 和 Der p 4 的序列有 90%的相似性。Der p 4 原核表达产物与 3/10 变态反应性疾病患者血清 IgE 发生结合，同样的血清标本，6/10 与 Der p 2 发生结合。Der p 4 的毕赤酵母表达产物与特异性 IgE 的结合率为 40%。

崔玉宝等对已公布的尘螨变应原第 4 组分 Eur m 4、Der p 4 和 Tyr p 4 核酸序列进行比对后，设计简并引物，以粉尘螨总 RNA 为模板，RT-PCR 扩增出 Der f 4 片段，测序获得部分序列，进一步采用 3′-RACE 和 5′-RACE 获得了粉尘螨变应原第 4 组分全长基因序列。去除原始测序结果 5'和 3'端的酶切位点后，联网到 NCBI 的 ORF finder 服务器对此序列进行可读框架分析，发现其含有一个完整的开放读码框，从起始密码子 ATG 到终止密码子 TCT 共 1578 bp（图 10-17）提交 GenBank 获得登录号 KJ 400030。将 Der f 4 编码区核苷酸序列翻译成氨基酸序列，预测其信号肽位于 1～23 位氨基酸。去除信号肽序列后，其活性部分由 502 个氨基酸组成，分子量为 57857.5 kDa，理论等电点为 6.05，不稳定指数是 37.83，被判断为稳定的蛋白质。亲水平均数为–0.598，因此为亲水性蛋白质；二级结构组成：螺旋占 25.30%（127aa）、延伸主链占 22.51%（113aa）、无规卷曲占 52.19%（262aa），具体见图 10-18。NetPhos 2.0 Server 预测 Der f 4 磷酸化位点 15 个，包括丝氨酸（serine）位点 8 个，分别位于 46、67、74、198、243、248、337、502 位；苏氨酸位点 1 个，位于 446 位氨基酸；酪氨酸位点 6 个，位于 24、173、235、246、390、482 位。

```
ATGGAGCTCGGTACCCTCGAGGGATCCATGTTGCCAAAATTTTTTTCATATTGATAACT
 M  E  L  G  T  L  E  G  S  M  L  P  K  F  F  F  I  L  I  T
GTATTGACGTTGCTTGTTAGTTTATTTGTCAATGGCGACAGTAAATTCAGTAATCCACAT
 V  L  T  L  L  V  S  L  F  V  N  G  D  S  K  F  S  N  P  H
TTTATTGGTAATCGTAGTGTTATAACACATTTAATGGAATGGAAATATGATGATATTGGT
 F  I  G  N  R  S  V  I  T  H  L  M  E  W  K  Y  D  D  I  G
GATGAATGTGAACGTTTTCTTGGTCCATATGGTTATGGTGGTGTACAAGTTTCACCGGTA
 D  E  C  E  R  F  L  G  P  Y  G  Y  G  G  V  Q  V  S  P  V
AATGAACATGCCATTATGGATGGCCGACCTTGGTATGAACGGTATCAACCAGTTAGTTAT
 N  E  H  A  I  M  D  G  R  P  W  Y  E  R  Y  Q  P  V  S  Y
GATATACACACACGTAGTGGTGATGAACAACAATTTCGTCGTATGGTACAACGTTGTAAT
 D  I  H  T  R  S  G  D  E  Q  Q  F  R  R  M  V  Q  R  C  N
AAAGCCGGTGTCCGTATATATGTTGATATTGTATTAAATCACATGACCGGTGGTCAATCA
 K  A  G  V  R  I  Y  V  D  I  V  L  N  H  M  T  G  G  Q  S
GGCCTAGGAACAAATGGACATCATTATGATGGTGTAGCTATGCAATATCCTGGAGT ACCG
 G  L  G  T  N  G  H  H  Y  D  G  V  A  M  Q  Y  P  G  V  P
TTTGGACCAAATGATTTTCACGGACACGAAACATGTCCAACAAATGATTTAGAAATTCAC
 F  G  P  N  D  F  H  G  H  E  T  C  P  T  N  D  L  E  I  H
AATTATTCCAATCGAATTGAGGCTCGAAATTGCCGTTTGGTGGGTTTGCGAG ATTTGAAA
 N  Y  S  N  R  I  E  A  R  N  C  R  L  V  G  L  R  D  L  K
CAACAATCTGAATATGTTAAACAGAAACAAGTCGATTTTCTCAATCATTTGATTGATATT
 Q  Q  S  E  Y  V  K  Q  K  Q  V  D  F  L  N  H  L  I  D  I
GGCGTTGCTGGATTTCGTTCGGATGCTTCCACGCATCAATGGCCCGAT GATCTCCGATCC
 G  V  A  G  F  R  S  D  A  S  T  H  Q  W  P  D  D  L  R  S
ATTTATTCTCGACTACATAATTTAAACAATGAATTTTTTACAGAAAATTCTCACCCATTT
 I  Y  S  R  L  H  N  L  N  N  E  F  F  T  E  N  S  H  P  F
ATTTATCACGAGACTATTTATTATGGTGGCAATGGAATTAATTC AAATGAATACACATCG
```

```
 I  Y  H  E  T  I  Y  Y  G  G  N  G  I  N  S  N  E  Y  T  S
TTGGGACGCATCATCGAATTTCGTTTCTATAAAGAGATTACTAACGTTTTTCGCAATAAC
 L  G  R  I  I  E  F  R  F  Y  K  E  I  T  N  V  F  R  N  N
AATCAGTTAAGATGGTTACGAAATTTCGGTACAGAATGGGGATTGGTTCCCAGTGGAGAT
 N  Q  L  R  W  L  R  N  F  G  T  E  W  G  L  V  P  S  G  D
GCATTGGTTATGATTGATAGCCATGATTTACGTGTTGGTCACACTGGACAATTGGGTTTC
 A  L  V  M  I  D  S  H  D  L  R  V  G  H  T  G  Q  L  G  F
AACATAAATTGTTTTGAAGCACGATTGTTGAAAGCGGCTACAGCATTCATGCTTGCATGG
 N  I  N  C  F  E  A  R  L  L  K  A  A  T  A  F  M  L  A  W
AATTATGGCATCCCAAGAGTGATGAGCAGTTATTTCTGGGATCAGATTATAAGAGACGGA
 N  Y  G  I  P  R  V  M  S  S  Y  F  W  D  Q  I  I  R  D  G
AAAGATGTCAACGATTGGGTTGGTCCTCCTACCGATCAACATGGTAATATTCTTTCGGTC
 K  D  V  N  D  W  V  G  P  P  T  D  Q  H  G  N  I  L  S  V
CATCCAAATCCGGATATGACTTGTAATCATGAATGGATATGTGAACATCGTTGGCGGGAA
 H  P  N  P  D  M  T  C  N  H  E  W  I  C  E  H  R  W  R  E
ATATACAATATGGTTAAATTTAAATTGATTGCTGGTCAAGAACCTGTAAATAATTGGTGG
 I  Y  N  M  V  K  F  K  L  I  A  G  Q  E  P  V  N  N  W  W
GATAATGGTGATAATCAAATAGCATTTAGTCGTGGTAATCGTGCATTTATTGCCATTAAT
 D  N  G  D  N  Q  I  A  F  S  R  G  N  R  A  F  I  A  I  N
TTACAAAAAAATGGCAATGATCATGATAAAAATCTTCAAAAACGATTACAGACCGGCTTG
 L  Q  K  N  G  N  D  H  D  K  N  L  Q  K  R  L  Q  T  G  L
CCGCCTGGAATCTATTGTGATATAATAAGTGGCAATCTTATCAATAATAGATGTATGGGT
 P  P  G  I  Y  C  D  I  I  S  G  N  L  I  N  N  R  C  M  G
AAATCTATTCAAGTTGATAAGAATGGCCTATCCGATATCTATGTTGGCCACGATGAATTT
 K  S  I  Q  V  D  K  N  G  L  S  D  I  Y  V  G  H  D  E  F
GATGCATTTGTTGCCTATCACATTGATGCTCGTGTGGAATCTTAA
 D  A  F  V  A  Y  H  I  D  A  R  V  E  S  -
```

图 10-17　粉尘螨变应原第 4 组分 Der f 4 核酸序列及推导出的氨基酸序列

下划单线为信号肽序列

```
DSKFSNPHFIGNRSVITHLMEWKYDDIGDECERFLGPYGYGGVQVSPVNEHAIMDGRPWYERYQPVSYDIHTRSGDEQQF
cccccccceeccceeeeeeeeeeecccccccceeeecccccccceeeeccceeeeeccccceeeccccceeeecccccchhhh
RRMVQRCNKAGVRIYVDIVLNHMTGGQSGLGTNGHHYDGVAMQYPGVPFGPNDFHGHETCPTNDLEIHNYSNRIEARNCR
hhhhhhcccccceeeeeeeecccccccceecccccccccceeeccccccccccccccccccccccccccccccchhhhhchh
LVGLRDLKQQSEYVKQKQVDFLNHLIDIGVAGFRSDASTHQWPDDLRSIYSRLHNLNNEFFTENSHPFIYHETIYYGGNG
hhccccchhhhhhhhhhhhhhhhhhhhhccccccccccccccccchhhhhhhhhcccccccccccccceeeeeeeecccc
INSNEYTSLGRIIEFRFYKEITNVFRNNNQLRWLRNFGTEWGLVPSGDALVMIDSHDLRVGHTGQLGFNINCFEARLLKA
cccccccccchhhhhhhhhheeeeeeccchhhhhhcccccceeeccccceeeeeecccceecccceecccccchhhhhhhhh
ATAFMLAWNYGIPRVMSSYFWDQIIRDGKDVNDWVGPPTDQHGNILSVHPNPDMTCNHEWICEHRWREIYNMVKFKLIAG
hhhhhhhhccccceeeeccceeeeeeccccccccccccccccceeeeeccccceeecccccccchhhhhhhhhhhhhhcc
QEPVNNWWDNGDNQIAFSRGNRAFIAINLQKNGNDHDKNLQKRLQTGLPPGIYCDIISGNLINNRCMGKSIQVDKNGLSD
ccceeeccccccccchhhhccchhhhhhhhhhhccccchhhhhhhhcccccccceeeeeccceeccccccceeeeecccccce
IYVGHDEFDAFVAYHIDARVES
eeecccchhhhhhhhhceeeec
```

图 10-18　粉尘螨变应原第 4 组分 Der f 4 二级结构预测（GOR 4.0 软件）

h：α 螺旋；e：延伸主链；c：无规卷曲

第六节　尘螨变应原第 5 组分

Der p 5 与哮喘患者血清 IgE 的结合率为 40%，其 cDNA 序列编码没有 *N*-糖基化位点或半胱氨酸，是分子量为 17 kDa 的多肽，但是用重组变应原亲和纯化获得的 IgE 抗体可与尘螨粗提浸液中分子量为 14 kDa 的条带发生反应。Der p 5 编码区全序列分析显示其含有一个 132-残基多肽和 19-残基头的前导序列，其成熟蛋白分子量为 15 kDa，天然蛋白的 N 端氨基酸现已被确定。Blo t 5 是一个非常重要的变应原，与 70%的变态反应性疾病患者血清发生阳性反应，其 43%的序列与 Der p 5 一致并有部分交叉反应。对 Der p 5 的克隆进行测序，发现有一个氨基酸发生突变，即在 61 位点丙氨酸突变为天冬氨酸。Der p 5 在屋尘中浓度并不高，尽管台北市室尘中尘螨数量多，其 Der p 5 浓度为 100 ng/g 灰尘以下并且尘螨粗提浸液中的浓度更低。

崔玉宝等根据已公布的 Der f 5 的编码区序列（GenBank No. AY 283283）设计引物，用 PCR 技术从粉尘螨总 RNA 扩增 Der f 5 编码区全长 cDNA，构建重组质粒 pMD19-T-Der f 5，进行测序。去除原始测序结果 5'和 3'端的酶切位点后，从起始密码子 ATG 到终止密码子 TAA 共 399 bp，推测其编码蛋白由 132 个氨基酸组成（图 10-19），信号肽位于 1～19 位氨基酸，去除信号肽序列后，其活性部分由 113 个氨基酸残基组成，分子量为 13.60 403 kDa，理论等电点为 5.43。二级结构组成：α 螺旋占 80.53%（91 aa），延伸主链占 3.54%（4 aa），无规卷曲占 15.93 %（18 aa），具体见图 10-20。将上述推导出的粉尘螨变应原第 5 组分氨基酸序列输入 NCBI，用 Blastp 工具筛选出螨类同源序列，即热带无爪螨（GenBank No. ABH06352）、屋尘螨（GenBank No. P14004）、棉兰皱皮螨（GenBank No. AAX34051）、害嗜鳞螨（GenBank No. Q9U5P2）、椭圆食粉螨（GenBank No.AAX34060），去除信号肽序列后用 ClustalW 进行序列比对，结果见图 10-21，VECTOR NIT 9.0 软件粉尘螨和屋尘螨变应原第 5 组分相似率为 78%（表 10-5）；上述蜱螨类氨基酸序列构建出的分子进化树中，粉尘螨和屋尘螨聚成一簇（图 10-22）。

```
ATGAAATTCATCATTGCTATTGCTGTTTGCACTTTGGCCGTTGTATGCGTTTCGGGTGAA
 M  K  F  I  I  A  I  A  V  C  T  L  A  V  V  C  V  S  G  E
CCAAAAAAACATGATTATCAAAATGAATTTGATTTTCTTCTCATGCAACGTATCCATGAA
 P  K  K  H  D  Y  Q  N  E  F  D  F  L  L  M  Q  R  I  H  E
CAGATGAGAAAAGGAGAAGAGGCATTGTTACATCTTCAACATCAAATTAACACATTCGAA
 Q  M  R  K  G  E  E  A  L  L  H  L  Q  H  Q  I  N  T  F  E
GAAAACCCAACCAAAGAGATGAAAGAACAAATCTTAGGTGAAATGGATACTATTATTGCA
 E  N  P  T  K  E  M  K  E  Q  I  L  G  E  M  D  T  I  I  A
CTGATCGACGGTGTTCGTGGTGTTTTGAATCGTCTTATGAAACGTACCGATTTGGACATA
 L  I  D  G  V  R  G  V  L  N  R  L  M  K  R  T  D  L  D  I
TTTGAACGATATAACGTAGAAATTGCATTGAAATCTAATGAAATATTGGAACGTGATCTT
 F  E  R  Y  N  V  E  I  A  L  K  S  N  E  I  L  E  R  D  L
AAAAAAGAAGAACAACGTGTTAAAAAGATTGAAGTTTGA
 K  K  E  E  Q  R  V  K  K  I  E  V  -
```

图 10-19　粉尘螨变应原第 5 组分 Der f 5 核酸序列及推导出的氨基酸序列

下划线为信号肽序列

```
EPKKHDYQNEFDFLLMQRIHEQMRKGEEALLHLQHQINTFEENPTKEMKEQILGEMDTIIALIDGVRGVL
ccccccccchhhhhhhhhhhhhhhhhhhhhhhhhhhhhhhhccchhhhhhhhhhhhhhhhhhhccchhhh
NRLMKRTDLDIFERYNVEIALKSNEILERDLKKEEQRVKKIEV
hhhhhhcchhhhhhhhhhhhhhhhhhhhhhhhhhhhhheeeec
```

图 10-20　粉尘螨变应原第 5 组分 Der f 5 二级结构预测（GOR 4.0 软件）

h：α 螺旋；e：延伸主链；c：无规卷曲

```
Blo_t_5   --QGHKPKKDDFRNEFDHLLIEQANHAIEKGEHQLLYLQHQLDELNENKSKELQEKIIRE 58
Ale_o_5   ADVPKVPPKGDFRNEFDHLLVAQLQAGMARGEQHLLRLTAEIAHLEQTKTKAEQERIVNE 60
Lep_d_5   -------------------------EQFAKLEQALAHLSHQVTELEKSKSKELKAQILRE 35
Der_f_5   -----EPKKHDYQNEFDFLLMQRIHEQMRKGEEALLHLQHQINTFEENPTKEMKEQILGE 55
Der_p_5   -----EDKKHDYQNEFDFLLMERIHEQIKKGELALFYLQEQINHFEEKPTKEMKDKIVAE 55
Sui_m_5   ------ADKNDFRHEFDYLLMKTAEHNMERGEAMLLALTEQIAHLEQSKNKEEKEKIVRE 54
                                  : : *  *  *  ::  :::. .*  : :*: *

Blo_t_5   LDVVCAMIEGAQGALERELKRTDLNILERFNYEEAQTLSKILLKDLKETEQKVKDIQTQ - 117
Ale_o_5   INVTVAFIEGAQGVISRELERKDLNILEKFNFEEVQAISKILI KDLKEAEAKVKAVKTH- 119
Lep_d_5   ISIGLDFIDSAKGHFERELKRADLNLAEKFNFESALSTGAVLHKDLTALATKVKAIETK - 94
Der_f_5   MDTIIALIDGVRGVLNRLMKRTDLDIFERYNVEIALKSNEILERDLKKEEQRVKKIEV -- 113
Der_p_5   MDTIIAMIDGVRGVLDRLMQRKDLDIFEQYNLEMAKKSGDILERDLKKEEARVKKIEV -- 113
Sui_m_5   LETIIALISGSHDVLERELKRTDLDILERYNFESALKIGAILVRDLKAAEAKVKAINVHA 114
          ::     :*..  ::  :.* ::* **:: *::* * .   . :* :**.     :** ::.
```

图 10-21　粉尘螨变应原第 5 组分与其同源序列的比对

“*”表示该位置序列完全相同，“：”表示该位置序列保守置换，“.”表示该位置序列半保守置换。Ale o 5、Blo t 5、Der f 5、Der p 5、Sui m 5、Lep d 5 依次代表椭圆食粉螨、热带无爪螨、粉尘螨、屋尘螨、棉兰皱皮螨、害嗜鳞螨变应原第 5 组分

表 10-5　螨类变应原第 5 组分相似度（VECTOR NIT 9.0 软件）

	Ale_o_5	Blo_t_5	Der_f_5	Der_p_5	Sui_m_5	Lep_d_5
Ale_o_5		52	37	37	50	32
Blo_t_5	16		48	44	50	38
Der_f_5	26	26		79	53	37
Der_p_5	25	25	12		52	32
Sui_m_5	17	20	13	16		39
Lep_d_5	19	17	16	18	14	

Ale o 5、Blo t 5、Der f 5、Der p 5、Sui m 5、Lep d 5 依次代表椭圆食粉螨、热带无爪螨、粉尘螨、屋尘螨、棉兰皱皮螨、害嗜鳞螨变应原第 5 组分，对角线以上为相似度（similarity），对角度线以下为散度（divergence）。

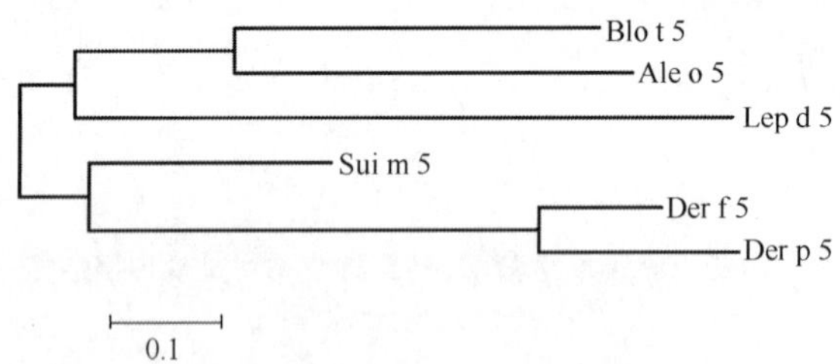

图 10-22　螨类变应原第 5 组分分子进化树（Mega 5.0，NJ method）

第七节　尘螨变应原第 6 组分

从粉尘螨、屋尘螨粗提浸液中纯化获得的第 6 组分变应原分子量约为 25 kDa，其有糜蛋白酶底物特异性并且与第 3 组分变应原没有血清学交叉反应。Der p 6 的 cDNA 序列分析显示其包含特异的丝氨酸蛋白酶催化残基，且 189 位有决定糜蛋白酶底物特异性的丝氨酸。

其成熟蛋白含 231 个残基，分子量为 25 kDa，并且在牛胰凝乳蛋白酶/糜蛋白酶结构中有 3 个二硫键。

崔玉宝等根据已公布的 Der f 6 核酸序列（GenBank No. AF125187）设计引物，用 RT-PCR 扩增获得其编码基因，插入 pMD19-T 载体进行序列测定和生物信息学分析。结果获得的 Der f 6 cDNA 全长为 840 bp，推测其编码蛋白由 279 个氨基酸组成（图 10-23）。用 Signal P3.0 软件预测其信号肽序列位于 1～19 位氨基酸处。去除信号肽序列，其编码蛋白活性成分由 260 个氨基酸残基组成，分子量为 28.28597 kDa。脂溶指数（aliphatic index）为 90.79，不稳定指数（instability index，II）为 29.97，表明该蛋白性质稳定；其亲水性指数为–0.139，表明其为疏水性蛋白；其跨膜区域位于 1～19 位氨基酸处。去除信号肽序列后，用 GOR4 预测其二级结构包括 α 螺旋（20aa，7.69%）、延伸主链（90aa，34.62%）和无规卷曲（150aa，57.69%），具体见图 10-24。将去除信号肽的序列输入 InterProScan、PROSCAN 和 ELM，结果显示其为糜蛋白酶，具有胰蛋白酶样的丝氨酸蛋白酶活性（trypsin-like serine protease），位于 28～260 位氨基酸处，还有环腺苷酸（cAMP）和环鸟苷酸（cGMP）依赖的蛋白激酶磷酸化位点、蛋白激酶 C 磷酸化位点、酪蛋白激酶Ⅱ磷酸化位点、N 端酰基化位点等。将推导出的粉尘螨变应原第 6 组分氨基酸序列去除信号肽序列后输入 NCBI 网站，用 Blastp 搜索筛选出热带无爪螨变应原第 6 组分 Blo t 6（GenBank No. AAQ24544）、棉兰皱皮螨变应原第 6 组分 Sui m 6（GenBank No. AAX34053）氨基酸序列，同一螨种同一组分变应原取得分最高者。去除所有入选序列的信号肽序列后，序列比对显示 Der f 6 和 Blo t 6 序列一致性为 63%、Der f 6 和 Sui m 6 序列一致性为 64%、Blo t 6 和 Sui m 6 序列一致性为 68%，序列比对见图 10-25。

```
ATGATTAAAATTTTTCTGGTCACAATTCTCATCGTGATCACCGTAACGGTTGATGCACGA
 M  I  K  I  F  L  V  T  I  L  I  V  I  T  V  T  V  D  A  R
TTTCCACGCAGTCTTCAACCAAAATGGGCATATCTTGATTCAAATGAATTTTCTCGTTCA
 F  P  R  S  L  Q  P  K  W  A  Y  L  D  S  N  E  F  S  R  S
AAAATTGGTGATAGTCCTATTGCCGGTGTTGTTGGTGGCCAAGATGCCGATTTAGCTGAA
 K  I  G  D  S  P  I  A  G  V  V  G  G  Q  D  A  D  L  A  E
GCACCATTTCAAATTTCATTATTGAAAGATTATTTAATAATGAAAAGTCATATGTGCGGT
 A  P  F  Q  I  S  L  L  K  D  Y  L  I  M  K  S  H  M  C  G
GGTTCATTGATTTCAGAATCAACCGTAGTCACAGCTGCTCATTGTACTTATGGACAAAAA
 G  S  L  I  S  E  S  T  V  V  T  A  A  H  C  T  Y  G  Q  K
GCATCATCACTTTCAGTTCGTTATGGAACAAATCAACGTACATCATCAAGTTATGGTGAT
 A  S  S  L  S  V  R  Y  G  T  N  Q  R  T  S  S  S  Y  G  D
CTTAAAGTAAAAACAATCATTCAACATGAATCATATGATCCTGATACCATACAGAATGAT
 L  K  V  K  T  I  I  Q  H  E  S  Y  D  P  D  T  I  Q  N  D
ATATCATTATTAATATTATCAAAACCAGTAGTACCAAGTACAAATGTTCAAATGATTGAA
 I  S  L  L  I  L  S  K  P  V  V  P  S  T  N  V  Q  M  I  E
ATTGAAACCGATGATATCGTTGATGGCGATAAAGTAACTATTTATGGTTGGGGCCTGACG
 I  E  T  D  D  I  V  D  G  D  K  V  T  I  Y  G  W  G  L  T
GATGGTAATGGCAAAGATCTGCCAGATAAATTACAAAAAGGTTCAATGACTATTGTTGGT
 D  G  N  G  K  D  L  P  D  K  L  Q  K  G  S  M  T  I  V  G
AATGATCGTTGTAATGAAAAATGGGGCTCTATCAATGCTATTCATCCTGGTATGATTTGT
 N  D  R  C  N  E  K  W  G  S  I  N  A  I  H  P  G  M  I  C
GCATTGGATAAAACACAATCAGGTTGTAATGGCGATTCTGGCGGTCCATTAGTATCGGCT
```

```
A  L  D  K  T  Q  S  G  C  N  G  D  S  G  G  P  L  V  S  A
AATCGAAAATTGACCGGTATCGTATCATGGGGTCCAAGTAAATGTCCACCTGGTGAATAT
N  R  K  L  T  G  I  V  S  W  G  P  S  K  C  P  P  G  E  Y
ATGAGCGTCTTTACACGGCCAAAATATTATCTAGACTGGATCACTAAAA ACATTGTTTGA
M  S  V  F  T  R  P  K  Y  Y  L  D  W  I  T  K  N  I  V  -
```

图 10-23 粉尘螨变应原第 6 组分 Der f 6 核酸序列及推导出的氨基酸序列

下划双线为信号肽序列

```
RFPRSLQPKWAYLDSNEFSRSKIGDSPIAGVVGGQDADLAEAPFQISLLKDYLIMKSHMCGGSLISESTV
cccccccccceeccccccccccccccccceeeeecccchhhhhchhhhhhhhheeeeeeeccccceeeeeccee
VTAAHCTYGQKASSLSVRYGTNQRTSSSYGDLKVKTIIQHESYDPDTIQNDISLLILSKPVVPSTNVQMI
eeeeccccccccccceeeeecccccccccccccceeeeeeecccccccccccchhhhhhcccccccccccccee
EIETDDIVDGDKVTIYGWGLTDGNGKDLPDKLQKGSMTIVGNDRCNEKWGSINAIHPGMICALDKTQSGC
eeccccccccceeeeeeeeecccccccccccccccceeeeeccccccccceeeeeeccccceeeecccccc
NGDSGGPLVSANRKLTGIVSWGPSKCPPGEYMSVFTRPKYYLDWITKNIV
ccccccceeeeccceeeeeeecccccccccccccceeeeeceeeeeeeeeeecee
```

图 10-24 粉尘螨变应原第 6 组分 Der f 6 二级结构预测（GOR 4.0 软件）

h：α 螺旋；e：延伸主链；c：无规卷曲

```
Der_f_6     RFPRSLQPKWAYLDSNEFSRSKIGDSPIAGVVGGQDADLAEAPFQISLLKDYLIMKSHMC
Sui_m_6     RFPKALQDKWGYLDSLEFN-NS------PRVVGGQDAALGEAPYQISLLKDYIIVKSHMC
Blo_t_6     RFPKAIQDRWGYLDTYEYSRNS------PRVVGGTDAKKAEAPFQISLMKDYLILKSHIC
            ***:::* :*.***: *:.  ..        **** **  .***:****:***:*:***:*

Der_f_6     GGSLISESTVVTAAHCTYGQKASSLSVRYGTNQRTSSSYGDLKVKTIIQHESYDPDTIQN
Sui_m_6     GGSFISEKSVLTAAHCTDGQKASGMKVRYGTNKRSSSQFPDMSVSRIAQHENYNGNTIEN
Blo_t_6     GGSLITPQTVVTAAHCTDGQTASSLINRLGTNQR SKPGIPDIKTKRIVQHEQYDPNTIEN
            ***:*: .:*:****** **.**.:  * ***:*:.     *:... * ***.*: :**:*

Der_f_6     DISLLILSKPVVPSTNVQMIEIETDDIVDGDKVTIYGWGLTDGNGKDLPDKLQKGSMTIV
Sui_m_6     DISILILASPITPSANVKVIEIATENPADNSQVKVYGWGLTDGNSQNLPE NLQVGELTVV
Blo_t_6     DISLLILASPITPSDTVKVIAIEETNLNGGEDVKLYGWGLTDGNTQDLPENLQVGELKIV
            ***:***:.*:.** .*::* *    :     ..*.:********* ::**::** *.:.:*

Der_f_6     GNDRCNEKWGSINAIHPGMICALDKTQSGCNGDSGGPLVSANRKLTGIVSWGPSKCPPGE
Sui_m_6     SNKECNDKWGEVNTVTDGMICALDSKRQACNGDSGGPLVQ -NGKLVGVVSWGPSKCPPGE
Blo_t_6     SQEECNAKWGEVNTIKPGMICALAPSTQACNGDSGGPLVY -NGKLAGIVSWGPSKCPVGE
            .:..** ***.:*::  ******  . ..**********  * **.*:********* **

Der_f_6     YMSVFTRPKYYLDWITKNIV
Sui_m_6     YMSVYTRPNYYADWIKQNKV
Blo_t_6     YMAVFTRPNHYLEWINANKV
            **:*:***::* :**. * *
```

图 10-25 粉尘螨、热带无爪螨、棉兰皱皮螨变应原第 6 组分氨基酸序列比对

“*”表示该位置序列完全相同，“：”表示该位置序列保守置换，“.”表示该位置序列半保守置换。Der f 6、Sui m 6、Blo t 6 依次代表粉尘螨、棉兰皱皮螨、热带无爪螨变应原第 6 组分

第八节 尘螨变应原第 7 组分

Der p 7 与哮喘患者血清 IgE 的结合率约为 50%，其 cDNA 全序列编码 215 个氨基酸残基，有 1 个 *N*-糖基化位点和 17-残基信号肽。成熟的 Der p 7 由 198 个氨基酸编码，分子

量为 22 kDa。用重组 Der p 7 亲和纯化获得的抗体与尘螨粗提浸液中分子量为 29 kDa、27 kDa 和 24 kDa 的条带发生反应，这些条带分子量均大于 cDNA 序列编码的多肽，也有可能存在 4 种变应原变异体。

根据已公布的 Der f 7 的 CDS 区序列（GenBank No. AY 283292）设计引物，用 RT-PCR 扩增获得其编码基因，插入 pMD19-T 载体进行序列测定，从起始密码子 ATG 到终止密码子 TAA 共 642 bp，推测其编码蛋白由 213 个氨基酸组成，用 Signal P3.0 软件预测其信号肽序列位于 1～17 位氨基酸处，去除信号肽序列，其编码蛋白活性成分由 196 个氨基酸残基组成，分子量为 21. 87586 kDa，等电点为 4.90。GOR4 分析显示其二级结构由 α 螺旋（111aa，56.63%）、延伸主链（10aa，5.10%）和无规卷曲（75aa，38.27%）组成，具体见图 10-26。

```
DPIHYDKITEEINKAIDDAIAAIEQSETIDPMKVPDHADKFERHVGILDFKGELAMRNIEARGLKQMKRQ
cccccccchhhhhhhhhhhhhhhhhhccccccccccccchhhhhhhhhhhhhhhhhhhhhhhhhhhhhhh
GDANVKGEEGIVKAHLLIGVHDDIVSMEYDLAYKLGDLHPTTHVISDIQDFVVALSLEISDEGNITMTSF
cccccccchhhhhhheeeccccchhhhhhhhhhhccccccccceeccchhhhhhhhhhcccccccccchh
EVRQFANVVNHIGGLSILDPIFGVLSDVLTAIFQDTVRKEMTKVLAPAFKRELEKN
hhhhhcceeccccccccccccccchhhhhhhhhhhhhhhhhhhhhhhhhhhceeec
```

图 10-26　粉尘螨变应原第 7 组分 Der f 7 二级结构预测（GOR 4.0 软件）

h：α 螺旋；e：延伸主链；c：无规卷曲

将推导出的粉尘螨变应原第 7 组分氨基酸序列输入 NCBI 网站，用 Blastp 搜索并筛选出螨类同源序列屋尘螨（GenBank No. P49273）、棉兰皱皮螨（GenBank No. AAX34054）、害嗜鳞螨（GenBank No. Q9U1G2）、椭圆食粉螨（GenBank No. ABL09315）、腐食酪螨（GenBank No. ABM53755）、粗脚粉螨（GenBank No. ABL09301）、家食甜螨（GenBank No. AAQ54607）和热带无爪螨（GenBank No. AAQ24545），去除所有入选序列的信号肽序列后，序列比对结果表明 Der f 7 和 Der p 7 的相似度为 86%（图 10-27、表 10-6），上述蜱螨类氨基酸序列构建出的分子进化树中，粉尘螨和屋尘螨聚成一簇（图 10-28）。

```
Der_p_7    ---DPIHYDKITEEINKAVDEAVAAIEKSETFDPMKVPDHSDKFERHIGIIDLKGELDMR
Der_f_7    ---DPIHYDKITEEINKAIDDAIAAIEQSETIDPMKVPDHADKFERHVGILDFKGELAMR
Sui_m_7    APTDDRDEK--QKIANQFVDQILDALKDQPKLDPLEVKEFRERFHRQIGLIPLEGELILR
Blo_t_7    -----------DDAANQLVDQVVDALKTQKGFDSMHVGKHTTELDQKIGLVTFKGKLIIK
Ale_o_7    ------DQS--TDTANQFVDQFIQALKAKNGFDPMHIGEHTSTITERIGFLDVKIKVDLH
Tyr_p_7    --------D--NGNANQFVDQIVTALKTQKNFDPLVIPPHHMNIDRKIGAIHLKGTADLK
Aca_s_7    --------D--DGNANQFVDQIVNALKSQKNFDPLVIAEQHTNFDRKLGALHIKGKIDLK
Lep_d_7    -AHKPAYYD--DNMANQMVDQIVKSLTTKKELDPFKIEQTKVPIDKKIGLIHIKGSATIK
Gly_d_7    --VGPVFYD--DNMANQMVDQIIQSLTTKKELDPFKIESKTIPIDKKVGLIHLKGSITIK
                       *: :*: : ::  .  :* : :     : .::* : .:   ::

Der_p_7    NIQVRGLKQMKRVGDANVKSEDGVVKAHLLVGVHDDVVSMEYDLAYKLGDLHPNTHVISD
Der_f_7    NIEARGLKQMKRQGDANVKGEEGIVKAHLLIGVHDDIVSMEYDLAYKLGDLHPTTHVISD
Sui_m_7    NMVLNGLKNMKRNGDAEIDNSSGGFKAKMFLKDENLAFSSLASVD-MGLVVHPELKISAD
Blo_t_7    DATVTGLSRAAGD---------------------SDVKIHSNI--ELIVGLIQSHLTLDVD
Ale_o_7    KTVIAGLGKASRIGDAAVQNTNGAFNAKLRLGDNDVRAESDITVH-IGPLIHPDLKLEAD
Tyr_p_7    ETKITGLSHVRRVGDAVLKNENGSFTAKLHLGDDNVKLFSDISLHFLHNIIHPNLKVEID
Aca_s_7    NTRITGLSHVQRVGDAILENKNGSFQAKLHLGDNNVKLFSDITIHLLSNIIHPHLKVEAD
```

```
Lep_d_7     NAVITGLSHISRRGDAKIDTDGGAFAATLKLGDKNIRIKTDLHLD-LGKIIHPNLKFEGH
Gly_d_7     NAEITGLSHIARNGDAKIDTANGGFAALLKLGDKNIRVKTDLIVN-IGKILHPHLKLESE
            .    ** .                        :                  ::   . .

Der_p_7     IQDFVVELSLEVSEEGNMTLTSFEVRQFANVVNHIGGL-SILDPIFAVLSDVLTAIFQDT
Der_f_7     IQDFVVALSLEISDEGNITMTSFEVRQFANVVNHIGGL-SILDPIFGVLSDVLTAIFQDT
Sui_m_7     IGSMDVEFGVELGSDGKMKLTTFYIDEFQDVQVHVHNL-SLLDPLADVLADIVVDLLNGA
Blo_t_7     IGKLQIMFSAGLAAEG-PSVKDFHIDEFEAVRIHVHGL-GPLDPFIDIIGDAIIXLAXSQ
Ale_o_7     IGHLTITFGVEIGSDGKPGLKEFNIDELEHVKVHVHGEIELLDPVIDVISQAFVKMFNSL
Tyr_p_7     IGNIGVGFGVTIGADGKPALKDFDIEEFKHVKIHVHGL-GPLDHLVDLIGEAYISLANTQ
Aca_s_7     IGNIGVKFGVAIGADGKPALKDFDVEKLEHVKIIVHGL-GPLDPLVDLVADAFIAIGNTQ
Lep_d_7     IGDIDMKLKLKLDAEGKPSLDQFEIDEFEQVELFIHGL-GPLDPLVDVIADSFVKYFNPQ
Gly_d_7     IGDIDMKLKLALV-DGKPELDQSRLTNSSTFICRFTVW-DHSIPLVDVIADAFVKYFNPQ
            * : : :   :  :*   :    : :   .   .           .   ::.:

Der_p_7     VRAEMTKVLAP-----AFKKELERNNQ--------------
Der_f_7     VRKEMTKVLAP-----AFKRELEKN----------------
Sui_m_7     VRDEITKIVXP-----IVEEKLKDFQPPGLXIIIKRSAELP
Blo_t_7     VREMISXMMRP-----IIESEVKKFLQNTTPAPAF------
Ale_o_7     ARDMITQVVKP-----VLEDEIKILMGPKN-----------
Tyr_p_7     ARHMITGIVRP-----ILDQELKKL----------------
Aca_s_7     ARHLVTGIVRP-----IIESELKNFKLGG------------
Lep_d_7     ARKLVTDMLKP-----ILVEEIKKLKLN-------------
Gly_d_7     ARKLVTDAMKPIAMKPILVEEIKKLKMC-------------
            .* ::  : *        .  :::
```

图 10-27　粉尘螨变应原第 7 组分与螨类同源氨基酸序列比对结果

“*”表示该位置序列完全相同，“：”表示该位置序列保守置换，“.”表示该位置序列半保守置换。Der f 7、Der p 7、Sui m 7、Lep d 7、Ale o 7、Tyr p 7、Aca s 7、Gly d 7、Blo t 7 依次表示粉尘螨、屋尘螨、棉兰皱皮螨、害嗜鳞螨、椭圆食粉螨、腐食酪螨、粗脚粉螨、家食甜螨和热带无爪螨变应原第 7 组分

表 10-6　粉尘螨变应原第 7 组分与螨类同源氨基酸序列相似度（VECTOR NIT 9.0 软件）

	Aca_s_7	Tyr_p_7	Ale_o_7	Der_f_7	Der_p_7	Sui_m_7	Blo_t_7	Gly_d_7	Lep_d_7
Aca_s_7	100	76	51	30	32	38	42	43	50
Tyr_p_7		100	51	32	34	38	44	41	50
Ale_o_7			100	29	30	38	39	37	42
Der_f_7				100	86	28	22	26	31
Der_p_7					100	31	24	25	33
Sui_m_7						100	28	28	35
Blo_t_7							100	27	37
Gly_d_7								100	69
Lep_d_7									100

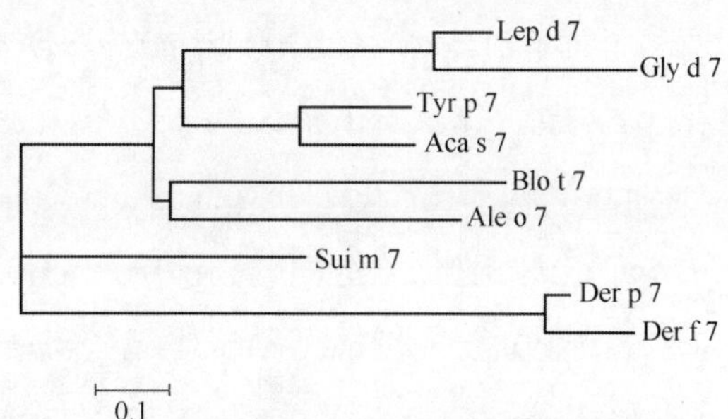

图 10-28　粉尘螨变应原第 7 组分与螨类同源氨基酸序列的分子进化树（Mega 5.0，NJ method）

第九节　尘螨变应原第 8 组分

Der p 8 为 209 个氨基酸组成的多肽，其与哮喘患者血清 IgE 的结合率约为 40%，此与谷胱甘肽 *S*-转移酶相似，推测其分子量为 25 kDa。cDNA 序列分析显示，其没有胞质蛋白和谷胱甘肽 *S*-转移酶的典型信号肽序列。因为其他物种有谷胱甘肽 *S*-转移酶的基因家族，其可能为一个变应原家族。

笔者等参考已公布的粉尘螨第 8 组分编码基因 Der f 8 部分序列（GenBank No. AY283295），以粉尘螨总 RNA 为模板，用 RT-PCR 和 RACE（cDNA 末端快速克隆的技术）获得 Der f 8 全长基因，去除原始测序结果 5′和 3′端的酶切位点后，联网到 NCBI 的 ORF finder 服务器对此序列进行可读框架分析，发现含有一个完整的开放读码框，从起始密码子 ATG 到终止密码子 TGA 共 696 bp（图 10-29）。ProtParam 工具预测该基因编码的变应原由 231 个氨基酸组成，分子量为 26. 4454 kDa，等电点为 6.84，不稳定指数为 34.65，表明其性质稳定，亲水性平均系数为 0.33，表明其为亲水性蛋白，此与 ProtScale 预测结果一致。利用丹麦科技大学（Technical University of Denmark）的 NetPhos2.0 Server（http://www.cbs.dtu.dk/services/NetPhos/）做磷酸化位点分析，结果显示该变应原含有 9 个磷酸化位点，包括丝氨酸位点 5 个（第 9、83、110、142 和 208 位氨基酸）、苏氨酸位点 1 个（第 46 位氨基酸）和酪氨酸位点 4 个（第 53、75、167 和 230 位氨基酸）。将推导出的氨基酸序列输入 ScanProsite、InterProScan、MotifScan，结果发现该变应原具有谷胱甘肽 *S*-转移酶活性，具体功能位点见表 10-7。GOR4 预测其二级结构包括 α 螺旋（105aa，45.45%）、延伸主链（26aa，11.26%）和无规卷曲（100aa，43.29%），具体见图 10-30。

```
  1  ATGGAGCTCGGTACCCTCGAGGGATCCATGAGCGAAACAAAACCAATTCTTGGCTATTGG
      M  E  L  G  T  L  E  G  S  M  S  E  T  K  P  I  L  G  Y  W
 61  GATGCACGTGGTCTTGGTCAAGCCATACGTTTATTATTAACATATGCCGGTGTTGATTTC
      D  A  R  G  L  G  Q  A  I  R  L  L  L  T  Y  A  G  V  D  F
121  ATCGATAAACGTTATACTGTTGGTCCACCACCAAATTATGATCGTTCACAATGGTTGAAT
      I  D  K  R  Y  T  V  G  P  P  P  N  Y  D  R  S  Q  W  L  N
181  GATAAATATAATCTTGGATTAGATTTTCCAAATTGTCCATATTATATTGATGGTAATGTA
      D  K  Y  N  L  G  L  D  F  P  N  C  P  Y  Y  I  D  G  N  V
241  AAATTATCACAATCATTGGCCATTATTCGATATATTGCACGTAAACAAAAATTAATTGGA
      K  L  S  Q  S  L  A  I  I  R  Y  I  A  R  K  Q  K  L  I  G
301  CAAAATGAACATGAAGAAATACGTGCATCATTAGCTGAACAACAGATTATCGATATGAAT
      Q  N  E  H  E  E  I  R  A  S  L  A  E  Q  Q  I  I  D  M  N
```

```
361  ATGGCTATTGCACGTATTGCATATAATCCAAATTGTGAAAAATTGAAACCAGAATTTCTT
      M  A  I  A  R  I  A  Y  N  P  N  C  E  K  L  K  P  E  F  L
421  AAATCATTACCTGAACAAGTAGAATTATTGTCAAAATTTCTTGGCGATCAACCATTCATT
      K  S  L  P  E  Q  V  E  L  L  S  K  F  L  G  D  Q  P  F  I
481  GCCGGTGCAAACATTTCTTATGCTGATTTTTTGCTATATGAATATCTAACTAAACTTAAG
      A  G  A  N  I  S  Y  A  D  F  L  L  Y  E  Y  L  T  K  L  K
541  ATACTAGTGCCAGAAGTTTATGATAAATTTGAAAATCTTAAAAAATTCCATGGAAACGTA
      I  L  V  P  E  V  Y  D  K  F  E  N  L  K  K  F  H  G  N  V
601  TTGGAAGCATTGCCAAGAGTTTCAGAATATATTAAAAAACAACAACCAAAAGCTTTTCAT
      L  E  A  L  P  R  V  S  E  Y  I  K  K  Q  Q  P  K  A  F  H
661  GGTCCAACATCATTATGGAATGGTACATATGCATGA
      G  P  T  S  L  W  N  G  T  Y  A  -
```

图 10-29 粉尘螨变应原第 8 组分 Der f 8 核酸序列及推导出的氨基酸序列

表 10-7 粉尘螨变应原第 8 组分 Der f 8 模序或功能位点分析

分析工具	模序或功能位点	氨基酸位置
ScanProsite	Soluble glutathione S-transferase N-terminal domain profile	13～100
	Soluble glutathione S-transferase C-terminal domain profile	102～219
InterProScan	Glutathione S-transferase，Mu Class	43～55
		56～68
		99～110
		151～164
	Glutathione S-transferase，N-terminal	13～100
	Glutathione S-transferase，C-terminal	118～201
	Glutathione S-transferase，C-terminal-like	98～215
	Thioredoxin-like fold	10～93
	Glutathione S-transferase / chloride channel，C-terminal	102～219
MotifScan	ASN_Glycosylation N-glycosylation site	164～167
		227～230
	cAMP- and cGMP-dependent protein kinase phosphorylation site	43～46
	Casein kinase II phosphorylation site	9～12
		110～113
		142～145
		166～169
	N-myristoylation site	4～9
		24～29
		162～167
	Soluble glutathione S-transferase C-terminal domain profile	102～219
	Soluble glutathione S-transferase N-terminal domain profile	13～100
	NAC domain profile	1～95
	Glutathione S-transferase profile（C-terminal sub-domain）	146～203
	Glutathione S-transferase profile（N-terminal sub-domain）	15～107
	CobN/Magnesium Chelatase	16～50
	Glutathione S-transferase，C-terminal domain	116～204
	Glutathione S-transferase，N-terminal domain	15～94
	Pyruvate ferredoxin/flavodoxin oxidoreductase	105～129
	Glutathione S-transferase，C-terminal domain	116～204

```
MELGTLEGSMSETKPILGYWDARGLGQAIRLLLTYAGVDFIDKRYTVGPPPNYDRSQWLNDKYNLGLDFPNCPYYIDGNV
cccceeccccccccceeeeecccchhhhhhhhhhcccccceecceeeccccccccchhhhcccccccccccceeecccc
KLSQSLAIIRYIARKQKLIGQNEHEEIRASLAEQQIIDMNMAIARIAYNPNCEKLKPEFLKSLPEQVELLSKFLGDQPFI
chhhhhhhhhhhhhhhhhhcccchhhhhhhhhhhhhhhhhhhhhhhhhhhccccccccccccccchhhhhhhhhcccccc
AGANISYADFLLYEYLTKLKILVPEVYDKFENLKKFHGNVLEALPRVSEYIKKQQPKAFHGPTSLWNGTYA
cccchhhhhhhhhhhhhhheeechhhhhhhhhhhhhcchhhhcchhhhhhhhccccccccceeeeeeeec
```

图 10-30　粉尘螨变应原第 8 组分二级结构预测（GOR 4.0 软件）

h：α 螺旋；e：延伸主链；c：无规卷曲

用 Blastp 搜索，筛选出同源序列屋尘螨（GenBank No. AAX37326）、棉兰皱皮螨（GenBank No. AAX34055）、害嗜鳞螨（GenBank No. AAQ55488）、家食甜螨（GenBank No. AAQ54608）、椭圆食粉螨（GenBank No. ABL09318），序列比对结果见图 10-31；粉尘螨和屋尘螨、棉兰皱皮螨、害嗜鳞螨、家食甜螨、椭圆食粉螨的变应原第 8 组分一致性依次为 64%、65%、59%、53%、53%、50%，粉尘螨变应原第 8 组分与其同源序列相似度计算结果见表 10-8，构建的分子进化树中粉尘螨和屋尘螨聚成一簇，具体见图 10-32。

```
Ale_o_8     ---------MSTSKPIVGYWDFRGLGQPVRSLLAYAGVDFTDKRYSRAD---GKGQEWLN
Lep_d_8     ----------MASKPVLGYWDARGLGEDIRTMLVYLNVDFEDKRYKP-----SDRSKWLN
Gly_d_8     ----------MASKPVLGYWDARGLGEDIRTMLVYLNVDFEDKRYKP-----SDRSKWLN
Der_f_8     MELGTLEGSMSETKPILGYWDARGLGQAIRLLLTYAGVDFIDKRYTVGPPPNYDRSQWLN
Der_p_8     -----------MSQPILGYWDIRGYAQPIRLLLTYSGVDFVDKRYQIGPAPDFDRSQWLN
Sui_m_8     ----------MSSKPVLGYWDIRGLAQPIRLLLAYLDVDYEDKRYQLGA—NFDRSAWLT
                       ::*::**** ** .: :* :*.*  **: ****        . . **.

Ale_o_8     EKFNLGFDFPNLPYLIDGNVKLTQTLAILRYLARKYKLDGANEAEKNAIAVLEQQVTDLN
Lep_d_8     EKFTLGLNFPNLPYYLDGDVKLSQSCAILRYLSRKHKLDGETEQEKNNIAVVELQVMDKF
Gly_d_8     EKFTLGLNFPNLPYYLDGDVKLSQSCAILRYLGRKHKLDGETEQEKNNIAVVELQVMDKF
Der_f_8     DKYNLGLDFPNCPYYIDGNVKLSQSLAIIRYIARKQKLIGQNEHEEIRASLAEQQIIDMN
Der_p_8     EKFNLGLDFPNLPYYIDGDMKMTQTFAILRYLGRKYKLNGSNDHEEIRISMAEQQTKDMM
Sui_m_8     EKFNLGLDFPNLPYYIDGNVKLSQTLAILRYIGRKYKLTGANEPEELRVSLVEQQVVDGN
            :*:.**::*** ** :**::*::*: **:**:.** ** * .: *:    :: * *  *

Ale_o_8     VALFKTIFDPNFETVKVEYLKNLPDSLKQISNFIGSKQFSVGPNVTYVDFWLYEYLIKVK
Lep_d_8     MANALVCYSPDCEKLKVDYLKTLPDEIKLFANFLKNKSYVAGNKISYVDFLLHEFLTKIE
Gly_d_8     MANALVCYSPDCEKLKVDYLKTLPDEIKLFANFLKNKSYVAGNKISYVDFLLHEFLTKIE
Der_f_8     MAIARIAYNPNCEKLKPEFLKSLPEQVELLSKFLGDQPFIAGANISYADFLLYEYLTKLK
Der_p_8     AAMIRVCYDANCDKLKPDYLKSLPDCLKLMSKFVGEHPFVAGANISYVDFYLYE YLCRVK
Sui_m_8     QSLSRVAYDPNADKLKPDFLKTLPDSVKQLSHFLGNSPFVAGTSITYVDFWLYEYLVKLS
              :    :. : :.:* ::**.**: :: ::.*: .  : .* .::*.** *:*:* ::.

Ale_o_8     LFAPEAFNQFPNLGAFVT-RLETQPKLAAWLKKQGPQKFVGFGP-FQAEY-
Lep_d_8     TFVPGTLAPHDNLTKFVE-RINSLPRVSEYIKNRKPSIFNGPMAKWNATF-
Gly_d_8     TFVPGTLAPHDNLTKFVE-RINSLPRVSEYIKNRKPSIFNGPMAKWNATF-
Der_f_8     ILVPEVYDKFENLKKFHGNVLEALPRVSEYIKKQQPKAFHGPTSLWNGTYA
Der_p_8     VMVPEVFGQFENLKRYVE-RMESLPRVSDYIKKQQPKTFNAPTSKWNASYA
Sui_m_8     VLVPEVFGQFDNLKKFVE-RIESLPRVSVYIKAQQPKLFNGPMAKWNGQYA
            :.* .    . **  :    ::: *::: ::* : *. * .     ::. :
```

图 10-31　粉尘螨变应原第 8 组分与螨类同源氨基酸序列比对结果

“*”表示该位置序列完全相同，“：”表示该位置序列保守置换，“.”表示该位置序列半保守置换。Der f 8、Der p 8、Sui m 8、Lep d 8、Gly d 8、Blo t 8 依次表示粉尘螨、屋尘螨、棉兰皱皮螨、害嗜鳞螨、家食甜螨和热带无爪螨变应原第 8 组分

表 10-8　粉尘螨变应原第 8 组分与螨类同源氨基酸序列相似度（VECTOR NIT 9.0 软件）

	Ale_o_8	Gly_d_8	Lep_d_8	Der_f_8	Der_p_8	Sui_m_8
Ale_o_8		47	47	50	52	55
Gly_d_8			100	53	54	59
Lep_d_8				53	54	59
Der_f_8					64	65
Der_p_8						68
Sui_m_8						

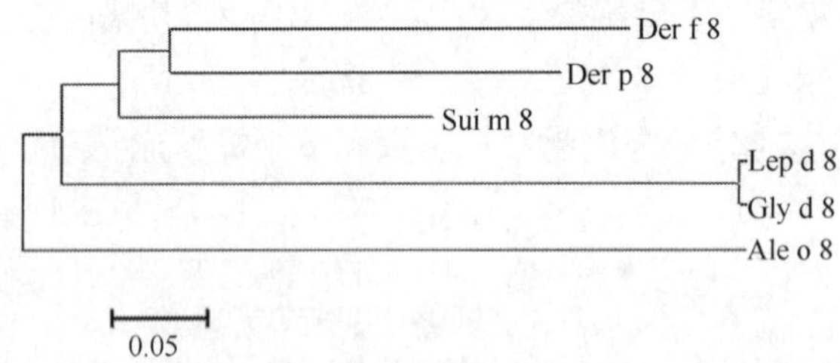

图 10-32　粉尘螨变应原第 8 组分与螨类同源氨基酸序列的分子进化树（Mega 5.0，NJ method）

第十节　尘螨变应原第 9 组分

Der p 9 是一种与 Der p 3 和 Der p 6 不同的具有溶胶原活性的丝氨酸蛋白酶，分子量约为 28 kDa。N 端氨基酸序列显示 7/18 位不同于 Der p 3。与 Der p 3 一样，其在肺上皮细胞中通过激活蛋白酶激活受体 2 诱导 GM-CSF 和嗜酸细胞活化趋化因子。

崔玉宝等根据已经公布的粉尘螨第 9 组分编码基因 Der f 9 部分序列（GenBank No. AY283282），以粉尘螨总 RNA 为模板，用 RT-PCR 和 RACE 获得 Der f 9 全长基因，去除原始测序结果 5′和 3′端的酶切位点后，联网到 NCBI 的 ORF finder 服务器对此序列进行可读框架分析，从起始密码子 ATG 到终止密码子 TAA 共 831bp，见图 10-33。推测 Der f 9 由 276 个氨基酸组成，信号肽序列位于 1～19 位氨基酸。去除信号肽序列后，成熟蛋白质分子量为 27.8154 kDa，理论等电点为 8.23，不稳定指数为 35.64，属于稳定蛋白质；亲水性平均系数为–0.117，属于疏水性蛋白质。GOR4 分析显示其二级结构由 α 螺旋（28aa，10.89%）、延伸主链（83aa，32.3%）和无规卷曲（146aa，56.81%）组成，具体见图 10-34。用 Blastp 搜索，筛选出同源序列屋尘螨（GenBank No. AAP57077）、棉兰皱皮螨（GenBank No. AAX34056）、热带无爪螨（GenBank No. AAQ24546）和椭圆食粉螨（GenBank No. ABU50819），去除信号肽序列后，将第 9 组分进行序列比对，结果发现有 41 个保守位点（“：”）、26 个半保守位点（“.”）、118 个一致性残基（“*”），见图 10-35。粉尘螨和屋尘螨、棉兰皱皮螨、椭圆食粉螨、热带无爪螨变应原第 9 组分一致性依次为 85%、64%、58%、62%，粉尘螨变应原第 9 组分与其同源序列相似度计算结果见表 10-9。

```
ATGAAATTCGCCACCATTTTTGTATTTATTGCTATTGGAACATCCGTAGTGATCGGTGAT
 M  K  F  A  T  I  F  V  F  I  A  I  G  T  S  V  V  I  G  D
CATAGTGAAGAACAAGCTATTCGTCTTCCATTGCCTAAAGCTATAAATGAACGTTTTCCA
 H  S  E  E  Q  A  I  R  L  P  L  P  K  A  I  N  E  R  F  P
TGGATGATCAATGAACCAATCACAAATGGTGAAAGAATCGTTGGCGGTGAAAATGCATCA
 W  M  I  N  E  P  I  T  N  G  E  R  I  V  G  G  E  N  A  S
CCCGGTGATGCTATTTATCAAATTGCATTGTTACGAAAAGATTCATTTACCTGTGGTGGT
 P  G  D  A  I  Y  Q  I  A  L  L  R  K  D  S  F  T  C  G  G
TCACTTATATCATCAAGAACCGTATTGACTGCTGCTCATTGTGTTTTTGGTGATGAAGCA
 S  L  I  S  S  R  T  V  L  T  A  A  H  C  V  F  G  D  E  A
TCACCATCATATTTCAAGATCCGTTACAATACATTAGATCGAACTAATGGTCCAACGATT
 S  P  S  Y  F  K  I  R  Y  N  T  L  D  R  T  N  G  P  T  I
GGTGTTAGTAAAATTTATCGCCATAGTTTATATTCATCAACGACCATTGATTATGATGTT
 G  V  S  K  I  Y  R  H  S  L  Y  S  S  T  T  I  D  Y  D  V
GCTACATTGATTTTATCTGAACCATTTACACCATCGGCAAATGCCGATATTATTTCATTG
 A  T  L  I  L  S  E  P  F  T  P  S  A  N  A  D  I  I  S  L
ACCACAGCCGAACCAGCTGATAATACACAACTTCAACTTACTGGCTGGGGTAGACTTAAA
 T  T  A  E  P  A  D  N  T  Q  L  Q  L  T  G  W  G  R  L  K
TCCGGTGGTACAATACCTACCCTTTTACAGATTGCAACTATATCGAAAATGTCTAGAACA
 S  G  G  T  I  P  T  L  L  Q  I  A  T  I  S  K  M  S  R  T
AAATGTTCGAATATTTGGGGTTCAGTAAATGCCATCACTAATCGAATGTTGTGTGCACAT
 K  C  S  N  I  W  G  S  V  N  A  I  T  N  R  M  L  C  A  H
AGTAAAAAACAATCAGCATGCAATGGAGATTCTGGTGGTCCATTAGTTTACAATGGACAT
 S  K  K  Q  S  A  C  N  G  D  S  G  G  P  L  V  Y  N  G  H
CTGGTGGGAGTTGTTTCTTGGGGCCCGTCCACCTGTCTGTCAAACACTTATCCAACCATT
 L  V  G  V  V  S  W  G  P  S  T  C  L  S  N  T  Y  P  T  I
TATAGTAATGTTGCAACTCTACGTAATTGGATCATTTCGAATACAGTTTAA
 Y  S  N  V  A  T  L  R  N  W  I  I  S  N  T  V  -
```

图 10-33　粉尘螨变应原第 9 组分 Der f 9 核酸序列及推导出的氨基酸序列

下划线为信号肽序列

```
DHSEEQAIRLPLPKAINERFPWMINEPITNGERIVGGENASPGDAIYQIALLRKDSFTCGGSLISSRTVLTAAHCVFGDE
ccccccccccccceeeccccceeeecccccccეeecccccccccchhhhhhhhccccccccceeeccceeeeeeceecccc
ASPSYFKIRYNTLDRTNGPTIGVSKIYRHSLYSSTTIDYDVATLILSEPFTPSANADIISLTTAEPADNTQLQLTGWGRL
cccceeeeeeccccccccccceeeeeeecccccccccceeeeeeeeccccccccccceeeecccccccccchhhhccceee
KSGGTIPTLLQIATISKMSRTKCSNIWGSVNAITNRMLCAHSKKQSACNGDSGGPLVYNGHLVGVVSWGPSTCLSNTYPT
ccccccchhhhhhhhhccceeeeeecccceeeeeechhhhhhhccccccccccccceeecceeeeeeeecccccccccccce
IYSNVATLRNWIISNTV
eeeeecccceeeeeeec
```

图 10-34　粉尘螨变应原第 9 组分二级结构分析（GOR4 软件）

h：α 螺旋；e：延伸主链；c：无规卷曲

```
Der_p_9     ----EQAIRLPLPDAITEKFPWMINEPLNDERE----RIVGGSNASPGDAVYQIALFRKD
Der_f_9     DHSEEQAIRLPLPKAINERFPWMINEPITN-GE----RIVGGENASPGDAIYQIALLRKD
Sui_m_9     ------DLRLPLPEVIQREYPWLIDEPINSDNDAYSARIVGGSNVGPGEAKHQIALLRSG
Blo_t_9     -----SELRLPLPGLIRTLHPHLENEMINTNAP--FVRVVGGNDAGYGDAPYQIAMIRSG
Ale_o_9     ------HLRLPLPKDIQARHPHLMTEPINTDAD--FVKVVGGSAVSDGEARHQIAMLRSG
                  :*****  *   .* :  * :.         ::***. .. *:* :***::*.
```

```
Der_p_9      SFTCGGSLISSRTVLTAAHCVFGDEATPSYFKIRYNTLDRTNGPPIGVSKIYRHNLYSSS
Der_f_9      SFTCGGSLISSRTVLTAAHCVFGDEASPSYFKIRYNTLDRTNGPTIGVSKIYRHSLYSST
Sui_m_9      SFTCGGSLISSKTVLTAAHCVYGNENKPTTFTIRYNTLDRTSGPTIGVKKVNRHASYSSN
Blo_t_9      SFICGGSLIGSQTVLTAAHCVHGYENNPSVFNVRYGTNDRTRGPTVAVKKVNRHPQYDSY
Ale_o_9      SFICGGSLIGASTVLTAAHCVYGYENRPTSFSVRYNTLDRTSGPTLAVAKVNRHPSYSSN
             ** ******.: *********.* *  *: *.:** * *** ** :.* *: **  *.*

Der_p_9      PIDYDVATLILSQPFTPSANADIIPLTTSEPADGTKLQITGWGRLKSGGTLPTILQIAS-
Der_f_9      TIDYDVATLILSEPFTPSANADIISLTTAEPADNTQLQLTGWGRLKSGGTIPTLLQIAT-
Sui_m_9      TIDYDVATLTLSSAFAPGDNAAVIGLASTEPAANEVLKVTGWGRLSAGGSLPTKLQQAN-
Blo_t_9      TIDYDVATFVLSEPFTPSANAAVIPLATSVPADGSSLILTGWGRLSSGGTLPTKLQKATE
Ale_o_9      TIDYDIATFSLASPFSPGTNAAVVELAKSRPADDSAVQVTGWGRLSSGGTLPTKLQKADT
              ****:**: *:. *:*. ** :: *:.: **     : :******.:**::** ** *

Der_p_9      VTKMSRTKCSSTWGSVNAITNRMLCAHNSNQASCNGDSGGPLVSNGHLVGVVSWGPSTCL
Der_f_9      ISKMSRTKCSNIWGSVNAITNRMLCAHSKKQSACNGDSGGPLVYNGHLVGVVSWGPSTCL
Sui_m_9      LNTISRSDCQKRWGSTNTITARMICAHSTTQSACNGDSGGPITKNGLLVGVVSWGSSSCL
Blo_t_9      LKVVPKTTCAQAWSSVNSITNRMLCAHSKKQSACNGDSGGPLIQDNVQVGVVSWGSSSCL
Ale_o_9      LKVVSKAECQKRWGSTNTITDRMLCAHSTTQSACNGDSGGPLTQNNVLVGVVSWGSSSCL
             :. : :: * . *.*.*:** **:***...*::********:  :   ******* *:**

Der_p_9      STKYPTIYSNVANLRNWIISNTV
Der_f_9      SNTYPTIYSNVATLRNWIISNTV
Sui_m_9      HQTYPNVYANVANLKNWINANTV
Blo_t_9      HATYPNVYANVANLRSWIQANS-
Ale_o_9      HATYPNVYASVADLADWIAANP-
               .**.:*:.** * .** :*
```

图 10-35　粉尘螨变应原第 9 组分与螨类同源氨基酸序列比对结果

"*" 表示该位置序列完全相同，"：" 表示该位置序列保守置换，"." 表示该位置序列半保守置换。Der f 9、Der p 9、Sui m 9、Ale o 9、Blo t 9 依次表示粉尘螨、屋尘螨、棉兰皱皮螨、椭圆食粉螨和热带无爪螨变应原第 9 组分

表 10-9　粉尘螨变应原第 9 组分与螨类同源氨基酸序列相似度（VECTOR NIT 9.0 软件）

	Ale_o_9	Blo_t_9	Der_f_9	Der_p_9	Sui_m_9
Ale_o_9		70	58	55	71
Blo_t_9	81		62	60	62
Der_f_9	74	75		85	64
Der_p_9	74	74	93		62
Sui_m_9	87	79	79	78	

注：对角线以上为相似度，对角线以下为散度。

第十一节　尘螨变应原第 10 组分

原肌凝蛋白在肌肉的肌动蛋白缝隙中形成丝，并调节肌肉收缩。在不同物种之间，该序列高度保守，并且具有与其他无脊椎动物主要原肌凝蛋白变应原的交叉反应性，其 IgE 结合活性随地理位置不同而改变。Der f 10 由 284 个氨基酸组成，分子量为 33 kDa。

SDS-PAGE 检测天然原肌凝蛋白的分子量为 37 kDa。已有研究表明尘螨变应原第 10 组分与无脊椎动物的原肌凝蛋白间有交叉反应性，与其他节肢动物原肌凝蛋白有 75%的相似性，与哺乳动物原肌凝蛋白有 60%的相似性。Der p 10 和 Der f 10 全长序列仅有 3 个氨基酸的差异。然而不同文献报道的 Der p 10 氨基酸序列之间有 1 个 2-残基的差异。原肌凝蛋白在屋尘螨中含量较高，与 Der p 1 和 Der p 12 一样丰富，其与其他节肢动物的原肌凝蛋白可发生交叉反应。已证实此类变应原能够蓄积成高浓度，在低浓度的尘螨浸液中可检测到变应原第 10 组分。

崔玉宝等根据已经公布的 Der f 10 序列（GenBank No. EU 106617）设计引物，以粉尘螨总 RNA 为模板，反转录后经套式 PCR 扩增出目的基因并克隆至 pMD19-T simple 载体测序。生物信息学分析显示，该变应原是由 295 个氨基酸组成的疏水性蛋白（图 10-36），分子量为 34. 2331 kDa，摩尔消光系数为 5960，等电点为 4.90；不稳定系数为 44.71，表明该蛋白性质不稳定；亲水性指数为–1.063，表明其为疏水性蛋白。GOR4 预测其二级结构包括 α 螺旋（271aa，91.86）、延伸主链（4aa，1.36%）和无规卷曲（20aa，6.78%），具体见图 10-37。将推导出来的氨基酸序列输入 FingerPRINTScan 在线工具发现 5 个原肌球蛋白（tropomyosin）模序，其分别位于 84～101、120～140、145～173、175～198 和 231～256 位氨基酸处。将推导出来的氨基酸序列输入 NCBI 网站，用 Blastp 搜索获得同源序列屋尘螨（GenBank No. AAB69424）、椭圆食粉螨（GenBank No. AAX37287）、热带无爪螨（GenBank No. ABU97466）、粗脚粉螨（GenBank No. ABL09305）、腐食酪螨（GenBank No. AAT40866）和家食甜螨（GenBank No. AAQ54614），序列比对发现有 24 个保守位点（“：”）、6 个半保守位点（“.”）、242 个一致性残基（“*”），见图 10-38。粉尘螨与屋尘螨、腐食酪螨、粗脚粉螨、椭圆食粉螨、热带无爪螨、家食甜螨变应原第 10 组分氨基酸序列一致性依次为 99%、94%、95%、98%、96%、91%，见表 10-10。以这些同源序列构建分子进化树，屋尘螨和粉尘螨聚成一簇（图 10-39）。

```
ATGGAGGCCATCAAGAAAAAAATGCAGGCAATGAAGCTCGAGAAAGATAATGCTATCGAT
 M  E  A  I  K  K  K  M  Q  A  M  K  L  E  K  D  N  A  I  D
CGAGCTGAAATTGCCGAACAAAAAGCCCGTGATGCTAATCTACGTGCCGAAAAGTCTGAG
 R  A  E  I  A  E  Q  K  A  R  D  A  N  L  R  A  E  K  S  E
GAAGAAGTTCGTGCATTACAGAAAAAAATCCAACAAATTGAAAATGAATTGGATCAGGTC
 E  E  V  R  A  L  Q  K  K  I  Q  Q  I  E  N  E  L  D  Q  V
CAAGAACAATTATCGGCTGCCAATACAAAATTGGAGGAAAAGGAAAAAGCCCTACAGACC
 Q  E  Q  L  S  A  A  N  T  K  L  E  E  K  E  K  A  L  Q  T
GCTGAAGGTGATGTTGCAGCATTGAATCGTCGTATTCAATTGATTGAAGAAGATTTGGAA
 A  E  G  D  V  A  A  L  N  R  R  I  Q  L  I  E  E  D  L  E
CGATCAGAAGAACGACTCAAGATTGCTACAGCCAAATTGGAAGAGGCATCACAATCTGCC
 R  S  E  E  R  L  K  I  A  T  A  K  L  E  E  A  S  Q  S  A
GATGAATCTGAACGTATGCGTAAAATGCTTGAACATCGATCCATCACCGATGAAGAACGT
 D  E  S  E  R  M  R  K  M  L  E  H  R  S  I  T  D  E  E  R
ATGGATGGTTTGGAAAATCAACTTAAAGAAGCCCGTATGATGGCCGAAGATGCTGATAGA
 M  D  G  L  E  N  Q  L  K  E  A  R  M  M  A  E  D  A  D  R
AAATATGATGAAGTTGCCCGTAAATTGGCAATGGTTGAAGCCGATTTGGAACGTGCTGAA
 K  Y  D  E  V  A  R  K  L  A  M  V  E  A  D  L  E  R  A  E
GAACGTGCCGAAACCGGTGAATCGAAAATTGTTGAACTCGAAGAAGAATTACGTGTTGTC
```

```
 E  R  A  E  T  G  E  S  K  I  V  E  L  E  E  E  L  R  V  V
GGTAACAATCTCAAATCATTGGAAGTTAGCGAAGAGAAAGCTCAACAACGTGAAGAAGCC
 G  N  N  L  K  S  L  E  V  S  E  E  K  A  Q  Q  R  E  E  A
TATGAACAACAGATCCGTATAATGACGGCTAAACTTAAAGAAGCCGAAGCACGTGCCGAA
 Y  E  Q  Q  I  R  I  M  T  A  K  L  K  E  A  E  A  R  A  E
TTTGCTGAACGTTCGGTACAAAAACTCCAGAAAGAAGTCGATCGTTTGGAAGACG AATTG
 F  A  E  R  S  V  Q  K  L  Q  K  E  V  D  R  L  E  D  E  L
GTCCACGAAAAGGAAAAATACAAATCCATCTCCGACGAATTGGACCAGACATTTGCCGAA
 V  H  E  K  E  K  Y  K  S  I  S  D  E  L  D  Q  T  F  A  E
CTTACTGGTTATGCGGCCGCACTCGAGCACCACCACCACCACC ACTGA
 L  T  G  Y  A  A  A  L  E  H  H  H  H  H  H  -
```

图 10-36　粉尘螨变应原第 10 组分 Der f 10 核酸序列及推导出的氨基酸序列

```
MEAIKKKMQAMKLEKDNAIDRAEIAEQKARDANLRAEKSEEEVRALQKKIQQIENELDQVQEQLSAANTK
ccccchhhhhhhhhhhhhhhhhhhhhhhhhhhhhhhhhhhhhhhhhhhhhhhhhhhhhhhhhhhhhhhhh
LEEKEKALQTAEGDVAALNRRIQLIEEDLERSEERLKIATAKLEEASQSADESERMRKMLEHRSITDEER
hhhhhhhhhhhhhhhhhhhhhhhhhhhhhhhhhhhhhhhhhhhhhhhhhhhhhhhhhhhhhhceechhhh
MDGLENQLKEARMMAEDADRKYDEVARKLAMVEADLERAEERAETGESKIVELEEELRVVGNNLKSLEVS
hhhhhhhhhhhhhhhhhhhhhhhhhhhhhhhhhhhhhhhhhhhhhchhhhhhhhhhhhhhcccccchhhh
EEKAQQREEAYEQQIRIMTAKLKEAEARAEFAERSVQKLQKEVDRLEDELVHEKEKYKSISDELDQTFAE
hhhhhhhhhhhhhhhhhhhhhhhhhhhhhhhhhhhhhhhhhhhhhhhhhhhhhhhhhccchhhhhhhhhh
LTGYAAALEHHHHHH
hhhhhhhhhhcccee
```

图 10-37　粉尘螨变应原第 10 组分二级结构预测（GOR 4.0 软件）

h：α 螺旋；e：延伸主链；c：无规卷曲

```
Tyr_p_10    MDAIKNKMQAMKLEEDNAIDRAEIAEQKARDANLKSEKTEEEVRALQKKIQQIENELDQV
Aca_s_10    MEAIKKKMQAMKIDKDNAIDRAEIAEQKARDANLKSEKTEEEVRALQKKIQQIENELDQV
Ale_o_10    MEAIKKKMQAMKLEKDNAIDRAEIAEQKARDANLRSEKTEEEVRALQKKIQQIENELDQV
Der_f_10    MEAIKKKMQAMKLEKDNAIDRAEIAEQKARDANLRAEKSEEEVRALQKKIQQIENELDQV
Der_p_10    MEAIKKKMQAMKLEKDNAIDRAEIAEQKARDANLRAEKSEEEVRALQKKIQQIENELDQV
Blo_t_10    MEAIKKKMQAMKLEKDNAIDRAEIAEQKSRDANLRAEKSEEEVRALQKKIQQIENELDQV
Gly_d_10    MEAIKKKMQAMKLEKDNAIDRAEIAEQKSRDSNLRAEKSEEEVRGLQKKIQLIENELDQV
            *:***:******:::*************:**:**::**:*****.****** ********

Tyr_p_10    QENLTQATTKLEEKEKALQTAEADVAALNRRIQLIEEDLERSEERLKVATAKLEEASHSA
Aca_s_10    QESLTQATTKLEEKEKALQTAEGDVAALNRRIQLIEEDLERSEERLKVATAKLEEASQAA
Ale_o_10    QEQLTQATTKLEEKEKALQTAEGDVAALNRRIQLIEEDLERSEERLKVATAKLEEASQAA
Der_f_10    QEQLSAANTKLEEKEKALQTAEGDVAALNRRIQLIEEDLERSEERLKIATAKLEEASQSA
Der_p_10    QEQLSAANTKLEEKEKALQTAEGDVAALNRRIQLIEEDLERSEERLKIATAKLEEASQSA
Blo_t_10    QESLTQANTKLEEKEKSLQTAEGDVAALNRRIQLIEEDLERSEERLKVATAKLEEASHSA
Gly_d_10    PESLTRANTKLEEKEKSLPTAEGDVAALNRRIQLIEEDLERSEERLKIATSKLEEASQSA
             *.*: *.********:* ***.************************:**:******::*

Tyr_p_10    DESERMRKMLEHRSITDEERMDGLESQLKEARLMAEDADRKYDEVARKLAMVEADLERAE
Aca_s_10    DESERMRKMLEHRSITDEERMEGLENQLKEARMMAEDADRKYDEVARKLAMVEADLERAE
Ale_o_10    DESERMRKMLEHRSITDEERMDGLENQLKEARMMAEDADRKYDEVARKLAMVEADLERAE
Der_f_10    DESERMRKMLEHRSITDEERMDGLENQLKEARMMAEDADRKYDEVARKLAMVEADLERAE
```

```
Der_p_10     DESERMRKMLEHRSITDEERMEGLENQLKEARMMAEDADRKYDEVARKLAMVEADLERAE
Blo_t_10     DESERMRKMLEHRSITDEERMDGLESQLKEARMMAEDADRKYDEVARKLAMVEADLERAE
Gly_d_10     DESERMRKMLEHRSITDEERMEGLESQLKEARMMAEDADRKYDEVARKLAMVEADLERAE
             *********************:***.******:***************************

Tyr_p_10     ERAETGESKIVELEEELRVVGNNLKSLEVSEEKAQQREEAYEQQIRIMTSKLKEAEARAE
Aca_s_10     ERAETGESKIVELEEELRVVGNNLKSLEVSEEKAQQREEAYEQQIRIMTTKLKEAEARAE
Ale_o_10     ERAETGESKIVELEEELRVVGNNLKSLEVSEEKAQQREEAYEQQIRIMTAKLKEAEARAE
Der_f_10     ERAETGESKIVELEEELRVVGNNLKSLEVSEEKAQQREEAYEQQIRIMTAKLKEAEARAE
Der_p_10     ERAETGESKIVELEEELRVVGNNLKSLEVSEEKAQQREEAHEQQIRIMTTKLKEAEARAE
Blo_t_10     ERAETGETKIVELEEELRVVGNNLKSLEVSEEKAQQREEAYEQQIRMMTGKLKEAEARAE
Gly_d_10     ERAETGESKIVELEEELRVVGNNLKSLEVSEEKAQQREEAYEQQIRIMTTKLKEAEARAE
             *******:********************************:*****:** **********

Tyr_p_10     FAERSVQKLQKEVDRLEDELVHEKEKYESISDELDQTFAELTGY -----------
Aca_s_10     FAERSVQKLQKEVDRLEDELVHEKEKYKSISDELDQTFAELTGY -----------
Ale_o_10     FAERSVQKLQKEVDRLEDELVHEKEKYKS ISDELDQTFAELTGY-----------
Der_f_10     FAERSVQKLQKEVDRLEDELVHEKEKYKSISDELDQTFAELTGYAAALEHHHHHH
Der_p_10     FAERSVQKLQKEVDRLEDELVHEKEKYKSISDELDQTFAELTGY -----------
Blo_t_10     FAERSVRKLQKEVDRLEDELVHEKEKYKSISDELDQTFAELTGY -----------
Gly_d_10     FAERSVHKLPTEVDRLEDELVHEKEKYLSLSDDLDPSLAERTGC -----------
             ******:** .**************** *:**:** ::** **
```

图 10-38　粉尘螨变应原第 10 组分与螨类同源氨基酸序列比对结果

"*"表示该位置序列完全相同，"："表示该位置序列保守置换，"."表示该位置序列半保守置换。Der f 9、Der p 9、Tyr p 10、Aca s 10、Ale o 10、Blo t 10、Gly d 10 依次表示粉尘螨、屋尘螨、腐食酪螨、粗脚粉螨、椭圆食粉螨、热带无爪螨、家食甜螨变应原第 10 组分

表 10-10　粉尘螨变应原第 10 组分与螨类同源氨基酸序列相似度（VECTOR NIT 9.0 软件）

	Aca_s_10	Ale_o_10	Blo_t_10	Gly_d_10	Der_f_10	Der_p_10	Tyr_p_10
Aca_s_10		98	94	90	95	96	95
Ale_o_10			95	90	98	96	96
Blo_t_10				92	96	95	94
Gly_d_10					91	92	88
Der_f_10						99	94
Der_p_10							93
Tyr_p_10							

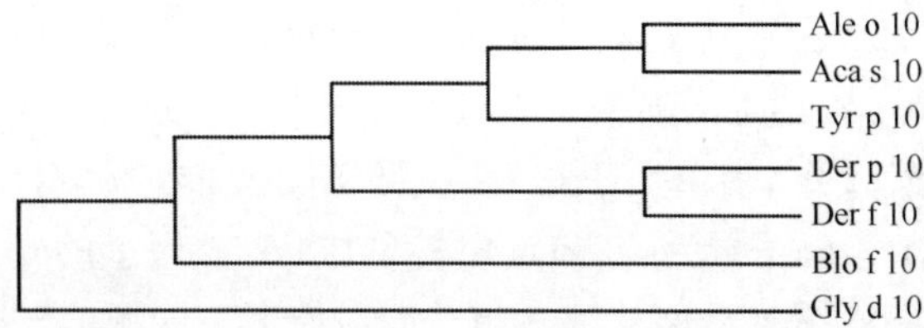

图 10-39　粉尘螨变应原第 10 组分与螨类同源氨基酸序列的分子进化树（Mega 5.0，NJ method）

第十二节　尘螨变应原其他组分

尘螨变应原第 11 组分为副肌球蛋白，是无脊椎动物的肌肉结构蛋白，分子量为 98 kDa 的粉尘螨副肌球蛋白与血清 IgE 结合率较高，其反应活性也高。Western blotting 显示其特异性 IgE 能与尘螨粗提浸液 90～100 kDa 条带发生结合。其 875-残基重组蛋白 IgE 结合率为 50%。

已有文献报道家食甜螨第 12、13 组分变应原 cDNA 序列及其特征。Blo t 12 的血清 IgE 结合率约为 50%，其活性部位由 124 个氨基酸组成。Blo t 13 仅与 10%的变态反应性疾病患者血清 IgE 发生结合，其分子量约为 14.8 kDa，含 130 个氨基酸。Blo t 13 编码序列与很多物种的胞质脂肪酸结合蛋白高度相似。粗脚粉螨第 13 组分变应原 Asa s 13 特异性 IgE 结合率约为 23%。

尘螨变应原第 14 组分可能是主要的特异性的和含量丰富的尘螨变应原。其中，Mag 3 为粉尘螨部分 cDNA 序列编码，其分子量为 177 kDa，其血清 IgE 结合力和 T 细胞增殖反应与 Der f 1 和 Der f 2 有相同的反应强度。该高分子量蛋白不包含脂质和碳水化合物部分，组织切片染色显示其遍布于尘螨全身。用抗 Mag 3 粗提浸液进行免疫印迹的结果显示：尽管分子量大于 70 kDa 的条带占主要地位，但是不同螨种尘螨粗提浸液含有许多不同的条带。根据特异性 IgE 结合力试验推断其水解片段比整个蛋白更易引起变态反应。已通过序列测定证实 Mag 3 与卵黄蛋白或载脂蛋白样蛋白具有同源性。用 Der p 14 重组片段抗血清与尘螨卵进行 Western blotting 免疫印迹，结果显示 3 个主要条带可能与正在被处理成磷脂酰胆碱的卵黄蛋白一致。第 14 组分变应原核酸序列，首次报道见于梅氏嗜霉螨 cDNA 克隆。第 14 组分变应原在尘螨粗提浸液中存在较少，推测是由于其稳定性导致的，因为它是一种大量存在于螨体内的蛋白。

尘螨变应原第 15 组分可能具有重要的意义，因其为狗和猫类动物重要的变应原，且具有高度的糖基化，含 50%左右碳水化合物。自粉尘螨中分离出的第 15 组分变应原与昆虫的甲壳酶有同源性。第 15 组分变应原位于尘螨肠道内，具有消化功能而非蜕皮功能。其被广泛地糖基化并且有多种碳水化合物决定簇，这些决定簇可以为肥大细胞受体上的 IgE 交联提供可能。免疫印迹显示该变应原与尘螨粗提浸液分子量为 98 /105 kDa 的条带相结合。该变应原与 70%对尘螨粗提浸液皮试阳性者血清 IgE 发生结合（Entry to IUIS database http：//www.allergen.org）。

尘螨变应原第 16 和 17 组分被认为是（肌动蛋白）凝溶胶蛋白和钙结合蛋白，两者与 35%以上的尘螨变态反应性疾病血清 IgE 发生结合。Der f 18 是一种分子量为 60 kDa 的甲壳酶，其不同于 Der f 15，是一种对狗强烈致敏的变应原，与 60%以上的变态反应性疾病患者血清 IgE 发生结合（IUIS 数据库）。第 19 组分变应原分离自热带无爪螨，其与抗微生物肽同源（IUIS 数据库），其基因工程变应原只与 10%的个体有反应。第 20 组分变应原是精氨酸激酶（AK），分子量为 40 kDa 左右，与 66.7%以上的变态反应性疾病患者血清 IgE 发生结合。第 21 组分变应原与第 5 组分变应原旁系同源，与第 5 组分变应原有中低度交叉反应性，分子量为 13～14 kDa，与 93%左右的变态反应性疾病患者血清 IgE 发生结合。第 22 组分变应原与约 23%的变态反应性疾病患者血清 IgE 发生结合(IUIS 数据库)。第 23 组分变应原是围食膜因子样蛋白域，分子量是 14 kDa 左右，与 74%左右的变态反应性疾病患者血清 IgE 发生结合，最近研究显示其可能是一种主要组分，与第 1、2 组分具要同等地位（IUIS 数据库）。第 24 组分变应原是辅酶 Q–细胞色素 C 还原酶结合蛋白同源物，分子量是 13 kDa 左右，与 83%～100%的变态反应性疾病患者血清 IgE 发生结合(IUIS 数据库）。第 25 组分变应原是磷酸丙糖异构酶，分子量是 34 kDa 左右，与 76%左右的变态反应性疾病患者血清 IgE 发生结合（IUIS 数据库）。第 26 组分变应原是肌球蛋白碱轻链，分子量是 18 kDa 左右，与 100%左右（患者 5/5）的变态反应性疾病患者血清 IgE 发生结合（IUIS 数据库）。第 27 组分变应原是丝氨酸蛋白酶抑制蛋白，分子量是 48 kDa 左右，与 100%左右（患者 5/5）的变态反应性疾病患者血清 IgE 发生结合（IUIS 数据库）。第 28 组分变应原是热休克蛋白，分子量是 70 kDa 左右，与 41%～68%的变态反应性疾病患者血清 IgE 发生结合(IUIS 数据库)。第 29 组分变应原是热休克蛋白，分子量是 70 kDa 左右，与 85%左右的变态反应性疾病患者血清 IgE 发生结合（IUIS 数据库）。第 30 组分变应原是铁蛋白，分子量是 16 kDa 左右，与 63%左右的变态反应性疾病患者血清 IgE 发生结合（IUIS 数据库）。第 31 组分变应原是丝切蛋白，分子量是 15 kDa 左右，与 100%左右（患者 5/5）的变态反应性疾病患者血清 IgE 发生结合（IUIS 数据库）。第 32 组分变应原是分泌的无机焦磷酸酶，分子量是 35 kDa 左右，与 100%左右（患者 5/5）的变态反应性疾病患者血清 IgE 发生结合（IUIS 数据库）。第 33 组分变应原是微管蛋白 α，分子量是 52 kDa 左右，与 100%左右（患者 3/3）的变态反应性疾病患者血清 IgE 发生结合（IUIS 数据库）。第 34 组分变应原是肌钙蛋白 C，分子量是 18 kDa 左右，与 11%左右的变态反应性疾病患者血清 IgE 发生结合（IUIS 数据库）。第 35 组分变应原是醛脱氢酶，分子量是 52 kDa 左右，与 82%左右的变态反应性疾病患者血清 IgE 发生结合（IUIS 数据库）。第 36 组分变应原是前纤维蛋白，分子量是 14 kDa 左右，与 65% 左右的变态反应性疾病患者血清 IgE 发生结合（IUIS 数据库）。

此外，有数种变应原组分可在居室环境中检测到，但在尘螨粗提浸液中未被发现，可能由于萃取质量低、不稳定性及其他疏水性等特性造成的。基因工程技术的应用为变应原的检测提供了不依赖于变应原数量和提取液稳定性的方法，通过荧光检测 IgE 与变态反性疾病患者血清 cDNA 表达文库的结合，可直接检测到许多变应原组分。粗提浸液的稳定性可能是影响其致敏性的重要因素，某些变应原组分可能在保存中或者在环境中被不断更新，如在脂肪体中发现的一种变应原组，其不能与消化酶长期共存。

第十一章　居室内尘螨变应原检测

目前有两种方法用于室内环境中尘螨变应原的检测，一种方法是在光镜下计数和鉴定螨种，另一种方法是利用单克隆抗体建立免疫化学方法检测尘螨、储藏物螨类主要变应原浓度及鸟嘌呤（guanine）。

基于单克隆抗体建立起来的酶联免疫吸附试验（ELISA）方法最初用来直接检测某种变应原表位，研究者发现用这些方法同样可以测定尘螨属第 1 组分变应原 Der p 1 和 Der f 1。研究人员后来对储藏物螨类害嗜鳞螨、家食甜螨、腐食酪螨和粗脚粉螨一个分子量为 39 kDa 的共同变应原进行检测，同时采用 ELISA 方法检测害嗜鳞螨和热带无爪螨的特异性变应原。尽管 ELISA 方法是目前定量检测尘螨变应原浓度最广泛的方法，但其费用较高，不适用于流行病学研究。新的检测技术如将特异性抗体偶联于荧光微球（fluorescent multiplex array），可同时检测 Der p 1、Der f 1 和第 2 组分变应原，其灵敏度为 0.06 mg/ml，而 ELISA 法为 0.5 mg/ml，该方法与 ELISA 方法相关性良好。

此外，研究者建立了半定量的免疫化学方法对室内环境中尘螨变应原进行检测，如采用单克隆抗体建立的 Rapid-test 直接检测第 2 组分变应原，用单克隆抗体建立的 Dust Screen 直接检测第 1 组分变应原 Der p 1、Der f 1 和 Fel d 1，用多克隆抗体建立的 Aclotest 方法，依据硝酸纤维膜（nitrocellulose membrane）上结合抗体的量不同、颜色深度不同判定检测结果。鸟嘌呤存在于螨粪里，是蛛形纲动物氮代谢的最终产物，也是螨粪便内变应原检测的标志物之一。Acarex 试验采用半定量方法检测鸟嘌呤，该方法由 Bischoff 和 Schirmacher 在 1984 年建立并被多次应用。若每克尘样中含有 10 mg 变应原，该试验检测结果为 2 级时其特异度为 89%，检测结果为 3 级时其特异度为 98.5%。

第一节　居室内尘螨变应原的危害及检测

一、室内尘螨变应原浓度是变态反应性疾病和哮喘的风险性因素

1987 年，在首届室内尘螨变态反应的国际研讨会（The First International Workshop on House-dust Mite Allergy）上，与会专家建立了致病风险因素标准，并对导致变态反应性疾病的尘螨变应原浓度界定有了初步的指导意见。该指导意见参考当时的流行病学研究结果，即在床垫和地毯中沉积的每克灰尘中含有 2 μg 的尘螨变应原第 1 组分，就被视为过敏和出现哮喘的风险因素，每克灰尘含有 10 μg 的 Der 1（即每克灰尘中含有 500 只螨虫）被视为过敏体质者发生急性哮喘的一个主要风险因素。在第二届室内尘螨变态反应的国际研讨会上，这个临界值浓度被视为与哮喘发作有关。将每克灰尘含 2 μg 和 10 μg 的尘螨变应原第 1 组分作为风险暴露因素，将不同灰尘样品划分为 2 μg/g，2～10 μg/g 和 10 μg/g 暴露级别，此设想基于以下理由：

（1）在暴露、敏感性和疾病之间存在剂量–反应阳性关系（可以是线性、对数线性或S形曲线）。

（2）尘螨变应原是变态反应发生和变态反应性疾病的一个主要风险因素。

（3）测定积尘中的变应原浓度能够准确划分环境暴露级别且具有临床意义。

（4）该变应原浓度临界值适用于全球各地。

（5）尘螨种群密度和变应原浓度可视为等值测定。

在一些大规模出生队列研究中，变应原暴露、变态反应和变态反应性疾病之间呈现的是非线性关系或根本没有关系。但是研究者从纵向研究中得到了越来越多的证据，例如，变应原暴露、变态反应和变态反应性疾病之间的关系，涉及微生物、胃肠道和肺脏，以及饮食、生活方式和感染等多种因素，其他一些能激发哮喘的因素，如冷空气、应激等，还包括具有明显保护作用的早期接触宠物史。但在 1987 年很少有人知道这些，部分原因是因为当时没有进行大规模的出生队列研究。

现在，人们已对积尘中的大多数变应原进行了测定，释放到空气中的和吸入的变应原数量只是积尘中的一部分。现在的问题是，积尘中的变应原浓度和吸入的变应原总量之间没有明显的、可预测的关系。在大规模长时间研究中得到的积尘变应原浓度的均值可作为气源性暴露的一个指示物，但这个指示物在短时间的小型试验中并不明显。

根据文献报道，全球三分之二地区 Der 1 浓度的几何均数是 2 μg，而另外三分之一的地区 Der 1 浓度的几何均数是 10 μg。迄今为止，全球大多数地区的调查表明，因 Der 1 暴露导致变态反应和疾病的临界值浓度恰好在床上 Der 1 浓度范围之内。

以 2 μg 和 10 μg 作为临界值浓度的试验中，只有少数文献来自于低变应原地区（如柏林），而大多数文献来自全球前 20 个 Der 1 严重污染的区域。在对 74 名儿童进行的病例对照研究中，发现所有悉尼地区的室内变应原浓度都超过临界值，而且变应原暴露与变态反应、哮喘之间不存在剂量–反应关系。在特应性儿童和非特应性儿童之间，变应原暴露不存在差异。

在变应原低暴露的地区，有人建议设置一个较低的变应原浓度临界值，如南开普敦、斯德哥尔摩和柏林等地，建议将 Der 1 含量 0.5 μg/g 作为致敏作用的临界值浓度。对尘螨过敏的儿童，其床上 Der 1 含量为 10^3 μg/g，有遗传体质而没有被尘螨致敏的儿童，Der 1 含量为 0.034 μg/g，对照组的非特应性儿童，Der 1 含量为 0.044 μg/g。对尘螨过敏的 3 岁儿童，居室内地毯中 Der 1 含量中值为 0.9 μg/g，而不过敏的 3 岁儿童，Der 1 含量中值为 0.2 μg/g。在尘螨变应原浓度低的地区（如澳大利亚中部），儿童会对其他东西过敏，诸如链格孢霉菌或黑麦草之类更为丰富的变应原。在新墨西哥州的洛斯阿拉莫斯发现与之类似的情况，在尘螨变应原浓度低的地区，过敏主要是由高浓度的猫变应原所引起的。

灰尘中 Der p 1 浓度与尘螨种群密度呈明显的正相关，大致如下：每克灰尘中有 2 μg Der 1=每克灰尘中有 100 只尘螨，每克灰尘中有 10 μg Der 1=每克灰尘中有 500 只尘螨。

探讨哮喘患病率与变应原暴露的关系存在局限性，因为患病率是发病率（每单位时间内的新病例数）和病程（在每个个体中疾病持续的时间）的产物，但变应原暴露可能会延长病程。如果持续时间足够长，采用纵向研究可以明确某因素对发病率和病程的作用。有研究显示，变应原暴露是儿童哮喘发生的次要风险因素，也有证据显示成人最近有过尘螨变应原暴露与最近发生过哮喘之间呈正相关。

简而言之，儿童发生变态反应性疾病与尘螨暴露程度有关联，但是不同地区暴露程度不同。尘螨变应原浓度越高的地区，其变态反应性疾的发病率就越高，但是婴儿和儿童哮喘和变态反应性疾病的患病率与尘螨暴露的关联通常并不紧密或不一致。预防哮喘的变应原规避措施对于儿童效果并不理想，但对于尘螨过敏的特应性成人而言，变应原暴露程度与其发生哮喘有关。

二、室内变应原浓度与疾病状态有关

尽管没有充分的证据表明变态反应性疾病的患病率与尘螨变应原暴露有关，但是与普通人群相比，对尘螨过敏的哮喘人群居室内有更多的尘螨或更高浓度的变应原。比较同一地区哮喘患者和健康对照人群室内尘螨种群密度，多数样本的差异无统计学意义，少数样本发现对尘螨过敏的哮喘患者的房间内尘螨较多，极个别样本发现对照组的尘螨明显较多。

三、积尘中的变应原浓度检测及其变化的空间尺度

（一）积尘中变应原浓度检测

采集灰尘的主要方法是擦拭或真空吸尘，重点采样点是床垫和寝具，因为多数人每天在卧室内的时间超过 8 小时，但是卧室内的地毯、起居室的地毯和软式家具也很重要，尤其是对于婴儿，每天接触这些物品的时间与接触寝具的时间相同或更多。擦拭测得的尘螨种群数量明显低于真空吸尘得到的数量，尽管通过擦拭获得的尘螨种类更多。真空吸尘器的动力和气流速度变化很大，会影响获得的尘螨数量和变应原浓度，装有涡轮增压头的真空吸尘器比仅有普通吸嘴的吸尘器能更多地移除室内地毯灰尘，但并非是室内的尘螨。

采样点的表面类型影响采样效率。对地毯进行三次真空采样，检测时发现，一次可以移除 35%的尘螨；如果是光面地板，则可以一次移除 80%的螨虫。与天然材料制成的地毯相比，合成材料制成的地毯上方空气样品中变应原含量要相对少一些，可能是由于静电导致的差异。

采集室内灰尘后，可以用单位重量或单位面积来计量样品。在计量床垫灰尘时，这两种方法之间有统计学上的关联性，转换系数大概是 $y=x-1$，例如，每克灰尘中有 10 μg 变应原=每平方米有 9 μg 的变应原。从二维平面（床垫）和非二维平面（休息室家具或地毯样品混合在一起）采集的灰尘，样品的重量与 Der p 1 含量均显著相关。事实上，单位重量比单位面积更容易标准化，尤其是对非二维平面物表如软式家具等进行采样时更是如此。但是，单位重量应当建立在原始的、灰尘密度无差异化的基础上。地毯上的灰尘是硬实的沙砾，而床垫上灰尘几乎都是低密度的人皮屑。用单位重量进行计量时，对变应原规避试验进行解读比较困难，因为在使用强力真空吸尘器移除变应原时，沉积的变应原已被破坏殆尽，使变应原浓度潜在性地发生了人为的改变。

对室内尘螨变应原浓度进行定量的最常用方法是酶联免疫吸附试验（ELISA）。对尘螨变应原第 1 组分来说，有两种市售 ELISA 试剂盒，一种是丹麦生产的，另一种是美国生产的，这两种方法对相同样品可得到相似的结果。该方法是将变应原第 1 组分特异性单克隆抗体吸附到 ELISA 板的测定孔中，然后加入灰尘样品提取物进行孵育，再加入对变应原第 1 组分特异的、生物素化的单克隆抗体。反应最后加入链霉亲和素偶联的辣根过氧化物酶，依据出现可见的颜色，读取 OD 值来判定结果。

鸟嘌呤检测是对室内灰尘中尘螨变应原浓度进行测定的替代方法。鸟嘌呤是蛛形纲动物主要的分泌物，是尘螨粪便和 Der 1 变应原浓度的标志物。灰尘中的鸟嘌呤浓度与尘螨变应原第 1 组分 Der p 1 的浓度以及尘螨种群密度之间，具有明显的统计学相关性。国外有基于鸟嘌呤检测的商品化试剂盒，因为其操作简单，在室内 2 分钟即可得到结果，能够增加患者对变应原规避措施的依从性。

（二）积尘中尘螨变应原浓度变化的空间尺度

床铺比地毯中含有的变应原浓度高，现在很少有关于室内栖息地变化的报道。将 10 个房间内的地毯分割成为 0.25 平方米的小块，并对每个小块进行取样，变应原浓度范围 Der p 1 为 17～85 μg，除了靠窗户的地方浓度稍低以外，没有明显的分布差异，因此在房间中央、沙发、椅子或某个角落抽样，可以代表整个房间的情况。如果对床铺和地板每隔两周重复采样，其测定范围的精确度可以分别提高 3.1 倍和 3.5 倍。

四、空调隔尘网灰尘中的变应原检测

随着物质生活水平的提高，现在全球居民均有使用空调的习惯。空调隔尘网积累着大量的灰尘、人体脱落的皮屑、真菌孢子等，为居室螨类的孳生创造了适宜的环境。使用空调一段时间后，其隔尘网上会附着许多灰尘颗粒及微生物，包括尘螨、细菌、真菌等。每次开启空调，隔尘网积尘中的尘螨及其变应原（螨的分泌物、排泄物等）就会进入室内空气，从而可能引发尘螨源变态反应性疾病。

从安徽淮南地区的学校、饭店、娱乐场所、医院病房，采集空调隔尘网表面积尘，发现其螨孳生密度（7.68±3.437 只/克）多于居室积尘中螨密度（2 .75 只/克）。深圳地区空调隔尘网积尘样品均含有尘螨变应原 Der f 1 和 Der p 1 的基因片段，但北京地区仅有 40 % 的样品共同含有尘螨变应原 Der f 1 和 Der p 1，这可能因为北京气候干燥且一般使用冷暖空调，使得空调隔尘网的温度和湿度均不太适合尘螨的生长和繁殖。采用双抗体夹心 ELISA 法发现安徽芜湖地区健康人群居室空调隔尘网积尘中的变应原 Der f 1、Der p 1 浓度高于哮喘患者组，问卷调查显示，患者家庭曾接受过临床医生指导，并且有经常打扫室内卫生、开窗通风、清洗床上用品等良好的生活习惯。

五、室内气源性变应原和个人暴露的监测

尘螨变应原在积尘中的浓度和在空气中的浓度之间很少或没有相关性，但是了解积尘

变应原与转化为气源性变应原及其被吸入的量之间的关系，对于理解个体暴露、敏感性与表现出症状之间的关系至关重要。但是这种研究涉及许多因素，包括带有变应原的颗粒大小和形状、变应原的类型、沉积的灰尘受到扰动的量、沉积变应原的来源性质、暴露持续的时间和人与变应原接近的程度。带有变应原的颗粒可因为人走动时发生扰动而悬浮起来，显示出机械扰动和气动效应之间的相互作用。

携带气源性尘螨变应原第 1 组分和第 2 组分的颗粒，其直径为 5 μm，可能是片状、丝状和球状的螨粪便。颗粒大小可影响其携带的变应原在空气中悬浮的时间。积尘中的变应原种类很多，而受到扰动悬浮起来的只是其中的一小部分，只有少部分气源性组分被人体吸入。气源性变应原浓度变化差异很大，在没有扰动的情况下，空气中的变应原通常检测不到。扫地、真空除尘、铺床、从铺有地毯的地板上穿过，或者是简单地在床上走来走去等活动均可使沉积的灰尘受到扰动，空气中的变应原浓度可增加 100 倍。睡在床上的人周围，每立方米空气平均有约 220 pg 的 Der 1 变应原，床铺是其气源性变应原的主要来源；但是卧室内每立方米空气平均有约 20 pg 的 Der 1 变应原，提示夜晚平均暴露量约为 0.6 ng。防螨床罩可以将卧室空气中变应原浓度减少到 10 pg 每立方米。

测定气传变应原时，可将一个培养皿打开作为接收盘，静置一个星期。当然还有许多其他成熟的采样方法，包括静电采样器或有体积刻度标志的空气采样器。但是，在积尘没有受到扰动的情况下，很少有气源性颗粒被检测到。比较积尘采样的不同方法，有体积刻度标志的空气采样法和固定灰尘法，二者呈正相关。

通过鼻内采样器可以简单而准确地测量个体的暴露水平，采样器由可以舒服地插入鼻内的一对塑料套管组成。每个采样器附有一个黏性滤膜，颗粒可以黏附在上面。插入这个装置，在正常呼吸时可通过滤膜收集颗粒 10～30 分钟。滤膜取下来后通过免疫方法进行检测，如改良的蛋白质印迹法和免疫染色系统。含有变应原的颗粒呈现盐一样的光晕，肉眼可见，并可在显微镜下计数。没有光晕的颗粒也可以计数。带有尘螨变应原的颗粒只是整个颗粒中的一小部分。采样器几乎可以采集到所有气动直径大于 10 μm 的颗粒（约 50% 颗粒的直径约 5 μm）。免疫染色法的重复性很高，其敏感性可检测到带有约 1 pg 变应原的单个颗粒。如使用多重敏感的、变态反应性患者的血清来进行免疫染色试验（代替单抗），可检测出所有导致患者过敏的、带有不同变应原的颗粒。

为评估个体对尘螨变应原的暴露情况，对 12 个处于自然状态下的志愿者（在室内床上，每晚 3 次采样，共计 6 个晚上）进行鼻内采样，结果发现带有 Der 1 和 Der 2 变应原的颗粒数量中值与床上沉积的变应原浓度之间有明显的相关性。每人在 30 分钟内吸入的带有变应原的颗粒数量中值是 3（范围为 0～79），根据每颗粪便中含有 0.1 ng Der p 1 变应原这一数据，就可以直接计算出在 8 小时的睡眠时间内，晚间尘螨变应原的暴露量为 5 ng Der p 1。

第二节　房屋间变应原浓度的变化

积尘变应原浓度高低与某些因素密切相关，包括房屋的使用年限、居住者的社会经济状态、家务管理、拥挤度和房屋高出地面的高度等，这些都与变应原浓度有关。有关尘螨变应原浓度的数据大多来自较大规模的流行病学研究，并具有很高的统计学效果，这些试验采用多元统计方法，同时考量了多种因素。其中许多试验探讨了不同房屋之间尘螨变应原浓度的差异。

虽然与房间有关的风险因素有时被视为决定性因素，但是很少有证据表明这些因素能够导致变应原浓度直接升高。与房屋有关的风险因素对尘螨种群密度大小有直接影响，如墙上或天花板上出现一个可见的霉菌，是房间内湿度升高的一个标志，这会有利于尘螨种群增长。与房屋有关的风险因素有：①包括建筑和设计情况在内的房屋特征；②人类的社会行为和经济状态；③当时的外环境。对这些风险因素进行归类，有助于探讨不同房间积尘中变应原浓度的差异。

一、房屋特征

1. 房屋类型　公寓或平房常比独立式或半独立式住宅中的 Der 1 变应原浓度更低，但是这种作用的影响程度相对较小且并不一致。这种因素可能与房屋、建筑的使用年限共同起作用，并且它们的海拔都高于地面，因为公寓通常都是新建和（或）较高的，并由砖或混凝土构成，而不是木材。

2. 房屋使用年限和维修情况　陈旧的房屋具有较高的 Der 1 浓度，且对床铺比地板的影响更大，也更常见。用于皮肤点刺试验的尘螨粗提浸液中，尘螨变应原浓度变化很大。潮湿房屋中的灰尘更具致敏性，老房屋常比新房屋更潮湿，维修状况更差。在居住年限超过 25 年的底层或一楼的老房屋里，由于建筑情况很糟有水进入而显得很潮湿，因此存在更高浓度的尘螨变应原。丹麦和瑞典市区房屋的潮湿可能与冷凝有关，是有效隔离和通风很差的结果。

3. 房屋的修建、基础和地板　建筑特点是房屋类型和房屋使用年限的共同影响因素，调整建筑类型（砖覆盖）和基础类型以后，与老房屋有关的较高变应原浓度的影响就不再显著。有混凝土地板的房间，较之在地板下留有狭小缝隙的房间，有较低的变应原浓度。钢筋混凝土楼板的房间具有较低的 Der 1 浓度，但是只有 22%的老旧房屋是混凝土地基。地基的类型，还有其他的建筑因素（砖、木材），有可能与房屋年限一起共同变化，这主要看当地的建筑风格和建筑条例规定。

4. 温度和湿度　室内湿度高是导致尘螨种群密度增加的最重要风险因素之一，很久以前人们就意识到潮湿与哮喘之间存在联系。窗户装有双层玻璃的房间没有冷凝现象，产生的水蒸气也较少（每立方小于 3g），室内的湿度也较低，因此室内变应原浓度也较低。床铺尘螨变应原浓度与卧室的平均相对湿度（48%～67%）之间呈正相关。多元回归分析发现，温度与尘螨变应原 Der p 1 之间存在轻微的负相关，但是世界各地的季节和气候不同，温度是变化的。

5. 加热与通风　通风系统可将室内的湿度降低，从而影响室内尘螨种群密度和变应原浓度。如果在室内放一个壁炉，居室内的变应原浓度可降低 3.6 倍。通常情况下房屋并不使用壁炉，因为大多数房屋都是集中供暖，所以壁炉代表的是通风因素而非加热因素。集中供暖的房间很少通风，因为在供暖时，人们倾向于将窗户关闭。如果房间内有燃气灶，休息室内的 Der p 1 浓度会较高。

6. 隔离特性 未将地板隔离是导致室内地板 Der p 1 浓度升高的最重要因素之一，因为隔离可对室外湿气进入室内形成缓冲。没有铺地毯或铺小毯且地板下没有隔离的房屋，其室内的 Der 1 浓度升高 3 倍。

7. 床和床上用品

（1）床的类型：不同类型床垫之间的变应原浓度差异没有显著性，有报道称弹簧床垫比泡沫床垫尘变应原浓度高出将近 1 倍，有学者发现泡沫床垫比弹簧床垫变应原浓度高出 1 倍，还有报道两者无差别。

（2）床的使用时间：旧床垫的变应原浓度普遍要高于新床垫，随着床垫使用时间的增加，灰尘会更多，人皮屑会更多，尘螨种群密度也随之增加。许多试验中所谓的“新”是指使用时间不满 1 年，但在仅仅使用了 4 个月的新床垫中，Der p 1 浓度也会明显积累。随着使用时间的增加，这种积累效应呈指数增加。床的使用年限是预测其中是否有高浓度 Der p 1 的最好指标。

（3）床上用品类型：使用羊毛或合成的毛毯，而不是棉织品，与产生高浓度的变应原有关，这也可能与清洁的频次有关系。棉质毯可以用家用洗衣机进行清洗，而羊毛毯只能采用干洗。包括垫毯在内的羊毛制品与变应原浓度呈强的正相关，推测羊毛可能具有某些特质，能为尘螨种群的生长创造一个有利的微环境。

8. 地毯 铺地毯比没有铺地毯的地板变应原浓度高出将近 4 倍，羊毛地毯比合成材料的地毯具有更高浓度的变应原（1.9 倍）。使用年限在 1 年以上的地毯比使用年限在 1 年以下的地毯，变应原浓度平均高出 6 倍。

二、人的行为及其社会经济因素

1. 居住者的数量 房间内居住者越多，其地板上的 Der 1 浓度就越高（平均 1.9 倍）。居住密度越高，用水就越多，诸如淋浴、洗澡、烹调和洗衣服这些活动所产生的水蒸气可导致产生较高浓度的变应原。

2. 社会经济变量 在波士顿贫民区发现，室内 Der 1 浓度较低（基于变应原暴露的频次数，而非几何均数）和蟑螂变应原浓度较高有关，调整房间特点和种族因素后发现，Der 1 浓度与家庭收入没有明显关系。但是穷人多数居住在公寓，与花园洋房相比，近半数有变应原高暴露。越旧的床垫产生越高浓度的变应原，而高收入人群更换床铺和家具的频率可能会更高。在英国，年收入为 10 000 英镑的人，与年收入高于 30 000 英镑的人比较，其 Der p 1 变应原浓度要高出 3.1 倍，但是在多元变量分析中，收入并不是一个有效的独立变量。

3. 吸烟 吸烟和室内变应原 Der p 1 浓度在统计学上呈明显的“剂量–反应”负相关：房间内无人吸烟，Der p 1 变应原浓度为 5.0 μg/g；房间内有 1 个人吸烟，变应原浓度为 1.9 μg/g；房间内有 2 个人吸烟，变应原浓度为 1.5 μg/g。一种假说认为烟酸可以使 Der p 1 变性，或是因为烟的毒性作用杀死了尘螨，并推测尼古丁可能是一种杀虫剂和杀螨剂。另一种认为带有变应原的颗粒会黏附在香烟烟雾中有黏性的焦油凝固物上，然后沉积到地毯上。还有证据表明，不吸烟人群的地板上而不是床铺上，Der p 1 浓度明显较高。

4. 室内除尘 室内除尘的频率与地板上尘螨变应原浓度有关。真空吸尘器的使用年限和类型是室内 Der 1 浓度的预测器，试验的房间使用的是一台老旧的、有渗漏的、带有软布袋（“垂直式”）的真空吸尘器，其地板上变应原的浓度要高于使用现代气缸式真空吸尘器的房间。

三、环境因素

1. 与水道接近程度 房屋接近于水道的地方，其灰尘过敏和变应性哮喘的发病率越高，但是在距离湖泊或河流 500 米的地方，Der 1 的浓度未见升高。

2. 土壤类型 与建立在煤泥灰或混合土壤上的房屋相比，建立在沙地上的房屋内屋尘提取物皮肤点刺试验反应程度更强烈，这可能与土壤的保水能力有关。

3. 房屋在地面上的高度 与二楼的房间相比，一楼房间中尘螨变应原第 1 组分浓度高出 3 倍或更高，可能的原因是随着楼层的升高，空气中的水蒸气减少，通风和湍流的增加，空气更加干燥。一楼的空气相对湿度为 75%，在高于地面 5 米时，可降低至 60%。通过地表面热交换的日变动可改变湿度梯度。

四、其他因素

与房屋间尘螨变应原浓度变化有关的因素可以分为三类。第一类是与定殖过程和尘螨种群建立有关的因素，包括栖息地的可利用率和栖息地的复杂性；第二类是与变应原滞留和移除有关的因素；第三类是与室内微气候有关的直接或间接因素，即尘螨种群在室内建立后，影响其种群密度生长速率的因素，如床垫和地毯的使用年限、除尘等。这些因素之间存在相互作用和交叉。

很少有文献对变应原第 1 组分浓度风险因素调整后的联合作用进行评估，如使用没有加热的砖建造公寓或地下室，使用年限不足 10 年，使用混凝土地板，铺有地毯而没有小地毯，内置弹簧的床垫使用年限不足 2 年，寝具不包括毯子、羽绒被及羽绒枕，使用了合成材料的枕头，这样的房间内 Der p 1 浓度为 3.2 μg/g（床铺和地板的均值为 12.1 μg/g）。当仅仅考虑寝具因素时，床铺的均值为 8.6 μg/g，而寝具的均值为 14.3 μg/g。房间具有最低风险因素的标准是：不拥挤且通风良好的新公寓、高于地面、房间内有硬质地板、新的床垫但没有毛毯。

风险因素是变应原浓度或尘螨种群密度的标志物或预测指标。如果直接因素比较容易和准确地被测定时，就无须考量这些指标。例如，直接测量室内相对湿度很困难，但是温度是尘螨种群生长的直接影响因素，而且温度与湿度之间有协同依赖效应。因为存在季节性和日间波动，以及时空变化，湿度测定相对困难。潮湿和霉菌是室内高湿度的指标，而没有冷凝现象则证明室内湿度较低。

城市热岛（urban heat island，UHI）效应就是指在城市中的大量空气明显比周围农村地区的空气热且干燥，最大的温度变化出现在夏天的晚上（针对空气而言）。城市热岛效应部分是由于人类活动释放的热量所导致，但主要还是由于建筑物的表面、路面和房顶，在白天被加热，在晚上又释放出热量。有些材料如砖、水泥和沥青，与空气、水和植被相比，能更有效地吸收和辐射热量。城市地区蒸发量少，热量损耗少，这是由扰动低和建筑物的遮蔽效应所导致的。高楼林立的地区、中央商务区、高密度的市内住宅区、公园和园林、商业区、中等密度的市郊住宅区、低密度的郊外和农村偏远地区，这些地区之间温度和湿度都会有很大的差异。通常，城市越大，热岛效应越强。城市气候的主要影响因素包括离海岸的距离、海边微风气流和被山环抱。关于城市气候因素对尘螨、尘螨变应原浓度的影响，仍需进一步的研究。

第三节　尘螨丰度和变应原浓度的区域性和全球性变化

对同一房间的尘螨变应原浓度进行重复测定，时间从几周到几年不等，结果显示其有一定程度的均一性。对 1000 所房屋进行为期 7 年的试验发现，尘螨变应原浓度波动明显一致。尽管对于尘螨种群密度没有过类似的文献报道，但是利用建立在稳定年限理论上的种群增长，可预见到种群密度倾向于稳定，并在一个特定浓度范围波动，受限于它们所暴露的温度和湿度的范围。在区域的层面上讲，小气候、海拔和所在的大陆都是尘螨种群密度的主要影响因素。因此，具有相同气候和地理特征的地点，变应原浓度和尘螨种群密度可能存在共性。

为测定室内尘螨种群和变应原浓度在区域和全球层面上的变化，以往文献记录了粉尘螨、屋尘螨、梅氏嗜霉螨和热带无爪螨的丰度、发生频次、优势百分率，其中也包括床铺和地板灰尘中尘螨变应原第 1 组分的浓度。但是关于其他螨种的文献报道较少，尤其是害嗜鳞螨、家食甜螨、粗脚粉螨和腐食酪螨。许多螨种的丰度、发生频次或优势率记录的次数少，这并不说明它们不重要，而是因为文献总是将这些螨种与它们所在的食甜螨总科、粉螨总科的螨种合并在一起记录。

一、尘螨种群密度

热带和亚热带地区年平均降雨量最高，温度波动最小，沿海地区（包括像里海一样的内海）受海洋气候影响的岛屿和年降雨量高的地方，如新西兰和日本，尘螨种群密度就高。相反，因为北边冷洋流系统的影响，智利、秘鲁、南非西海岸的年降雨量很少，尘螨密度就相应较低。高于北纬 55°的北欧和内陆地区，每克灰尘中尘螨数量在 100 只以下。

以床铺尘样为受检对象，67%的样品每克灰尘中尘螨数量多于 100 只，35%的样品每克灰尘中尘螨数量多于 500 只。而每克地板尘样中，31%和 15%的样品中尘螨数量分别大于 100 只和 500 只。床铺的丰度中值是每克灰尘中有 243 只螨虫[四分位数间距（IQR）为 62～835]，对于地板则是每克灰尘中有 14 只螨虫（IQR 为 2～54）。在全球范围内看，屋尘螨是床铺和地板上分布最广、发生最频繁的优势种，这种优势可通过屋尘螨个体在所有螨虫中的占比得到证实。床铺尘样中尘螨密度普遍高于地板。记录到屋尘螨平均种群密度最高的地方是加拉加斯，每克灰尘中近 13 000 只尘螨。丰度和发生频次居第二位的是粉尘螨，但是比热带无爪螨和梅氏嗜霉螨种群密度高得不多。粉尘螨出现在地板上的频次（而非丰度）更高，它极有可能是地板上的优势种，而非床铺上的优势种。热带无爪螨和粉尘螨几乎有相同的频次和丰度，对床铺和地板无明显的偏好。在热带地区东南亚（马来西亚、新加坡）和拉丁美洲，热带无爪螨既可以单独成为优势种，也可以与屋尘螨共同成为优势种，是有文献记录的地板上种群密度最高的尘螨种：在新加坡，每克灰尘中有 8250 只。较之于地板，梅氏嗜霉螨在床铺中的丰度较高，发生频率也稍多一些。热带无爪螨最高的密度纪录（每克灰尘 1000 只）来自于热带（内罗毕、肯尼亚、瓜亚基尔、厄瓜多尔和加拉加斯、委内瑞拉），发生频次最高（50%）的位置靠近海边，这些地方的气候温暖而潮湿或适度潮湿。

尘螨种群密度与地球纬度之间呈指数式的负相关。在热带和亚热带地区，尘螨数量倾向于最高。赤道两侧 30°的地区，较之于北纬 50°的地区，尘螨种群密度要高出 2～11 倍。从赤道开始，纬度每升高 10°，床铺中尘螨种群的平均密度就下降 1.6 倍，地板中尘螨种群密度则下降 1.5 倍。这种关系的显著性不在于热带区域的较高降水，而在于日间的和季节性的温度变化幅度较低，尤其是在热带的海滨地带。分析《泰晤士报》刊登的世界主要城市气候图就可以发现，新加坡、加拉加斯或曼谷的月平均气温很少有变化，但是在温带地区或亚热带的岛屿，气温至少有 3～4 倍的变化，但是北纬 40°～50°地区的年气温变化在 30～40°C。在赤道带上季节性气温较为一致的区域，其日长也较为一致，而且白天和晚上基本没有温差，但在北纬 50°，冬至的日长只有夏至的一半，而且室温正午和子夜时分的温度相差 10°。

基于纬度只能归纳少部分尘螨种群密度变化规律，其他的变化则应考虑采样点是否在海边或在岛屿上。与岛屿比较，海边房屋床铺上尘螨数量均数要高出 5 倍，地板上的尘螨数量要高出 8 倍。虽然没有精确计算房屋到海边的距离，但是其分布模式提示一种趋势，即越是大陆性区域，尘螨种群数量越少。在全球范围来看，尘螨种群数量与所在位置的海拔高度或年降雨量之间没有相关性。

尘螨的分布和丰度依赖于微气候，其种群密度影响变应原浓度，并在一定程度上影响疾病的发病率和严重程度。室内的微气候受到室外气候的影响，至少在一年中的某些时候是这样，甚至在那些封闭很好的房间亦是如此。从区域性和全球范围来看，室内的微气候对于尘螨种群密度的影响要超过室外的气候。微气候影响尘螨密度的一些主要证据如下。

（1）中高纬度地区，尘螨密度较低，但在高纬度的热带地区，尘螨密度较高（加拉加斯、波哥大、内罗毕），主要是由于充沛的降水与室外的高湿环境（加拉加斯月平均相对湿度大于 81%）。

（2）欧洲和北美部分较干燥的地区，粉尘螨在数量上占绝对优势；而在更潮湿的地区其优势种则是屋尘螨。

（3）尘螨种群密度最高的纪录来自海岸城市，那里有较高的降雨量，室外温度较为合适或较热（如墨尔本、悉尼、东京），但是干燥气候的地区尘螨密度较低，如内陆地区或高纬度地区（如赫尔辛基、瓦加瓦加、卡托维兹、丹佛）。

（4）室外湿度的季节性波动，导致了尘螨种群密度和变应原浓度随之波动。

（5）在一年中有部分时间室外气候不利于尘螨生长的地区，例如寒冷或干燥的地区，如斯堪的纳维亚，其室内尘螨的发生频率都低于 100%（哥本哈根 60%，伊洛曼奇 32.4%，奥斯陆 23.5%，雷克雅未克 10%）。

（6）一年中大部分时间室外气候都有利于尘螨生长的房间，例如比较温暖和潮湿的地区，如澳大利亚和新西兰的海边，几乎所有房间都有尘螨。

迄今为止，我国至少已对 18 个省（自治区）、3 个直辖市、53 个市县开展了人居环境的尘螨调查，包括北部黑龙江省、吉林省、辽宁省、内蒙古自治区、北京市、河北省、山西省；中东部山东省、江苏省、安徽省、上海市、湖北省、湖南省、江西省、四川省、重庆市；南部福建省、广东省、广西壮族自治区、云南省、海南省。我国人居环境较高纬度的地区（北部）尘螨孳生率明显低于较低纬度的地区（南部及中东部），尘螨种群数量亦体现类似趋势，北部城市优势螨种以屋尘螨、粉尘螨为主；中东部多数城市屋尘螨及粉尘螨仍占有较大的比例；南部城市优势螨种呈现多样化趋势，除广州、深圳、西双版纳的屋尘螨、粉尘螨仍为优势螨种外，热带无爪螨在南部其他城市螨种分布占据优势，并且热带无爪螨也出现在中东部的一些地区如南昌、上海等地的螨种调查中。

二、变应原浓度

尘螨种群密度和变应原浓度之间存在很强的相关性，具有相同气候或地理特征的地区，其尘螨种群和变应原浓度是相对稳定的。2～10 μg/g 的尘螨变应原第 1 组分 Der 1 浓度分别相当于每克灰尘中有 100～500 只尘螨。尚没有足够的数据比较地板上的尘螨数量和变应原浓度。

世界上 66%的床铺上 Der 1 浓度的几何均数高于 2 μg/g，而 35%的床铺上 Der 1 浓度的几何均数高于 10 μg/g。 49%的地板上 Der 1 浓度的几何均数高于 2 μg/g，19%的地板上 Der 1 浓度的几何均数高于 10 μg/g。床铺上 Der 1 的浓度中值为 4.4 μg/g，地板上 Der 1 的浓度中值为 1.9 μg/g（IQR 0.7～7.6）。

正如丰度分布一样，可以依据尘螨变应原浓度临界值（2 μg/g 和 10 μg/g）对世界各地的变应原浓度分布进行分类。热带、亚热带和海岸属于尘螨变应原高浓度区（10 μg），内陆地区和北纬 55°以上属于低浓度区（2 μg）。将西班牙北部的高变应原地区（10 μg/g）进行聚类，以此代表一些 Der 1 浓度最高的欧洲国家。在里奥哈的低海拔地区也发现有较高的变应原浓度，较之于海岸地区，这里的气候并不适合尘螨生长繁殖，推测与其农村室内变应原浓度较高有关。沙特的低变应原地区（Der 1 的发生频率只有 2%～23%）与阿拉伯半岛的干燥沙漠气候有关。许多变应原浓度（Der 1 的发生频率为 70%）高的地区都是最南部的城镇，如艾布哈距离海岸只有 70 公里，海拔高度近 2300 米，这里的温度较低，湿度明显高于海边。

与岛屿相比，靠海地区 Der 1 浓度均值较高（床铺高出 2.4 倍，地板高出 4 倍），此与尘螨种群密度情况类似。所在位置的海拔和年平均降雨量与变应原浓度无关。距离赤道越远，变应原浓度降低越明显，并与月平均最低温度有较强的相关性。变应原浓度与温度之间的相关性要比尘螨种群密度与温度的相关性强得多。因为产生 Der 1 变应原是尘螨种群、饲养频次与消化生理的功能之一，在较冷气候条件下，尘螨的种群较小，产生粪便颗粒的速率也比在温暖气候条件下要小。

三、变应原变异与暴露的地区性和全球性模式

在欧洲内陆大多数地区、俄罗斯、中东地区、亚洲、北美和拉丁美洲，粉尘螨和屋尘螨总是同时被检出。在英国、挪威、葡萄牙、西班牙西北部、北非、加勒比海地区、澳大利亚和新西兰，两种螨同时检出的情况很少见。在西欧和大西洋沿岸（那里也可能出现梅氏嗜霉螨），粉尘螨 Der p 1 发生的频率更高，但在地中海沿岸、欧洲中部和东北部、斯堪的纳维亚东部，屋尘螨 Der f 1 是更常出现的变应原。两种变应原浓度鲜有相似的分布模式和频次（Der f 1 和 Der p 1 两种变应原的发生频次与浓度高度相关），Der p 1 变应原在欧洲西部和南部占优势地位，那里的总 Der 1 浓度很高（大于 10 μg/g），Der p 1 几乎是最常见的优势变应原。与粉尘螨相比较，屋尘螨呈全球分布模式（巴西南部除外），可能与其在适宜状况下具有更快的种群生长速度有关。在拉丁美洲和美洲大陆，西部地区的优势变应原倾向于是 Der p 1，东部地区则是 Der f 1。

在斯堪的纳维亚半岛，粉尘螨、屋尘螨和微角尘螨常常共同孳生。在比利时、奥地利和美国，微角尘螨 Der m 1 与 Der p 1、Der f 1 一起被发现，由于与粉尘螨形态相似、易混淆，微角尘螨的丰度、发生频率和地理范围以往都被低估了。该发现具有重要的临床价值，因为某些患有过敏性哮喘的患者血液中含有微角尘螨特异性抗体反应，微角尘螨是继屋尘螨之后第二个最常见的尘螨属螨种。在奥斯陆的 540 个房间中，24%的房间里屋尘螨占优势，9%的房间里微角尘螨占优势。

在古巴，屋尘螨和丝泊尘螨一起被发现，那里将近 80%的房间中发现有丝泊尘螨孳生，占尘螨种群的近 40%。热带无爪螨较常见，但是粉尘螨很少见或没有。同样在古巴，近 80%的哮喘患者有针对 Der s 1 变应原特异性 IgE 抗体，或是针对其他能导致尘螨过敏的螨种的抗体。丝泊尘螨不仅在古巴，在加勒比海地区也很常见。这种螨已经在金斯敦、牙买加房间的灰尘样品中被发现，但在波多黎各和马提尼克的床垫尘样中很少出现，尽管数量很大。这种螨也可能出现在美国南部和中部大陆，但是因为形态相似，很有可能被误认为是粉尘螨。在北京，在过敏性疾病患者家庭的室内灰尘样品中发现了丝泊尘螨与粉尘螨共同孳生。

在热带和亚热带地区，热带无爪螨和屋尘螨一起被发现，如拉丁美洲沿岸、墨西哥海湾和加勒比海地区、西非、东南亚及澳大利亚北部。在这两种尘螨都出现的地方，协同发生的比例很高（80%的样品都有这种情况）。热带无爪螨常见于靠近赤道的地方，数量很大，作为优势种存在，所以是热带地区变应原的主要来源，通过抑制免疫检测所证实的 Blo t 总变应原浓度很高，通过 ELISA 测得的 Blo t 5 变应原浓度也很高。在热带无爪螨和屋尘螨过敏性哮喘的患者中，过敏的发生率很高。在热带无爪螨和屋尘螨出现的地区，粉尘螨和梅氏嗜霉螨也可以共同孳生，但是没有足够的数据来区分单个房间中，两种尘螨共同孳生时各自所占的比例。

在英国、澳大利亚、新西兰、西班牙和阿尔及利亚的海岸地区，屋尘螨和梅氏嗜霉螨是共同孳生的尘螨，但是粉尘螨很少见。较之于其他室内尘螨和一些在数量上不占优势的螨种，梅氏嗜霉螨种群生长速度较慢，在总的螨种中的占比经常低于25%。

在北欧某些农村地区，屋尘螨和害嗜鳞螨常孳生在一起。害嗜鳞螨变应原暴露是职业性的，与农业活动和干草、稻草及谷仓中的尘螨有关。此外，害嗜鳞螨与城市房间内的IgE过敏有关。对冰岛雷克雅未克540名城市居民进行随机抽样，对于害嗜鳞螨，25%的居民皮肤点刺试验呈阳性，6%的居民有IgE介导的过敏反应。在冰岛较短的、密集的、多雨的干草收获季节，超过一半的尘螨种群可以污染干草或在干草灰中暴露。害嗜鳞螨可能是变应原来源的另一重要螨种。

目前，关于尘螨变应原浓度的地区性和全球性变化的知识，仅仅是建立在尘螨变应原第1组分数据之上，少数文献报道了第2组分变应原浓度。

第四节　变应原浓度变化的流行病学应用

与尘螨种群很高的地区比较，斯堪的纳维亚半岛的尘螨种群密度很低，只有较少的房间中能够检测到尘螨和变应原，该地区变态反应性疾病的发生与处于变应原浓度临界值的房间数量情况相似。事实上，对于降低尘螨种群数量是否可以很好地降低致敏率和变态反应疾病临床症状的出现仍然有争议。在挪威北部对424名儿童进行了一项调查，发现20名儿童对尘螨过敏（4.7%，当时哮喘发病率为2.6%），其中10名儿童居住的房间可检测到尘螨（平均每克灰尘约有190只尘螨），但是19名随机选择的正常儿童，其房间内检测不到尘螨。在澳大利亚悉尼，80名儿童中，有41%对尘螨过敏（当时的哮喘发生率为15%）；但是，与过敏儿童房间内Der p 1浓度（41 μg/g）相比，那些对尘螨不过敏的儿童房间内，Der p 1浓度还要稍高一些（64 μg/g）。在尘螨种群数量偏低的地区，变态反应性疾病患者接触的变应原可能具有季节性变化，也可能多年没有临床症状和支气管过敏的现象，说明变应原暴露和过敏、哮喘之间的剂量–反应关系依赖于当地变应原浓度有足够的变化，可以是季节性的，也可以是房屋之间的。有些地区，多数房屋没有或很少有尘螨孳生，而很少的房屋有大量的尘螨，这种情况下，暴露的变化可能就大；但是，有些地区，大部分房屋孳生有大量尘螨，暴露的变化就很小。所以，在尘螨种群数量较低的地区，疾病严重程度的变化范围可能更高，有可能发现存在剂量–反应的关系。在尘螨种群数量较高的地区，多数哮喘患者的症状很严重，疾病严重程度的变化范围可能更低。在未导致出现过敏和疾病风险的暴露增加值之外，有一个较高的暴露临界值。

床铺和地板上的Der 1浓度与室内居民尘螨变应原特异性IgE阳性率及哮喘患者中尘螨阳性人数呈正相关。Der 1浓度均值为10 μg/g时，尘螨特异性IgE阳性率为28%，几乎是浓度均值为0.1 μg/g时的2倍，尘螨过敏导致哮喘的比例为35%，超过0.1 μg/g浓度的4倍多。由28个医疗中心参加的国际儿童哮喘与变态反应研究，在皮肤点刺试验阳性和尘螨变应原特异性IgE阳性反应检测的基础上，揭示出尘螨变应原暴露、变态反应发生、尘螨引起过敏性哮喘的发生率之间呈对数线性关系。

第五节 尘螨变应原暴露的变化

自 20 世纪 70 年代以来，室内尘螨种群密度和变应原浓度一直在增长。在 1983～1997 年间，莫斯科公寓中的尘螨发生频率在增加，但是平均丰度在降低。1969～1984 年间，在匈牙利，粉尘螨的发生频率和丰度明显增加。长时间重复测定的结果表明变应原浓度增长的时间不超过 6～8 年。

事实上，目前的尘螨暴露模式与一百年以前或更久时间以前的模式不尽相同。在提高食物储存水平和卫生状况之前，人们每天都在经历风险，即他们每天摄入的部分脂肪和蛋白质，是来自于他们储藏食物中的昆虫和螨虫。在 19 世纪，城市中的气源性颗粒主要来自大量马粪，还有其中的细菌性内毒素。直到 20 世纪 50 年代，在西方国家首先实现了食物标准和包装之前，食物被昆虫和螨虫污染的事件屡见不鲜。目前，许多谷物、豆类、干鱼和干肉还是被螨类污染，储藏物昆虫、螨类及其幼虫仍被一定数量的人群吞食，但是口服变应原会导致免疫耐受，人们无意中吞食到变应原，会使他们自然脱敏，也可能会使他们不易患哮喘。

在过去的 50 年间，房屋设计和构造发生了很大的变化。由于 20 世纪 70 年代石油危机的冲击，需要节省燃油，人们开始了节能屋的修建，在北半球的温带发达国家更为普遍，这种房屋隔热、具双层玻璃、集中供暖、很少通风。许多房间装有地毯，但是在 20 世纪 60 年代以前，油毡、擦亮的地板和小地毯才是标配。室内陈设的变化导致室内更加暖和、更加潮湿，这种微气候更有利于尘螨种群数量的增长及尘螨变应原暴露的增加，这也是现在哮喘发病率增加的可能原因之一。与 50 年前相比，如今人们在室内滞留的平均时间更长，人们的行为因素如室内环境卫生很差、被动吸烟、缺乏锻炼和肥胖等可导致哮喘的发生增加。人们将更多的时间花在电视和电脑前面，在室外锻炼和从事体力劳动的时间更少；人们食用更多的含有饱和脂肪的加工食物，食用更少的含抗氧化剂的新鲜水果和蔬菜；接触土壤和暴露于有益细菌的机会也更少。这些生活方式的改变部分与变态反应性疾病的发生有关。哮喘和变态反应性疾病发生率的增加与更高的人均国民生产总值有关，也与摄入的谷物、干果、蔬菜和植物性淀粉减少有关。在城市社区，收入低的人才吃得更差，锻炼更少，其发病率和死亡率也最高。因此，所谓的“现代化”或“西方式”的生活方式常被认为是哮喘发病率增加的一个因素，与发展中国家日益增长的城市化、城市人口和食物转换有关，也与发达国家较高的社会阶层和收入有关。在西方国家，哮喘发病率较高，但是哮喘死亡给发展中国家带来的负担更大，因为世界上大部分人口都在这些国家。

地球温度正在升高，人为排放温室气体导致气候改变。许多研究致力于预测全球性的气候变化所导致的生物学效应，主要集中于生态系统的多样性、作物害虫、携带人类与家畜疾病病原的媒介生物。但是，地球变暖并不等于较高的尘螨种群密度。所以，现在预言尘螨种群有何变化还为时尚早，尽管哮喘发病率增加与气候变化有关。

尘螨丰度与所在地区的日蒸发量评估值、温度、降雨量和海拔高度等正相关。在大多数气候变化模式中，预测蒸发量变化比预报温度变化的确定性更差，已显示全球平均降雨量随时间而增加，因为地球变暖导致水气循环增强，纬度越高，降水增加越多，热带增加降水最少，亚热带增加很少一点或没有变化。预测在 2080 年，某些地区会随着夏季降雨的减少，出现明显的干燥性气候，包括欧洲的大部分地区，尽管特定区域（如地中海中部和东部、西班牙中部、欧洲大陆的中部和东部、斯堪的纳维亚半岛的南部）经预测会经历夏季干燥，但是强降雨的次数会更多。

第三篇

尘螨源变态反应性疾病

第十二章　尘螨源变态反应性疾病流行概况

与尘螨有关的变态反应性疾病主要包括支气管哮喘、湿疹和变应性鼻炎等。欧洲共同体呼吸健康调查委员会（European Community Respiratory Health Survey，ECRHS）和儿童哮喘与变态反应性疾病国际研究指导委员会（International Study of Asthma and Allergies in Childhood，ISAAC）曾对患有变态反应性疾病的成人和儿童进行了大规模、长时间和跨国性的研究。这些研究表明，变态反应性疾病与地区经济水平相关，如西欧及其他英语国家，经济水平相对高，该地区变态反应性疾病发生率相对较高。此外，变态反应性疾病与气候、饮食结构及尘螨变应原暴露等密切相关。

尘螨与变态反应性疾病的关系复杂。传统观点认为，外界变应原体内致敏后产生特异性的 IgE，此后再次接触相同变应原，可诱发 IgE 介导的变态反应。但目前的研究提示引起哮喘、湿疹和鼻炎等变态反应性疾病的原因也可能是变应原以外的其他与变应性无关的致病源，这体现在产生抗变应原的 IgE 抗体的遗传体质与疾病的发生存在不确定性。基于以上理论，本书所讲的变态反应性疾病是指机体能产生变应原特异的 IgE 抗体和（或）对尘螨和其他常见的气源性变应原皮肤试验呈阳性的疾病。而特异反应性定义为对普通吸入性变应原如尘螨、老鼠、狗、花粉、蟑螂和各种霉菌的皮刺反应呈阳性的体质。

第一节　与尘螨有关的变态反应性疾病

一、支气管哮喘

支气管哮喘是一种以慢性气道炎症为特点的异质性疾病。其临床表现为反复发作的喘息、气急、胸闷或咳嗽等症状，常在夜间及凌晨发作或加重，多数患者可自行缓解或经治疗后缓解，同时伴有可变的气流受限和气道高反应性，随着病程的延长可导致一系列气道结构的改变，即气道重塑。触发或加重哮喘症状的因素包括病毒感染、吸烟、冷空气、运动，以及变应原接触，如尘螨、花粉或蟑螂等。引起儿童和成人出现上述症状，致病源的多样性和患者病程的不确定性说明可能存在不同种类的哮喘，由此可划分出不同的表型。对哮喘表型的认识和分类已持续了很多年，如非过敏性哮喘和过敏性哮喘，但是这些表型是否代表了不同疾病的特点或单一疾病在渐进性病理过程中的不同阶段等，目前均是未知。

世界范围内有超过 3 亿人群患有哮喘，且其患病率有逐年增长的趋势。西欧十年来哮喘患者大约增加了 1 倍，美国自 20 世纪 80 年代初以来哮喘患病率增加了 60%以上，而亚洲成人的哮喘患病率为 0.7%～11.9%（平均不超过 5%）。我国目前约有 3000 万哮喘患者。全国哮喘患病及发病危险因素的流行病学调查（China Asthma and Risk Factors Epidemiologic Investigation，CARE），共涉及 16 万名 14 岁以上人群，结果显示我国成人哮喘患病率为 1.24%，其中北京市为 1.19%、上海市为 1.14%、广东省为 1.13%，哮喘患病率呈逐年增加的趋势，增加了治疗费用和家庭的经济负担。目前，哮喘已经成为严重影响各年龄段的全球健康问题，而且人们已经意识到了这个问题的复杂性和挑战性，十年前被认为是很科学的概念现在已被人们摒弃或者是重新进行评估。

哮喘是儿童最常见的慢性疾病之一，尤其是在经济发展水平较高的地区。ISAAC 的研究表明，6～7 岁的儿童有 4%～32%（平均 14%）、13～14 岁的儿童有 2%～37%（平均 12%）在过去的一年中发生了喘息症状。在澳大利亚、新西兰、英国、爱尔兰、美国、加拿大、秘鲁、哥斯达黎加和巴西等国，13～14 岁的儿童均有 20%以上罹患该病。在印度、中国、中国台湾地区、印度尼西亚、阿尔巴尼亚、格鲁吉亚、罗马尼亚、俄罗斯和希腊等国家和地区中，患病儿童的比例在 6%以下。

此外，ISACC 指导委员会的一个下属机构认为，在年均收入较高的国家，因为变态反应导致喘息的人口占到 41%；而在年平均收入较低的国家，因为变态反应导致喘息的人口占到 20%。欧洲共同体呼吸健康调查的研究表明，对于那些经常开展 ISAAC 研究的国家，如澳大利亚、新西兰、英国和美国等，成人哮喘（确诊）的流行比例也很高（7%～12%），在印度和希腊流行比例较低（为 3%以下）。成人哮喘由变态反应导致的平均比例约为 30%，其中有 18%的变态反应是由尘螨导致的。

二、变应性鼻炎

变应性鼻炎根据发生频率和持续时间可分为间歇性变应性鼻炎和持续性变应性鼻炎，也可根据严重程度分为轻度、中度和重度。间歇性变应性鼻炎被定义为症状持续小于每周 4 天或小于 4 周。持续性变应性鼻炎被定义为症状持续超过每周 4 天或超过 4 周。变应性鼻炎不仅影响生活质量，导致睡眠损害，加重情感障碍等，长期的慢性炎症还可以影响到肺脏等脏器的功能，并导致学习障碍、睡眠呼吸暂停综合征、鼻窦炎、哮喘等。变应性鼻炎可影响 10%～30%的人群，儿童变应性鼻炎的发生率不断增加，且在 6～14 岁的儿童尤甚。变应性鼻炎被归为季节性的疾病，常由花粉和多年生植物而引起，又称花粉热，也可因室内变应原（如螨虫、宠物、霉菌、蟑螂等）而触发。变应性鼻炎的症状是鼻痒、流鼻涕、打喷嚏和鼻塞。

三、特应性湿疹

特应性湿疹或称特应性皮炎，是一种慢性炎性皮肤病，尤其以婴儿多见，全球范围内婴儿患病率为 10%～20%，成人患病率为 1%～3%。在 ISAAC 的研究中其总患病率为 1%～20%，且逐年增长。如同哮喘一样，湿疹的流行呈现地域性变化，在西欧、澳大利亚和新西兰发病率较高，而在东欧、地中海地区和东南亚发病率较低。*Nature Genetics* 的一项多中心研究在 1 万个病例与 4 万个对照人群中开展，研究人群来自英国、欧洲、澳大利亚与北美洲，结果发现了 3 个与湿疹相关的基因：*OVOL 1* 和 *ACTL 9* 基因与皮肤自身功能有关，*IL4-KIF3A* 基因与人体免疫系统功能有关。该研究强调了皮肤和免疫两个生物系统在湿疹发展中的重要性。

通常认为，儿童湿疹在青春期早期会缓解，但是一半在成人期会复发。南安普敦一项研究评估了 497 名女性在怀孕期间烟酰胺水平及色氨酸相关代谢产物的量，并在婴儿出生后 6 个月和 12 个月时评估了湿疹的发生率，结果显示母亲在怀孕期间烟酰胺水平较高，其后代在 12 个月时发展为特应性湿疹的风险可降低 30%，此与烟酰胺能够改善皮肤整体结构、水分和弹性有关，继而有可能改变与湿疹有关的疾病进程。而在 2012 年，来自南安普敦总医院的另一项研究采用了怀特岛（英格兰西部海域）出生队列研究的数据，对近 1500 名儿童从出生一直随访至满 18 岁，在受试者 1 岁、2 岁、4 岁、10 岁和 18 岁时对其进行检查，在 4 岁、10 岁和 18 岁随访时对受试者进行皮肤点刺试验检测 14 种常见的食物和空气传播变应原，在 10 岁和 18 岁随访时还进行肺量测定和支气管激发试验，并且采集血样检测 IgE。结果表明，母亲患有湿疹与女儿罹患湿疹有关，但与儿子的湿疹风险无关；父亲则与儿子的湿疹患病情况一致，而与女儿的湿疹风险无关。

欧洲共同体呼吸健康调查表明，在过去的 12 个月中，平均有 7.1%的成人患有湿疹，有 2.4%的湿疹是由特异反应性引起。老年人特应性皮炎是特应性皮炎一种新的亚组，在发达国家老年人群中的发生率为 1%～3%，尤以男性多见，且具有独特的起病形式和临床病程。其发病机制包括 IgE 介导和非 IgE 介导两种形式，其中 IgE 介导的类型对屋尘螨特异性 IgE 抗体有极高的阳性率，同时可以产生哮喘样并发症。

四、角膜结膜炎

角膜结膜炎是一种严重的慢性结膜炎症，好发于男性儿童。儿童过敏性结膜炎是与遗传反应性有关、由 IgE 介导的眼部炎症疾病，主要由Ⅰ型及Ⅳ型变态反应引起，属于非感染性眼表疾病。据我国眼科门诊的不完全统计，约有 1/5 的患者患过敏性眼病，其中过敏性结膜炎占 50%左右，是眼科最常见的疾病之一。大多数学者认为儿童过敏性结膜炎可能是一种多基因遗传病，其变应原多来自室内尘土、花粉、尘螨、虾蟹及真菌等，但是没有定论，同样，有关于该病是由尘螨所引起的证据目前尚未报道。

五、其　　他

有些疾病曾一度被认为与尘螨相关，但随着科学的发展，对疾病认识的不断深入，发现以下疾病与尘螨的因果关系需要更多的证据。

1. 分泌性中耳炎　分泌性中耳炎，又称胶耳症或咽鼓管堵塞（glue ear）。胶耳症的儿童有 20%～90%对普通吸入性变应原敏感，所涉及的一些原因被认为与鼻变态反应性疾病有关，已经证实变应原和胶耳症存在关联。

2. 川崎病　川崎病（Kawasaki disease，KD），又称黏膜皮肤淋巴结综合征（mucocutaneous lymph node syndrome，MCLS），是一种以全身血管炎为主要病变的急性发热出疹性疾病，主要影响 5 岁以下婴幼儿。第一次认识该病是在 20 世纪 70 年代，在对川崎病患者尸体活检时发现了立克次氏体样的微生物，推断可能是尘螨的载体，这在当时引发了人们的慌乱与焦虑，并一度引起轰动。当从患者的血液中分离到一株丙酸菌属细菌（*Propionibacterium acnes*），同时从患者的房间内分离到尘螨后，新的问题出现了，因为螨虫可吞食皮屑，细菌可导致皮肤痤疮，而临床表现并不明显。但是在 1983 年的动物试验中，丙酸菌属细菌可导致心脏病变，临床表现与川崎病类似，提示螨虫可能是细菌的载体。一直以来，微生物病因理论认为，致病原可能的候选物有假单胞菌属细菌（*Pseudomonas* spp.）、科克斯氏体属立克次氏体（*Coxiella burnetti*）及逆转录病毒等。

3. 婴儿猝死综合征 在西澳大利亚，尘螨源变态反应性疾病是婴儿猝死综合征的诱发因素之一。对婴儿猝死综合征患儿的室内和住院床铺的调查显示，婴儿都接触到了高种群密度的尘螨。尸检发现死于婴儿猝死综合征的婴儿血清中的β-胰蛋白酶浓度（过敏性反应的一个标志物），较之于死于非过敏因素的婴儿，有试验报道是升高的，但也有试验报道与对照组相比并无差异。

4. 胃肠道变态反应性疾病 关于尘螨与胃肠道变态反应性疾病的研究相对较少。1995 年 Scala 等描述了一个尘螨皮肤检测阳性的 5 岁女孩，出现持续性呕吐但没有呼吸系统症状，研究显示其卧室内尘螨的暴露程度较高，在采取变应原规避措施以后，其症状得到了缓解，接下来用尘螨提取物激发时又出现了呕吐，从而提示胃肠对尘螨敏感，通过口腔吞咽和食管蠕动将变应原摄取并输送到胃肠，可导致胃肠道症状。尘螨变应原的特异性 IgE 抗体可在患有过敏性湿疹的儿童的肠道洗涤液中被发现，肠道黏膜将是接触到吞食进来的变应原的第一个组织。食物中包含许多变应原，我们有理由相信，胃肠的免疫耐受可以由可吸入颗粒中的变应原所诱导产生。

第二节 尘螨源变态反应性疾病流行病学现状

本书从已报道的中文文献中整理出了我国四十多个城市的变应原检测结果（表 12-1），并进一步归纳出其时空分布规律。这些研究大多是随机抽样调查，而不是全国范围内一致性的流行病学调查研究，其报道的变态反应性疾病尘螨阳性率可为我们提供一些参考，但不能准确代表该地区的尘螨源变态反应性疾病阳性率，仅表明尘螨是主要的变应原来源。

表 12-1 我国尘螨源变态反应性疾病的流行概况

文献作者	实验地点	时间分布	研究对象	尘螨检测方法	尘螨种类	尘螨阳性率（%）	阳性例数/样本量
王瑞等	新疆乌鲁木齐	2004.12～2006.4	变态反应性疾病患者	ELISA	粉尘螨	12.50	9/72
洪春兰等	江西新余	2005.2～2006.2	变态反应性疾病患者	皮内试验	尘螨	68.82	181/263
刘昀等	陕西西安	2006.1～2007.12	变态反应性疾病患者	皮内试验	粉尘螨	49.78	338/679
					屋尘螨	43.00	292/679
赵秋勇等	山西太原	1997.1～2001.12	变态反应性疾病患儿	ELISA	屋尘螨	29.58	21/71

续表

文献作者	实验地点	时间分布	研究对象	尘螨检测方法	尘螨种类	尘螨阳性率（%）	阳性例数/样本量
孙宝清等	广东广州	2004.10～2005.10	变态反应性疾病患者	ELISA	屋尘螨	86.22	169/196
					粉尘螨	85.53	65/76
张海蓉等	湖北襄阳	2007.1～2008.11	变态反应性疾病患者	ELISA	屋/粉尘螨	56.30	40/171
黄勇等	山东青岛	2014	变态反应性疾病患者	德国百康生物共振系统治疗仪	屋尘螨	64.85	987/1522
					粉尘螨	55.32	842/1522
周志敏等	河南许昌	2007.9～2013.7	变态反应性疾病患者	ELISA	屋尘螨	38.50	601/1562
佟路等	辽宁铁岭	2010.9～2012.9	变态反应性疾病患者	欧蒙印迹法	屋/粉尘螨	15.69	16/102
华伟等	新疆克拉玛依	2007.8～2010.8	变态反应性疾病患者	免疫印迹法	屋/粉尘螨	42.12	139/330
李微等	内蒙古呼伦贝尔	2013.3～2015.5	变态反应性疾病患者	Mast 系统变应原检测分析仪	粉尘螨	33.50	274/819
					屋尘螨	32.20	263/819
林惠玲等	深圳福田	2006.12～2007.6	变态反应性疾病患者	ELISA 间接法	尘螨	65.00	65/100
张雪等	河南郑州	2014.2～2014.4	变态反应性疾病患者	免疫印迹法	屋尘螨	20.60	118/573
杨越楠等	内蒙古包头	2010.2～2011.2	变态反应性疾病患者	德国百康生物共振系统治疗仪	屋尘螨	52.90	1006/1902
					粉尘螨	39.30	748/1902
孙弢等	江苏苏州	2009.2～2010.9	变态反应性疾病患儿	SPT	尘螨	70.91	156/220
刘香萍等	深圳	2003.10～2005.10	变态反应性疾病患者	免疫印迹法	屋尘螨	26.92	35/130
张前明等	深圳南山	2012.3～2013.10	变态反应性疾病患儿	SPT	粉尘螨	51.17	109/213
					屋尘螨	44.13	94/213
葛春龙等	江苏苏州	2007.6～2008.6	支气管哮喘或变态反应性鼻炎儿童	SPT	粉尘螨	75.40	976/1294
					屋尘螨	72.60	939/1294
林英等	广东广州	2008.11～2009.5	变态反应性疾病患儿	SPT	粉尘螨	35.93	327/910
					屋尘螨	38.68	352/910
李健康等	河南郑州	2011.11～2013.9	变态反应性疾病患者	SPT	屋尘螨	35.60	594/1670
					粉尘螨	33.60	561/1670
杨晓惠等	江苏苏州	2005.1～2005.12	变态反应性疾病患者	SPT	屋尘螨	47.20	151/320
					粉尘螨	45.60	146/320
陈德晖等	广东广州	2006.2～2007.3	变态反应性疾病患儿	SPT	屋尘螨	79.80	146/183
					粉尘螨	72.70	133/183
黄宝山等	江苏徐州	2012	变态反应性疾病患儿	AllergyScreen 体外变应原检测系统	屋尘螨	22.53	128/568

续表

文献作者	实验地点	时间分布	研究对象	尘螨检测方法	尘螨种类	尘螨阳性率（%）	阳性例数/样本量
张蕾等	四川成都	2012.3～2013.3	变态反应性疾病患儿	SPT	粉尘螨 屋尘螨	57.50 56.01	645/1123 629/1123
马桂琴等	河北承德	2011.1～2012.10	变应性鼻炎患者	ELISA	屋尘螨	94.27	740/785
陈国千等	江苏无锡	2005.1～2006.12	变态反应性疾病患儿	免疫印迹法	屋尘螨	71.50	263/368
崔玉宝等	淮南（定点随机抽样调查）	2003	淮南地区 18 所学校部分学生和教职工	SPT	尘螨	13.86	327/2360
谭宁宁等	江苏南京	2001.10～2003.12	变态反应性疾病患儿	SPT	尘螨	63.86	83/130
楼洁等	山西太原	2010.3～2012.10	变态反应性疾病患者	德国百康生物共振检测仪	屋尘螨 粉尘螨	21.00 18.00	111/533 94/533
潘开宇等	杭州萧山区	2014.6～2015.5	变态反应性疾病患者	免疫印迹法	尘螨	20.60	44/214
卢家美等	陕西西安	2005.1～2011.6	过敏性哮喘患者	SPT	粉尘螨 屋尘螨	86.00 81.80	737/857 701/857
梁桂珍等	广东深圳	1998～2002	变态反应性疾病患者	Mast 系统变应原检测分析仪	粉尘螨 屋尘螨	45.80 43.10	745/1625 701/1625
王毅侠等	北京	1999.12～2001.3	变态反应性疾病患者	ELISA	尘螨	37.20	45/121
王玉琼等	广东广州	2000.1～2002.1	变态反应性疾病患儿	MAST 法（酶免疫荧光显色法）	粉尘螨 屋尘螨	29.20 34.20	35/150 41/150
方莉等	江苏南京	2009.9～2011.2	变态反应性疾病患者	免疫印迹法	屋尘螨	47.70	124/260
刘今晓等	山东烟台	2010.1～2012.10	变态反应性疾病患者	SPT	屋尘螨 粉尘螨	42.03 39.13	116/276 108/276
韩光香等	山东泰安	2013.1～2014.12	变态反应性疾病患者	SPT	尘螨	58.72	175/352
张燕等	上海	2011.1～2011.12	变态反应性疾病患者	免疫印迹法	屋尘螨	37.50	303/808
郭华等	宁夏石嘴山市	2011.6～2013.12	变态反应性疾病患者	德国百康生物共振系统	屋尘螨	15.20	160/1053
李素芬等	广西柳州	2009.6～2010.5	变态反应性疾病患儿	SPT	粉尘螨 屋尘螨	74.50 71.80	82/110 79/110
樊映红等	四川成都	2008.1～2008.12	变态反应性疾病患儿	SPT	屋尘螨 粉尘螨	49.00 49.20	373/762 375/762
陈实等	海南	2009.1～2009.12	过敏性哮喘或鼻炎患儿	SPT	屋尘螨 粉尘螨	100 100	121/121 121/121
张玲等	江苏扬州	2007.11～2009.7	变态反应性疾病患者	AllergyScreen 体外变应原检测系统	屋/粉尘螨	20.99	68/324

注：SPT. 变应原皮肤点刺试验；ELISA. 酶联免疫吸附试验。

表 12-1 收录的文献涉及北京市、上海市、广东省、广西壮族自治区、江西省、湖北省、山东省、新疆维吾尔自治区、辽宁省、河南省等多个省（区）市，跨越 1997～2015 年，研究对象多是变态反应性疾病患者或患儿，样本量从 71 例至 2360 例不等，尘螨变应原检测方法涉及酶联免疫电泳法、皮内试验、变应原皮肤点刺试验及多种变应原检测仪检测，报道的阳性率从 12.50%至 100%不等。尘螨阳性率最高的省、市、自治区包括海南、河北、广西，其次为陕西、湖北、江西、山东、江苏，再次为广东、四川、内蒙古等地。从图 12-1 可以看到，1997 年以来尘螨阳性率呈梯度上升的趋势，近十年又呈缓慢下降的趋势，这可能与人们卫生意识的觉醒和防范意识的增强有关。

时间分布（年）	阳性率（%）	阳性列数/样本量
1997～1999	29.58	21/71
2000～2002	44.82	908/2026
2003～2005	30.60	1135/3709
2006～2008	57.20	3209/5610
2009～2011	50.55	3376/6679
2012～2015	38.89	3234/8107

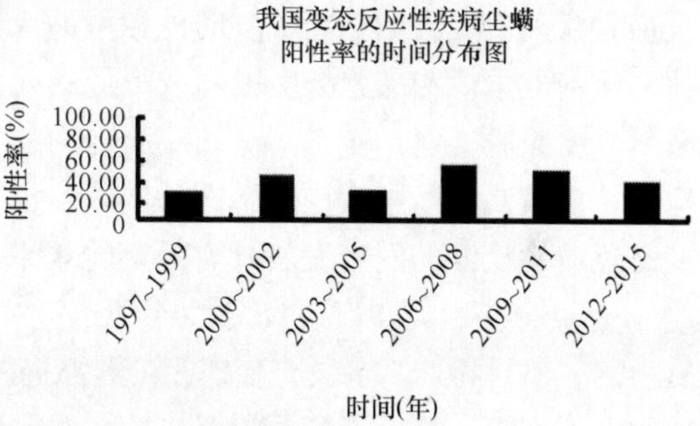

我国变态反应性疾病尘螨
阳性率的时间分布图
阳性率(%)
100.00
80.00
60.00
40.00
20.00
0
1997~1999
2000~2002
2003~2005
2006~2008
2009~2011
2012~2015
时间(年)

图 12-1　我国变态反应性疾病尘螨阳性率的时间分布

来自韩国的研究表明，变态反应性疾病的尘螨阳性率在首尔、仁川、济州岛等地分别为 52.29%、24.58%/25.89%（粉尘螨/屋尘螨）、31.40%/32.56%（粉尘螨/屋尘螨），地域间的阳性率差别显著。该研究进一步证明生活在污染严重的仁川地区儿童，与生活在污染相对较轻的济州岛的儿童相比，变应性鼻炎和哮喘的发病率更高（$P<0.01$）。就不同年龄而言，首尔地区 3 岁儿童的屋尘螨平均阳性率约为 17%，4 岁约为 15%，5 岁约为 22%，6 岁约为 31%，年龄间阳性率差别具有统计学差异（$P=0.008$）（Kim *et al.*，2013）。另一项来自韩国多中心的研究表明，韩国变应性鼻炎和哮喘的发病率分别为 25.5%和 7.3%，其中最常见的吸入变应原是粉尘螨，其变应原皮肤点刺法和免疫氯霉素（chlom phenicol，CAP）法的阳性率分别为 40.95%和 36.8%。移民是评价环境和遗传因素对变态反应作用的良好模型，来自意大利多中心的研究选取具有变态反应性疾病的儿童为研究对象，一组儿童出生在意大利且父母均为意大利人（$n=237$），另一组儿童出生在意大利或国外但父母均为移民（$n=165$），结果提示两组儿童在变应性鼻炎和哮喘的严重程度上并无差别，但是移民儿童更易对尘螨过敏（73.3% vs. 51%，$P=0.002$）。另一项来自巴西的研究表明变应性鼻炎的发生率为 32%，哮喘伴随鼻炎的发生率为 29.7%，哮喘、鼻炎和特应性皮炎三者伴随的发生率为 9.4%，单纯哮喘的发生率为 1.9%，其中屋尘螨的阳性率为 61.7%、粉尘螨的阳性率为 59.9%。

第三节 变应原早期暴露与变态反应性疾病的发展

婴儿早期是对变应原敏感的关键时期，多个出生队列研究揭示了从婴儿早期开始接受变应原暴露与变态反应性疾病发生发展之间的关联。在对 900 个 7 岁以下的儿童进行出生排序时，发现室内尘螨变应原浓度和发展成为尘螨过敏儿童的比例之间存在线性关系，在 3 岁时出现哮喘的儿童对尘螨过敏的比例比没有出现哮喘的儿童的比例高（约为 30%和 10%）。然而，一项儿童哮喘的预防研究（the Childhood Asthma Prevention Study，CAPS），选择了 1997～2004 年在澳大利亚悉尼地区出生的近 600 名儿童为研究对象，一半的儿童接受了变应原规避措施，另一半作为对照组，结果显示，在 8 岁时发生哮喘、湿疹或变态反应性疾病的儿童数量与 5 岁时的数量并无差异。与暴露在中等浓度尘螨变应原的儿童相比，床铺上尘螨变应原浓度很高或很低的儿童对于哮喘、湿疹或变态反应性疾病的患病率较低，变应原暴露、变态反应和疾病之间的关系呈钟罩形曲线，此结果说明在减少尘螨变应原浓度较高房间中变应原暴露的同时，也应同时减少房间中一些灰尘的暴露，这对预防变态反应性疾病的发生发展具有一定的效果。

曼彻斯特哮喘和变态反应性疾病研究（the Manchester Asthma and Allergy Study，MAAS）项目将 251 名具有变态反应性疾病家族史的儿童随机分为实验组和对照组，对实验组儿童实施严格的变应原规避措施，对照组不采取此项措施。尽管实验组儿童在 3 岁时对尘螨过敏的患病率较高，但他们的肺功能优于对照组儿童。该试验提示采取变应原控制减少措施而不是规避对某种成分的暴露，可预防儿童发展成变态反应性疾病。在西班牙和英国，对 1500 名儿童进行的出生队列试验，发现变应原暴露与变态反应性疾病之间存在非线性的剂量–反应关系，幼年时期接触最低浓度的变应原能够诱导机体发生变态反应，高于这个临界值就没有明显的剂量–反应。

帕西发尔研究（Prevention of Allergy-Risk Factors for Sensitization in Children Related to Farming and Anthroposophic Lifestyle，PARSIFAL study）旨在探讨采取农耕与人类生活方式对预防变态反应性疾病的作用，该研究涉及 5 个欧洲国家的 400 名儿童。研究发现，室内变应原暴露与变态反应性疾病、哮喘发生之间存在因果关系，但变应原暴露与疾病之间并非直接关联，研究提出在床垫灰尘中的变应原浓度与尘螨变态反应性疾病的发生率之间存在钟罩形的剂量–反应曲线。变应原浓度与儿童哮喘、变态反应性疾病发生率之间的非线性曲线（钟罩形），提示了一个主要的剂量–反应关系和一个似乎在高暴露时具有保护作用的次要关系。在高变应原浓度下的预防效果，应归因于接触了某些免疫调节物质如细菌的内毒素、真菌中的可溶性 β-葡聚糖和多糖等。该研究还表明，尘螨、变应原与微生物群落是联系在一起的。清除尘螨变应原，在线性剂量–反应图里被视为是有益的，但似乎也清除了来自于微生物的某些免疫调节物质。

哮喘儿童早期反复注射内毒素后可出现免疫耐受，说明内毒素具有预防变态反应发生作用，换句话说，内毒素对变态反应具有保护作用。但是我们对细菌、真菌与尘螨之间的相互作用知之甚少，究竟尘螨种群数量要大到何种程度才能与室内灰尘中出现多样、丰富的微生物群落产生关联尚未明了。基本的生态学原理，就是生物种群越多样化、越丰富，即生物多样性、功能群和若干个体的出现，使微生物各群落之间更有望发生复杂的相互作用。这个原理是研究群体和食物网络生态的基础。因此，尘螨、真菌和细菌群落的多样性和丰富性或许远远超出我们目前的认知。

尘螨对于哮喘和变态反应性疾病固然很重要，但是饮食和特定的食物、微生物暴露和其他变应原、城市化、社会的变迁和经济状况、生活方式的变化，这些因素似乎都与变态反应性疾病的发生有关。与 1987 年的第一次尘螨与哮喘国际研讨会的情况相比，人们已经认识到尘螨只是变态反应性疾病复杂系统中的一小部分，需要在一个更大、更复杂、相互作用的决定性因素整合在一起的内容中加以讨论。

第十三章　尘螨源变态反应性疾病的实验诊断

Ⅰ型超敏反应又称速发型超敏反应或变态反应，全球患病率约 25%，包括 3 亿哮喘和 4 亿变应性鼻炎患者。据统计，全球人口总数的 10%对尘螨过敏，这一庞大数字绝不容忽视。诱发机体Ⅰ型超敏反应的抗原称为变应原，主要来自花粉颗粒、尘螨排泄物、真菌菌丝及孢子、昆虫毒液、动物皮毛等吸入性物质，奶、蛋、鱼虾等食物，以及青霉素、磺胺、普鲁卡因等药物。用粉尘螨粗提浸液进行皮肤挑刺试验表明我国 47%～92.11%的成人哮喘患者、51.64%～78.85%哮喘患儿对尘螨过敏。

对于尘螨引发变态反应性疾病的诊断和治疗，应首先详细了解患者的症状、环境暴露史及身体检查情况。一旦证实患者症状符合变态反应性疾病临床表现，就应考虑进行变应原测试。变应原测试能够帮助医师判断患者的症状是否是由于变态反应所导致，在明确了变应原以后，可以采取改变环境、药物治疗及免疫治疗等措施。变应原测试的主要适应证包括鼻炎、哮喘，疑似食物过敏、药物过敏及昆虫叮咬过敏，其他适应证是异位性皮炎、乳胶过敏及职业性哮喘。临床不能仅依据变应原测试结果进行诊断，而要结合患者的病史和身体检查情况综合考虑，不建议在没有明确临床病因的情况下进行大范围随机的变应原测试。对于尘螨源变态反应性疾病的实验室诊断包括体内特异性诊断和体外特异性诊断。本章主要关注这两方面的检测，并特别强调这些检测方法临床使用过程中的优、缺点。

一、体内特异性诊断

（一）皮肤试验

1. 皮肤划痕试验　皮肤试验最早可以追溯到 19 世纪，当时是将花粉放在破损的皮肤上。200 多年来出现了多种形式的皮肤试验方法，主要是由划痕试验衍生而来。

皮肤划痕试验是所有皮肤试验中最古老和最简单的方法，是皮肤科常用的物理检查方法，也是最安全的一种方法。其原理是变应原进入真皮内，可与肥大细胞表面的 IgE 抗体结合产生抗原抗体特异性反应，从而检测机体对某种变应原是否过敏。临床常用于荨麻疹、特异性皮炎、药物性皮炎和食物过敏的辅助诊断，通常是在上臂外侧或背部皮肤进行消毒后，用针尖在皮肤上划 1 条或 2 条 0.5～1 cm 长的划痕，划痕深度以不出血为限，将变应原提取物滴于其上，轻轻擦去，并设一组阴性对照（即不加任何变应原提取物）。同时用多种变应原提取物做试验时，划痕间应有 4～5 cm 的距离，若在试验部位出现较大反应，应将变应原提取物立刻拭去，以防变应原提取物继续被吸收而引起机体更多的不良反应。但是有过敏性休克史者，禁止实施皮肤划痕试验，并且受试前 2 日应停用抗组胺类药物，妊娠期尽量避免检查。

试验 20 分钟后观察结果，将查看得到的最终结果与风团大小进行比较，阴性为无红斑或风团，与阴性对照组相同；可疑为水肿性红斑或风团直径小于 0.5 cm；弱阳性为风团有红晕，直径等于 0.5 cm；中阳性为风团红晕明显，直径为 0.5～1.0 cm，无伪足；强阳性为风团有显著红晕及伪足，直径大于 1cm。划痕试验为阴性时，不能证明其不存在过敏性，应继续观察 3～4 日，必要时，3～4 周后重复试验，或者还可改用皮内试验及其他方法继续明确诊断。研究人员将接触性皮炎患者血清总 IgE（tIgE）、特异性 IgE（sIgE）和皮肤划痕试验的阳性检出率进行了比较分析，发现 sIgE 阳性检出率为 63.4%，tIgE 为 49.0%，皮肤特异性划痕试验阳性检出率为 39%。

2. 皮肤点刺试验　皮肤点刺试验，用一次性消毒针垂直点在液滴正中，针尖穿过变应原进入皮肤 0.5～1 mm，以刺破皮肤浅出血为宜。SPT 可在受试者前臂的上背面或掌面进行，但不应在手腕部 5 cm 以内或肘窝 3 cm 以内的部位进行。皮肤的反应性因部位而变化，前臂背面上部和中部位置的反应性较下部高，背部较前臂的反应性更高。每种变应原的试验部位都应距离另一种变应原试验部位至少 2 cm 以上，以防止相互干扰。在患有活动性皮炎的部位不应进行皮肤试验。对一月龄以上的婴儿可进行点刺试验，尽管婴儿和儿童的阳性对照结果可能较成人的直径小一些。有几种尖锐物体可用于皮肤点刺试验，包括皮下注射器或有实心孔的针、有分叉或没有分叉的手术刀及多头手术刀装置。似乎没有一种单一的或多重的试验装置具有明显的优点。精通这些工具的工作方式并正确使用，即可获得最佳的检测效果。在进行皮肤点刺试验的过程中，先将一滴变应原提取物滴在皮肤上，然后用点刺工具以与皮肤成 45°～60°的角度将皮肤刺破，使表皮上出现一个小的破损，这样就可以使变应原物质渗透进入皮下。对这种方法的一个改进就是使用穿刺，即将皮刺工具以与皮肤成 90°的角度将变应原提取物直接推进表皮。在变态反应性疾病患者体内，溶液中的变应原会结合 IgE 并与 IgE 发生交联，从而引起肥大细胞释放组胺，并预先形成和新合成介质。释放的介质（主要是组胺）可导致在皮刺部位出现局部红斑、水肿和广泛传播的斑点，出现的高峰时间是在试验后 15～20 分钟。所以在 15～20 分钟后观察皮肤反应，记录风团和红晕的大小。

关于皮肤点刺试验的结果，目前还没有标准的记录方式。已经使用的方式是定量评分（0～4+），但是对于试验结果，一个医生与另一个医生的判断会有所不同，在这个系统中，1+表示出现的风团大小是组胺对照的 1/4，4+表示出现的风团为组胺对照的两倍大。目前的趋势是记录最大风团直径的测定值，并标明周围是否有红晕（有风团斑点记为 F）或出现了另外一个风团（有伪足记为 P）或两者都有。出现伪足是更高敏感性的标志。因此，一个对豚草反应的读数为（5 ×5）FP，意思就是有一个 5 mm ×5 mm 的水疱，并伴有周围红斑（F）和伪足（P）。为确保正确判断，在进行皮肤点刺试验的同时，应同时进行阳性（组胺）对照和阴性对照（生理盐水）试验。进行阳性组胺对照是为了证明患者皮肤的反应是正常的。在大多数患者中，用组胺做皮肤点刺试验通常会得到的结果为（3×3）F～（6 ×6）F。如果一个患者未进行阳性组胺对照试验，则皮肤点刺试验不太可能证实任何阳性变应原，因为在 SPT 的点刺部位释放的主要是组胺。最常导致组胺阳性对照出现阴性结果的原因是联合应用了抗组胺药物，或使用的药物具有抗组胺的特性。因此，在进行 SPT 之前要停用抗组胺药物。实际停止用药的天数视抗组胺药物的种类而定。典型的抗组胺药物和其他的可干扰组胺反应的药物总结在表 13-1 中。其他的可干扰 SPT 的药物包括三环抗忧郁药物和镇静剂。H_2 拮抗剂可导致轻微的抑制，试验之前应该停药 24 小时。短时间口服糖皮质激素不会抑制皮肤试验。但是长时间口服糖皮质激素（每天大于 20 mg）可能具有抑制效应。在局部需要长时间应用糖皮质激素的潜在部位，不应进行皮肤试验。

表 13-1 抑制皮肤点刺试验和皮内试验的药物

	通用名	英文名	皮刺试验之前需要停药的天数
抗组胺药，第一代	氯苯那敏	Chlorpheniramine	3
	苯海拉明	Diphenhydramine	2
	羟嗪	Hydroxyzine	5
抗组胺药，第二代	比特力	Cetirizine	4
	非索非拉丁	Fexofenadine	4
	氯雷他定	Loratadine	6
三环抗忧郁药	去郁敏	Desipramine	3
	丙咪嗪	Imipramine	10
	多塞平	Doxepin	7
H2 抗组胺药	雷尼替丁	Ranitidine	1

进行阴性对照试验（盐水或甘油处理过的盐水）有助于皮肤划痕检查，并有助于证实构成阳性试验所需要的反应量，进行皮肤划痕试验的患者在 SPT 工具压过的地方可形成明显的风团和红斑。对阴性对照产生 3 mm 或更大的风团的患者，不应使用皮肤点刺工具。阴性对照结果应是无反应。对于阳性皮肤试验的通用规则是阳性对照能形成带有红晕的风团，其直径至少要比阴性对照大 3 mm 以上[阴性对照为 0，变应原为（3 ×3）F]。

皮肤点刺试验的质量依赖于操作者的技巧、试验装置的可靠性、试验用变应原提取物的效价和稳定性以及测试当天皮肤的反应性。正确的流程应考虑到所用的力量、试验持续的时间、点刺深度及点刺的角度等，使用阳性对照和阴性对照有助于确保试验的可靠性。当试验需要提供均一性时，必须要使用标准化的变应原提取物。非标准化和标准化产品的提取过程是相同的。非标准化的提取物，带有提取物比例的标签（*w/v*）或 PNU，这些标签不能表示变应原效价的特异性信息。尘螨提取物各批间差异大，标准化的提取物可以通过对变态反应程度高的患者进行皮内注射试验，以测定其每毫升中含有的生物等效变应性单位（BAU/ml）。采用生物活性标准化的变应原提取物进行 SPT 可获得最大的可重复性和最准确的试验结果。目前，已经有商品化的粉尘螨和屋尘螨标准化提取物，但是其提取物效价随着存放时间的延长而降低。非标准化的提取物成分会因为生产者不同而出现变化，可通过甘油处理和存储于 4℃来保证提取物的稳定性。

对于吸入性变应原而言，许多试验通过鼻腔和口腔激发试验证实了 SPT 的敏感性和特异性。最近，将皮肤点刺试验与鼻腔激发试验进行比较的 Meta 分析表明，对室内尘螨而言，其阳性似然比（positive likelihood ratio，PLR）为 4.06；相应的阴性似然比（negative likelihood ratio，NLR）为 0.03。总体而言，在皮肤点刺试验阳性和气传变应原反应之间的相关性为 70%～90%。

皮肤点刺试验的缺点明显，即 SPT 因为假阳性比例较大，在缺乏足够疑似病史的情况下做大量的试验很少有帮助。SPT 的优点是：安全性高，很少见不良反应；如果发生了不良反应，也主要是局部的皮肤反应。SPT 很少引起全身性反应，因为变应原的低暴露。偶见患者有迟发型反应，即皮肤点刺部位在试验结束后 6～12 小时出现红斑和水肿，但可在 24～48 小时后消失。迟发型反应的病理生理学和临床意义尚不清楚，主要发生在那些立即出现阳性试验的患者身上。对于那些立即出现阴性皮刺试验的患者，不会发生迟发型反应后的临床过程。SPT 被视为变应原检测的一线方法，其结果应结合合适的病史和体检结果。

SPT 虽存在一定缺点，但由于安全性高，少见不良反应。

3. 皮内注射试验　采用皮内注射试验（skin intradermal testing）的主要目的是为了提高诊断的敏感性，采用 26～30 号注射器将 0.02～0.05 ml 的变应原提取物注入皮内，注射针头应几乎与皮肤平行，刚好能覆盖住注射的皮肤。然后将变应原提取物尽可能浅地注入，风团直径通常为 2～3 mm。因为该试验的敏感性和患者的变应原暴露增加，所以试验所使用的提取物的稀释度应更高，通常为 1∶1000～1∶500。注射入提取物后，观察 15 分钟，查看注射部位并记录。查看得到的最终结果要与风团起始大小进行比较。针对皮内注射试验，还没有设计出标准的分级系统。已经使用的定量分级系统分为 0～4+级，这里的 0 表示无反应，2+表示有红晕并有＜3 mm 的风团，4+表示有红晕并有＞3 mm 且有伪足的风团。这可能会引起歧义，因为 2+反应实际上是阴性的。考虑到准确度，风团和红晕的直径都以毫米进行计量并记录。任何大于阴性对照的反应都表示有特异性 IgE 抗体存在，因为敏感性增高，阳性反应程度轻被认为不具有临床意义。当试验部位风团直径比初始或阴性对照风团直径＞3 mm 时，许多变态反应科医师即判定试验阳性。与皮肤点刺试验一样，许多因素会影响皮内注射试验的稳定性，如正确的操作程序、用药的干扰、变应原提取物的效价和稳定性。

尽管使用皮内试验出现全身性不良反应多于 SPT 试验，但仍属少见。美国过敏、哮喘和免疫学会（American Academy of Allergy，Asthma and Immunology，AAAI）变应原标准化委员会曾经报道了 6 例因为皮内注射试验而死亡的病例。其中有 5 例患者有哮喘症状，并且之前没有进行皮刺试验。在 1990～2001 年的 12 年期间，没有报道有因为皮肤试验出现死亡的病例。

4. 斑贴试验　诊断性斑贴试验（patch test，PT）的主要目的是查找变应原，确定其临床相关性，指导患者在今后的生活和工作中避免接触有相同或相似分子结构及功能基团的物质，从而避免变应性皮肤病的发生和恶化，是机体预防迟发型接触性变态反应的重要措施。

斑贴试验可用于花粉症、哮喘、荨麻疹和异位性湿疹等疾病的变应原检测，其原理是部分变应原变为半抗原，与表皮蛋白结合后，则成为完全抗原，并激发皮内已致敏的淋巴细胞，24 小时后引发局部产生迟发型变态反应，因而显示机体对此类变应原敏感。

斑贴试验诊断尘螨变应原的特异度高。将屋尘螨、粉尘螨变应原在特应性皮炎患者中进行斑贴试验，并同时进行相应变应原的 SPT 和特异性 IgE 检测，通过敏感度、特异度和阳性预测值等指标对斑贴试验进行评价。结果表明屋尘螨和粉尘螨斑贴试验的阳性率分别为 25.3%和 29.1%。

斑贴试验可分为封闭型斑贴试验和开放型斑贴试验，两种方法的选择主要是依据试验物是否具有刺激性或不易封闭性。封闭型斑贴试验适用绝大多数试验物，但对于某些刺激性大不易封闭包扎的物质（如香水等）可采用开放型斑贴试验。

（1）封闭型斑贴试验：斑贴试验宜在皮炎的急性期消退后 1～2 周内进行。试验部位常选用躯干、背部及前臂屈侧，试验过程中将试验处皮肤用清水洗净，每个待试物均应有明确的标识及记录，同时设有阴性对照。若没有标准斑试器，则取一 2 cm^2 大小的双层滤纸，涂上一定量的待试物，若待试物为变应原提取物等液体，则用纱布浸湿，取出后擦去多余液体，然后平放在已选定的试验区，其上覆 2 cm^2 大小的玻璃纸并拉直，再用 3～4 cm 长的橡皮膏固定，注意在同时做几个试验时，每两个测试物之间至少应相距 3～4 cm。若已有标准斑试器进行斑贴试验，其具体方法如下：首先将斑试器标好顺序，将被试物稀释至规定浓度，加入斑试器内（即斑贴铝制小室）。若是膏剂可用约 0.03 g，液体则先在小室内放一滤纸片，然后滴加变应原约 0.02～0.04 ml，阴性对照仅加稀释剂，然后用胶带贴敷于上臂或前臂屈侧，用手掌轻压几次，使之均匀贴敷于皮肤上。48 小时后去除斑试胶带，间隔 30 分钟待斑试器压痕消失后判读结果。

（2）开放型斑贴试验：是将患者带来的物品进行斑试。测试时可用原物，也可用水将原物溶剂溶解，放于前臂屈侧，并可直接模仿患者实际使用时的状况。此种试验对衣物或化妆品尤为适宜。具体操作过程：以前臂屈侧、乳突部或使用部位作为受试部位，面积为 5 cm×5 cm，受试部位应保持干燥，避免接触其他外用制剂，然后将试验物以 0.3g～0.5ml 每日 2 次均匀涂在受试部位，连续 7 日，同时观察皮肤反应，在此过程中如出现皮肤反应，应根据具体情况决定是否继续试验。评判皮肤反应按照开放型斑贴试验皮肤反应评判标准，参照表 13-2。

表 13-2　开放型斑贴试验皮肤反应评判标准表

反应程度	评分等级	皮肤反应
–	0	阴性反应
±	1	微弱红斑、皮肤干燥、褶皱
+	2	红斑、水肿、丘疹、风团、脱屑、裂隙
++	3	明显红斑、水肿、水疱
++	4	重度红斑、水肿、大疱、糜烂、色素沉着或色素减退、痤疮样改变

一般试验物不需要稀释而直接涂布于上臂肘部伸侧部位，每日 2 次，连续 7 日，每日观察局部皮肤反应，避免在试验时水洗或揉搓皮肤。封闭型斑贴试验和开放型斑贴试验，其结果的判断方法是一样的。阴性反应即为无反应，弱阳性为局部红斑，阳性为水肿或水疱，强阳性为大疱及溃疡。

若斑贴试验结果为阴性，需注意以下几点：①最好在 72 小时和 96 小时再判读结果 1 次，以免遗漏迟发反应；②在斑贴试验中试验操作的不当（如试剂浓度低、斑试物与皮肤接触时间太短等）会引起假阴性反应；③受试前 2 周和受试期间服用糖皮质激素、受试前 3 日和受试期间服用抗组胺类药物均会导致假阴性反应。

若斑贴试验结果为阳性，说明患者对受试物过敏，但需注意以下几点：①应排除原发性刺激或其他因素所致的假阳性反应，这种反应一旦将受试物除去，很快消失；而真正的阳性反应是除去受试物 24～48 小时内，反应往往是增强而不是减弱；②试剂浓度太高、剂量太大也会出现假阳性的现象；③季节和气候也会影响判断结果。夏季温度升高导致弥散率增加、血管舒张，同时由于湿度增加，角质水合后细胞通透性增加，因为有利于变应原的吸收，导致斑贴试验的阳性率增高；冬季由于皮肤屏障遭到破坏，阳性率也会增高。

（二）眼结膜激发试验

对于某些诱发因素，包括尘螨变应原、抗生素、阿司匹林和某些食物，其诊断可采用眼结膜激发试验（conjunctival provocation test，CPT）。这种方法主要用于无 IgE 抗体参与的反应，试验的指征主要取决于个体的临床表现。在变态反应性疾病患者中有可疑病史或阴性病史，而皮试又为可疑或阴性反应者，需要用眼结膜激发试验等明确诊断或找出病因。当患者皮试结果呈阳性反应，但植物的授粉期与患者的症状不一致时，也可采用该试验进行诊断。

早在 1873 年，英国学者 Blackley 就用小量的花粉放入结膜囊内，测试花粉变应原，这种方法一直沿用至今，其缺点是操作慢、费时多，因为一次只能检测一种变应原。该方法是用无菌滴管将灭菌过的 1∶1000 变应原浸液点一滴在一只眼的结膜囊内。另用配制变应原浸液的稀释液滴入另一眼内作为对照。如 5 分钟后无反应，可在同一眼中再点一滴 1∶100 变应原浸液。再观察 5 分钟，如仍无反应，然后再改用 1∶10 变应原浸液。倘若在 5 分钟后仍无反应，可用干粉进行试验。一般用牙签末端取微量纯净干粉，放在下眼睑结膜上，让患者闭上眼睛片刻，然后进行观察。如发现眼结膜充血、红斑、眼痒、流泪等症状即为阳性反应。试验后，如出现阳性反应，应及时用生理盐水将积聚在眼睑结膜上的变应原浸液冲洗干净。反应严重时可用 1∶1000 肾上腺素或 0.5%醋酸可的松溶液滴眼，再以饱和硼酸溶液冲洗以控制反应。其结果判断：任何浓度的变应原溶液或粉末试验均无反应为阴性；若结膜在这些溶液或粉末冲洗后，持续 5 分钟以上的充血和红斑，即被认为阳性反应。阳性反应分为以下等级：巩膜和眼睑结膜轻度充血，伴有泪阜红肿为阳性；较弥散和强烈的巩膜发红，并伴有血管明显突起为中阳性；结膜和泪阜水肿为强阳性。

眼结膜激发试验在过敏性结膜炎诊断、气道过敏反应中应用广泛。广州市越秀区儿童医院眼科于 2013 年对就诊的 74 例临床表现符合过敏性结膜炎的患儿进行随机分组，36 例患儿用尘螨变应原进行眼结膜激发试验，38 例患儿用尘螨变应原进行皮肤点刺试验，结果表明眼结膜激发试验和皮肤点刺试验对尘螨变应原致过敏性结膜炎的敏感度分别为 86.1%和 76.3%。眼结膜激发试验诱发的症状绝大多数仅限于眼与鼻部，对诊断尘螨变应原所致过敏性结膜炎具有实用价值，特别适宜于儿童过敏性结膜炎。

眼结膜激发试验诊断具有较高的敏感性、特异性和有效性，其准确率比皮肤试验高。解放军第 451 医院呼吸科选择连续就诊的初诊呼吸道变态反应患者 569 例，经蚕丝皮内试验筛选出 119 例阳性患者，全部采用一次激发法的眼结膜试验。结果表明该试验的阳性率为 84.9%、敏感性为 92.3%、特异性为 93.4 %、有效性为 92.2 %。但眼结膜试验每次只能检测一种变应原的，一侧滴入变应原，对侧则需要滴入变应原的溶媒作为对照。由于遇有阳性反应使患者感觉异常不适，现很少采用。如需进行眼结膜试验，需要注意：①试验前应准备好抢救用具，一旦出现全身反应，立即进行抢救；②试验结果观察完后，可滴数滴 1∶1000 肾上腺素或氢化可的松溶液，并以饱和硼酸溶液冲洗控制反应。

二、体外试验

（一）血清 IgE 抗体检测

1990 年后，伴随着 IgE 抗体的发现，放射性变应原吸附试验（radioallergosorbent test，RAST）、酶联免疫吸附试验（enzyme linked immunosorbent assay，ELISA）和 UniCap 先后问世，并应用于体外检测血清 IgE 抗体，成为诊断 I 型超敏反应性疾病的主要方法。

1. 变应原特异性 IgE 检测 变应原特异性 IgE 检测是诊断变态反应性疾病最常用的体外试验方法之一，尤其是对于存在皮肤点刺试验禁忌证的患者，如皮肤划痕症患者等。在过去 30 年中，人们已经建立了许多变应原特异性 IgE 体外检测试验，辅助诊断 IgE 介导的变态反应性疾病。

第一个变应原特异性 IgE 体外试验建立于 20 世纪 60 年代，即放射性变应原吸附试验（RAST）。Phadebas RAST 是第一个被报道用于检测变应原特异性 IgE 检测的试验。该试验将变应原吸附于固相载体如纸盘，然后与人血清共孵育，再用缓冲液洗涤去除未结合的血清蛋白，加入放射性同位素标记的抗人 IgE，检测已结合的 IgE。结果以每毫升血清中含任意单位的 IgE 表示，即 AU/ml。RAST 最初只是一个商品的品牌，但是现在经常被用来代指变应原特异性 IgE 检测。

目前，大量的变应原特异性 IgE 体外试验都是基于相同的原理，即含有变应原特异性 IgE 的患者血清与固相结合的变应原相混合，与变应原结合的特异性 IgE 不溶于固相载体，剩余的未结合 IgE 可被冲洗掉，结合的特异性 IgE 可通过加入标记的抗 IgE 抗体进行检测和定量，该物质可与固相特异性 IgE 变应原复合物结合。标记的抗 IgE 抗体可用计数仪（放射性抗 IgE，Phadebas RAST，改良的 RAST）、比色法、荧光计（酶标抗 IgE 抗体）或单克隆和多克隆的抗 IgE 抗体进行测定。体外试验的结果判定方面已有所改进，最初是以无特异性 IgE 的非过敏性疾病患者的相对值来表示（例如，比阴性对照平均值大 3SD）或者表示为与阴性对照均值之比（例如，高出阴性对照三倍）。近年来，变应原特异性 IgE 的第二代试验检测体系已经建立，虽然没有被采纳为行业标准，但相对于第一代，其特异度和灵敏度均有很大提高，具有可定量分析、重复性好、自动化程度高的优点。现在已经有完全自动化的检测系统，其中一些已被美国食品和药品管理局（Food and Drug Administration，FDA）用于变应原特异性 IgE 的检测。目前，ImmunoCap 系统™是变态反应学家和实验室检测变应原特异性 IgE 的首选方法。该试验使用纤维素海绵载体代替纸盘，提高了变应原的结合力，采用荧光素标记的抗 IgE 抗体进行定量荧光酶联免疫分析，从而大大提高了测定系统的灵敏度，其结果表达为（0.10～100 kIU/L），分为 0～Ⅵ级。为了评价食物变态反应性疾病儿童的病情，通过使用 ImmunoCAP 系统，95%的变应原特异性 IgE 的阈值（cutoff level）已经建立，可用于预测儿童对鸡蛋、牛奶、花生、鱼的临床反应。值得注意的是，有一个明确的趋势是当前标记为“research only”（仅供研究使用）的变应原特异性 IgE 检测将被 FDA 批准用于变态反应性疾病的体外诊断（至少是诊断标准之一）。

最近，FDA 已批准使用 ImmunoCAP100 系统（Phadia Immunology Reference Laboratory，PIRL，Phadia US Inc.，Portage，MI）进行变应原单组分检测，可用于食物和吸入性变应原蛋白成分的检测，检测的结果将有助于区分严重变态反应性疾病和其他变态反应性疾病，如口腔过敏综合征（oral allergy syndrome）。

第三代系统加快了周转时间并使用了化学发光技术。第二代和第三代的变应原–特异性 IgE 抗体检测共同使用了一个方案，即将血清总 IgE 校正曲线用于报告结果，结果采用每毫升 IgE 的国际单位（kIU/ml）。在这个系统中，1 IU = 2.4 ng 蛋白。同时，对多重稀释的参考血清和待测血清进行分析，将它们的剂量-反应曲线同时作图。对照血清中使用的每个变应原的 IgE 特异性均应予以确认。理想状态下，这就意味着每种变应原都有 1 种相应的特异性 IgE 血清作为内对照阳性参照物，如梯牧草特异性血清对比内对照的梯牧草特异性 IgE 血清。从 IgE 阳性个体获取足够量血清比较困难，促使一些生产商采用不同的校正方法。因此，测试样品稀释度之间很少能够取得一致，减少了试验的工作范围。

多个因素影响变应原特异性 IgE 体外检测的准确性。因为该试验并没有针对每种变应原特异性 IgE 制备出标准曲线，所以可能无法有效地代表不同的变应原。对不常见的变应原检测常常因为无法得到阳性对照而受到限制。变应原结合于固相载体的过程可能会改变变应原，导致循环 IgE 抗体无法充分识别变应原。试图尽可能富集变应原的固相载体可确保将所有变应原特异性 IgE 结合于变应原吸附剂上。如果患者的 IgG 水平高，所测试血清中的 IgG 抗体可阻断 IgE 的结合，也会导致患者出现 IgE 检测结果低，即出现假阴性结果。血清总 IgE 水平高的患者，如异位性皮炎患者，可能会出现非特异性结合，从而产生假阳性检测结果。此外，变应原特异性 IgE 的数量并不能直接反映生物学相关的肥大细胞所结合的抗体和临床反应的严重程度。

特异性 IgE 抗体检测是复杂的。申请检测的医生需要确保血液样品送交到临床实验室以最定量的形式进行准确测定。CAP 药典中的特异性 IgE 试验，区分有症状和无症状的对相关变应原皮肤点刺试验阳性患者的最适临界值：季节性变应原为 10.7 kIU/L，常年性变应原为 8.4 kIU/L。在这些体外试验中，因为应用广泛、分析结果可靠及皮肤点刺试验结果的一致性，ImmunoCAP 技术被视为金标准。总体上说，关于吸入性变应原，体外试验已经大为改进，但是其总体敏感性仍被认为稍微偏低于皮肤点刺试验。有效的特异性 IgE 试验对临床查找变应原非常有帮助。皮肤点刺试验具有较高的灵敏度，且体外特异性 IgE 试验阴性结果仍不能明确地排除吸入性变应原导致的变态反应。

2. 血清总 IgE 检测　血清总 IgE 水平可明确变态反应性疾病存在，其检测对某些临床病例是非常有用的，包括诊断过敏性支气管肺曲霉病或过敏性支气管肺真菌病。使用抗 IgE 人源化单克隆抗体（奥马珠单抗）治疗的患者需要考虑检测血清总 IgE 水平。血清总 IgE 测定的临床应用价值受制于年龄依赖性的浓度及变态反应性疾病与非变态反应性疾病患者之间 IgE 水平的差异。

血清总 IgE 测定可使用 ImmunoCAP™系统，也可使用其他一些方法如 ELISA。ELISA 测定血清总 IgE 采用双抗体夹心法，其原理是先将具有免疫活性的特异性抗体包被在某种固相载体上，然后加入待测血清，若待测血清中含有相对应抗原，则与相应抗体结合在载体表面形成抗原抗体复合物。经洗涤后再加入酶标记的特异性抗体，载体的表面形成抗体–抗原–酶标记抗体复合物，洗去过剩的酶标记抗体，加酶底物和显色剂，液体呈现显色反应，其有色产物的量与待测抗原的量成正比。夹心法是检测抗原最常用的方法，其操作步骤是将抗人 IgE 抗体包被固相载体如酶标反应板或塑胶珠，接着与待测血清共孵育。人血清 IgE 与反应板上的抗人 IgE 结合，用缓冲液洗涤去除未结合的血清成分，加入酶（辣根过氧化物酶或碱性磷酸酶）标记的抗人 IgE 抗体，洗涤去除多余的酶标抗体，加入酶底物，用分光光度计检测酶反应过程的颜色变化。可以根据 IgE 标准曲线推导出血清 IgE 含量。血清总 IgE 水平通常以 IU/ml、kIU/L、ng/ml 表示（1IU/ml=1 kIU/L=2.4 ng/ml IgE）。

因为在变态反应性疾病患者和非变态反应性疾病患者的血清总 IgE 之间有广泛重叠，血清总 IgE 水平正常的人可能也会有某种变应原特异性 IgE 抗体，因此也会出现变态反应性疾病。健康儿童血清 IgE 浓度均值会逐渐增高，一直到 15 岁；然后在生命中的第八个十年内会降低。因此，血清总 IgE 水平检测对吸入性、食物和药物变应原引起的变态反应评估并无临床实际价值。

（二）血清类胰蛋白酶检测

类胰蛋白酶是一种 30～35 kDa 的中性丝氨酸糖蛋白酶，主要存在于肥大细胞中，嗜碱性粒细胞分泌颗粒中虽也含有，但仅为肥大细胞含有量的 0.2%。当肥大细胞脱颗粒时，类胰蛋白酶随其他介质一起释放，参与过敏性炎症过程。类胰蛋白酶具有促进气道修复、调节气道平滑肌细胞的张力和反应性、刺激肥大细胞活化等作用。在发生速发型变态反应时，类胰蛋白酶一般在致敏后 1～2 小时达高峰，迟发型刺激时如食物过敏，在血液中达到高峰时间为 30～60 分钟。由于类胰蛋白酶在血液循环系统被清除的半衰期约为 2 小时，其峰值可能在血液循环系统维持数小时。若高峰值为 100 ng/ml 的类胰蛋白酶，6 小时后其血液水平约为 19 ng/ml；而高峰值为 800 ng/ml，血液水平回到 10 ng/ml，则需要 12 小时。800 ng/ml 是目前观察到的系统性过敏患者的血清最高水平。当类胰蛋白酶体外保存在 –20℃或者更低温度时，它的免疫反应性至少能保持一年。

肥大细胞是介导Ⅰ型变态反应的重要成分之一。肥大细胞经 FcεRI 受体依赖性途径激活后释放大量炎症性介质，其中类胰蛋白酶可引起嗜酸性粒细胞趋化和增殖，参与疾病的慢性炎症反应。因此，类胰蛋白酶用于变态反应性疾病的诊断，如支气管哮喘、过敏性休克、荨麻疹、全身性变态反应等。

蛋白酶激活受体（protease activate receptor，PAR）是丝氨酸蛋白酶受体，包括 PAR-1、PAR-2、PAR-3、PAR-4，其中，PAR-2 广泛分布于人体器官中，如胃肠道、胰、肾、肝、气道、前列腺、卵巢和眼睛等。同时，也发现它存在于内皮细胞、上皮细胞、平滑肌细胞、淋巴细胞系、中性粒细胞和其他人类细胞中。在变态反应性疾病的研究中发现，PAR-2 与变态反应密切相关。尘螨是引起变态反应性疾病的最常见的环境变应原之一，也是 PAR-2 的天然受体。尘螨变应原第 1 组分 Der 1 能够通过激活人肥大细胞 HMC-1 表面 PAR-2 受体引起肥大细胞脱颗粒释放类胰蛋白酶。

类胰蛋白酶主要存在肥大细胞中，血液中含有量很低，不易检测。但是当过敏引起肥大细胞脱颗粒时，类胰蛋白酶被大量释放，血液类胰蛋白酶含有量急剧增多。近年来，继传统比色法后，很多新的检测方法相继出现，用以测定体液中的类胰蛋白酶含有量的方法，具体介绍如下。

（1）酶联免疫分析（ELISA）：采用不同种属的单克隆抗体（单抗）和类胰蛋白酶发生抗原抗体反应，对类胰蛋白酶进行免疫分析。抗类胰蛋白酶抗体 B12（mAbB12）作为一抗，用生物素化的 G5 单克隆抗体（mAbG5）可检测成熟的类胰蛋白酶，对于成熟的天然和重组形式的 α 和 β 类胰蛋白酶，只有 mAbG5 能识别其中的线性抗原决定簇；总类胰蛋白酶（包括前体及成熟的 α、β 类胰蛋白酶）则可以用 G4 单克隆抗体（mAbG4）进行检测。成熟类胰蛋白酶的检测（mAbB12，mAbG5）通常采用 ELISA 进行测定。

（2）荧光酶联免疫分析（FEIA）：此法用于检测样本总的类胰蛋白酶含量，可采用 ImmunoCAP 全自动变应原检测仪。抗类胰蛋白酶抗体预先结合在 ImmunoCAP 固相载体中，37℃孵育，与血液样本中的类胰蛋白反应，形成类胰蛋白酶 ImmunoCAP 抗类胰蛋白酶复合物，洗脱；加入酶标二抗，形成酶标二抗、抗类胰蛋白酶抗体与待测类胰蛋白酶的复合物，再次洗脱；加入底物，产生酶催化荧光产物；终止液终止反应，测定荧光值。根据标准曲线计算血清类胰蛋白酶含有量。

（3）类胰蛋白酶活力测定：类胰蛋白酶具有与胰蛋白酶类似的特点，能催化水解赖氨酸和精氨酸羧基所形成的肽键，常见于体外检测；采用专一性底物 Na-苯甲酰-DL 精氨酸-对硝基酰胺盐酸盐（BAPNA）。以 20 mg BAPNA 溶于 1 ml 二甲基亚砜中，取 20 ml 加入 0.65 ml 反应缓冲液盐酸三羟甲基氨基甲烷（Tris·HCl，0.1 mol/L，pH 7.4）中震荡混匀，加入待测液（血清等）100 μl 震荡混匀，30℃反应 30 分钟后，加入 0.25 ml 30%乙酸终止反应。酶标仪 405 nm 处测光吸收值。配制胰蛋白酶标准溶液，描记标准曲线，算出类胰蛋白酶的含有量。

（4）免疫组织化学分析：对于组织石蜡切片，可通过免疫组化法检测肥大细胞颗粒内及细胞周围的类胰蛋白酶，通过图像分析系统，观测类胰蛋白酶的分布及半定量，同时还可间接地判断肥大细胞的激活情况，有助于判断发生的变态反应的类型。

（5）免疫印迹：Western blot 分析肥大细胞特征性蛋白酶类胰蛋白酶在各个脏器组织中的表达水平。可选磷酸苷油酸脱氢酶（GADPH）为内参，在 34 kDa 左右表达类胰蛋白酶。

（三）细胞因子检测

近 30 年来，细胞因子研究取得了惊人的进展。对细胞因子及其受体系统变化的测定，越来越成为对生理和病理过程解析的重要手段，由此将细胞因子引入疾病的临床检测。在尘螨检测方面，目前在 37 种已命名的尘螨变应原组分中，第 1、2 组分可诱导 80%的变态反应性疾病患者产生 Th2 型细胞因子。

在正常的免疫应答过程中，各种相关的细胞因子协同作用。而在某些情况下，某种或某些细胞因子或其受体表达异常，无论是亢进还是缺乏，均会导致病理性改变。于是细胞因子及其受体检测的意义就在于揭示细胞因子和受体的异常变化与疾病及病理改变的关系，从而为临床诊断和治疗提供依据。目前，临床开展细胞因子检测工作呈上升趋势，其原因有：①越来越多的资料表明细胞因子与疾病的病理过程有关；②越来越多的细胞因子或细胞因子拮抗剂应用于疾病的治疗；③特异而易用的细胞因子检测试剂盒大量商品化。国内外对变态反应性疾病患者体内细胞因子的变化进行广泛测定，获得了许多有价值的资料。

研究表明，Th2 类细胞因子（IL-4、IL-6、IL-10、IL-13）与变态反应性疾病有关。由尘螨引发的支气管哮喘患者在急性期体内 Th2 类细胞因子表达增加，恢复期细胞因子表达降低。应用重组 IL-12 在腹腔内注射或雾化吸入，均可降低变应原诱发的呼吸道高反应性和呼吸道炎性，因此对哮喘的治疗具有潜在的应用价值。IL-4、IL-5 增加反应的 Th2 细胞的高表达及 IL-2、IFN-γ 减少反应的 Th1 细胞的低表达，与变应性鼻炎发生发展密切相关。粉尘螨是慢性自发性荨麻疹患者最常见的变应原之一，慢性自发性荨麻疹存在与 Th1 /Th2 细胞失衡有关，患者体内存在 Th1 和 Th2 细胞因子网络的调节紊乱，检测发现慢性自发性荨麻疹患者 T 淋巴细胞总数明显降低，$CD4^+$ T 细胞明显下降，IL-2、IFN-γ 水平降低，而 IL-4 高于正常对照组。

Th2 型细胞因子的检测方法可分为四大类：生物活性检测法、免疫学检测法、分子生物学检测法和细胞内细胞因子测定法。①生物活性检测法：基于对细胞因子的生物效应的检测，反映了细胞因子在生物体内的活性状态。②免疫学检测法：是利用抗体对抗原表位的识别检测细胞因子蛋白质的抗原特性，如酶联免疫检测法（ELISA）、放射免疫检测法等，它们具有微量、简单和快速等优点。夹心 ELISA 法要有抗同一细胞因子不同表位的两个抗体。一个抗体用于包被，做捕捉抗体用；另一个抗体分子做检测用，其分子上标记有生物素。生物素分子与标记酶的亲和素分子结合。一般用单抗作为包被抗体，用多抗或几个单抗混合起来作为检测抗体，这样可以提高检测的灵敏度。ELISA 法的优点是特异、方便、易标准化和批量化，很适合临床应用。其缺点为提供的是免疫活性信息，而不是细胞因子生物活性信息。细胞因子前体分子、细胞因子分解片断、细胞因子聚合物、细胞因子与结合蛋白或可溶性受体结合物虽均无生物活性，但依然可被免疫化学法测定。除此之外，血清或体液中的嗜异性抗体、抗类风湿因子等自身抗体也会干扰测定结果。免疫学检测法中使用的试剂（主要是抗体）或检测过程中的差异也可能导致不同的结果。免疫学方法不能代替检测生物学活性的方法，两种方法从不同角度反映了细胞因子的存在，因此联合使用较好。③分子生物学检测法：该方法是检测细胞因子 mRNA 表达，它包括测定细胞因子 mRNA 克隆并表达细胞因子基因。检测细胞因子 mRNA 的方法主要有聚合酶链反应（PCR）、原位杂交、Northern 印迹试验和斑点杂交试验。由于细胞因子 mRNA 半衰期短且拷贝数少，可采用逆转录聚合酶链反应（RT-PCR）来对细胞因子进行检测，该方法灵敏性高且操作简单，比 Northern 印迹法和原位杂交法更有临床应用前景。④细胞内细胞因子测定法：该方法测定的是细胞因子的前体分子，是单一细胞行为。除直接取样品细胞，对那些经常表达和在病理情况下亢进表达的细胞因子进行检测外，一般要用适当活化条件先将其活化，使之合成预测细胞因子。

对外周血和体液中细胞因子（包括 IL-4、IL-5、IL-6 等）的检测已有不少报道，但细胞因子特异度较差且半衰期短，是否可作为变态反应性疾病严重程度和疗效评价的方法至今尚未定论。

（四）尘螨变应原组分分辨诊断芯片

迄今为止，体外或体内诊断 I 型变态反应性疾病的方法均采用变应原粗提浸液混合物。采用这种粗提浸液，可以鉴定出患者因何种变应原来源物质致敏，但无法明确因何种变应原单组分致敏。用粗提浸液也无法明确患者是同时对多种变应原来源物质过敏，还是对具有交叉反应的某种变应原过敏。

采用现代免疫学技术检测致敏机体的变应原组分称为组分分辨诊断（component-resolved diagnosis，CRD），其可以明确引起机体疾病的变应原组分，明确每个患者对粗提浸液混合物中不同变应原的特异性 IgE 反应滴度，监测免疫治疗效果以及时调整变应原的剂量和种类。建立组分分辨诊断方法的前提是获得与机体特异性 IgE 结合的变应原纯净物。以往采用生物化学的方法提纯变应原，需饲养螨达一定密度，耗时长，过程烦琐，成本较高，且不能从根本上提高变应原的纯度。近年来，随着分子生物学技术的迅猛发展，多种重组变应原问世，并已证实其性质稳定，无遗传或生物学的变异，并且产量丰富，完全可以替代传统的天然变应原用于临床诊治 I 型超敏反应疾病。组分分辨诊断方法也因此得到快速发展。

蛋白质芯片（protein array）是蛋白质组学研究中兴起的一种新方法，是将蛋白质点到固相物质上，然后与待检测的组织或细胞等进行“杂交”，通过自动化仪器分析得出结果。这里的“杂交”是指蛋白与蛋白之间如抗体与抗原，在空间构象上能特异性地相互识别。因此，如果将多种重组变应原制成蛋白质芯片，就可以在一次试验中检测患者血清与多组变应原的反应情况，这是以往用 RAST、ELISA、UniCap 等方法无法做到的。此外，蛋白质芯片的灵敏度高，使用的血清样品量少，这也是传统方法无法比拟的。

目前，从屋尘中检出的螨类多达 100 种以上，在 37 种已命名的尘螨变应原组分中，第 1、2 组分可诱导机体产生高浓度的 IgE 抗体，而第 3、5、6、7 组分可与 50%左右变态反应性疾病患者血清 IgE 发生结合，有 20%左右的尘螨变态反应性疾病患者并不对第 1、2 组分产生特异性 IgE。由于粉尘螨和屋尘螨均隶属麦食螨科（Pyroglyphidae）、尘螨属（*Dermatophagoides*），其同种变应原单组分间核酸和氨基酸序列相似度高，具有较高的交叉反应。用蛋白质芯片检测尘螨粗提浸液皮试阳性患者血清中特异性 IgE 含量，统计每位患者对尘螨变应原不同组分的反应率，可以明确引起机体致敏的变应原组分，为临床制订免疫治疗方案提供依据；统计尘螨变应原的每种组分与哮喘患者血清 IgE 结合率，也可以了解我国尘螨变应原 IgE 结合反应模式。将重组变应原制备成蛋白质芯片用于临床检测变态反应性疾病，具有高通量、特异性高、方便快捷和定量等诸多优点。

第十四章　尘螨源变态反应性疾病的治疗

世界卫生组织在变态反应性疾病治疗的指导性文件中明确指出：针对变态反应性疾病患者，需要强调“四位一体”的综合治疗方案，包括患者健康教育、避免接触变应原、适当的对症治疗及免疫治疗。此指导思想在变应性鼻炎及其对哮喘的影响（Allergic Rhinitis and its Impact on Asthma Guidelines，ARIA）、欧洲变态反应与临床免疫学学会（The European Academy of Allergy and Clinical Immunology，EAACI）等指导方案中得到进一步的推荐，并突出了标准化、正规、早期过敏诊断与治疗的重要性。总的来说，“四位一体”的治疗概念是最经济实惠、效果最佳的治疗方案。

一、尘螨控制

尘螨控制是治疗尘螨过敏的最基本方法。尘螨控制目标包括：①减少活螨数量；②降低尘螨变应原浓度；③减少人对尘螨及其变应原的暴露。尘螨控制包含 3 个要点（怕光、怕热、怕干燥）和一个原则（尘螨变应原水平）。因此，可采取如下措施。①降低室内相对湿度。②用空调、吸湿机或根据季节和气候开窗通风（RH＜50%）。③使用防螨纺织品：织物孔径＜10 μm 可减少 Der f 1 和 Der p 1 通过。幼螨的宽度一般＞50 μm，因此，织物孔径≤20 μm 可阻止所有尘螨通过。④床上用品的清洗、烘干和干洗：普通洗衣粉在 25℃和至少 5 分钟的条件下，可除去绝大多数螨和猫毛变应原。⑤地毯、窗帘和家庭装饰（家具）：采用抛光木地板、乙烯树脂地板、地板砖，使用皮革、乙烯树脂、木制家具，更换窗帘（用可擦洗的百叶窗代替或经常清洗）。⑥尽量不要在地下室生活。⑦冷冻软玩具和小件物品：在−20～−17℃冷冻软玩具和小件物品（如枕头和特殊衣物）至少 24 小时，冷冻后清洗这些物品可以去除死螨和变应原。⑧使用高性能真空吸尘器对地毯进行真空吸尘，防螨性能要求：吸尘器的尘袋应是双层的或中央真空吸尘器末端通向户外。⑨杀螨制剂：使用对环境无害，对人体安全的杀螨制剂。详见本书第七章。

二、药物治疗

（一）西药治疗

1. 抗组胺药物　抗组胺药物能快速缓解由组胺释放引起的流涕、喷嚏、鼻痒及眼部症状，是变应性鼻炎患者的首选治疗药物。第一代抗组胺药能引起如嗜睡、疲劳、头痛等中枢神经系统的不良反应。第二代抗组胺药，如西替利嗪、氯雷他定等，具有一定的抗炎特性，对鼻塞也有一定的缓解作用，以上不良反应较少，长期应用安全性好。口服抗组胺药物对哮喘的治疗作用有限，但对遗传体质者，如伴有变应性鼻炎和湿疹等患儿的过敏症状的控制，可以有助于哮喘的控制，抗组胺药在使用过程中偶可出现口干舌燥、Q-T 间期延长等不良反应，应注意避开高危人群。

2. 糖皮质激素　糖皮质激素是由肾上腺皮质束状带分泌的一类甾体激素，具有抗炎、抗过敏、抗休克及调节物质代谢等多种作用，广泛用于大量疾病的治疗，在哮喘治疗中占有重要地位。其药理学基础包括抑制花生四烯酸代谢，减少白三烯和前列腺素的合成；抑制嗜酸性粒细胞的趋化和活化、抑制细胞因子的合成、减少微血管渗漏、增加细胞膜上 β_2 受体的合成等。根据适应证和用药途径分为全身用糖皮质激素（包括口服、静脉及肌内给药）和局部用糖皮质激素（主要为吸入型糖皮质激素及鼻用糖皮质激素），后者是将前者的化学结构加以改建、修饰，使其兼具水溶性和脂溶性，增加局部抗炎能力，且在适当剂量应用下，避免了全身激素应用的不良反应。常用药物包括丙酸倍氯米松、布地奈德、丙酸氟替卡松等单激素制剂，以及吸入激素和长效支气管舒张剂的合剂。

3. β_2 受体激动剂　β_2 受体激动剂舒张支气管的主要机制包括：①通过选择性激活气道平滑肌细胞表面的 β_2 肾上腺素能受体，激活腺苷酸环化酶，提高细胞内环腺苷酸（cAMP）的浓度，使肌细胞膜电位稳定，胞质内蛋白激酶 A 活化，肌质球蛋白磷酸化，降低细胞内 Ca^{2+}浓度，达到松弛气道平滑肌的作用；②通过肥大细胞膜保护作用，抑制肥大细胞脱颗粒，减少组胺和白三烯等炎症介质释放，从而减轻气道黏膜充血水肿，缓解气道痉挛。根据药物作用时效的不同，β_2 受体激动剂包含短效（沙丁胺醇气雾剂、硫酸特布他林气雾剂）和长效（沙美特罗、福莫特罗）两种药物。

4. 抗白三烯治疗　白三烯是 I 型变态反应的重要炎性介质，来源于细胞膜和核膜的脂质双层，是花生四烯酸经 5-脂氧合酶途径代谢产生的。白三烯通过与位于肥大细胞、嗜酸性粒细胞等细胞表面的白三烯受体结合产生生物学效应，引发气道平滑肌收缩及炎性反应。由于抗白三烯药物只是抑制哮喘炎症过程中的一种介质，与糖皮质激素的广泛抗炎作用相比，其作用相对弱，主要作为控制治疗的联合用药。抗白三烯药物可分为白三烯受体拮抗剂（孟鲁司特、扎鲁司特）和白三烯合成酶（5-脂氧化酶）抑制剂。

（二）中药治疗

多种复方和单味中药及其提取物或成分具有抗过敏作用，临床常用于多种变态反应性疾病的治疗，具有疗效好、毒副作用小的特点。中药方剂大多具有祛风、清热、凉血等功效，这与变态反应性疾病起病急、传变迅速的特点相符。药理研究也表明，中药制剂及其有效成分对于变态反应性疾病的治疗具有调节免疫力、整体调控和多靶点、多方式调节的特点，可干预变态反应的各个环节，如降低组胺释放、抑制肥大细胞脱颗粒、抑制细胞因子的释放或降低其活性等。同时，很多中药复方制剂及单味药发挥抗过敏作用的机制并不是单一的，而是通过多途径、多靶点进行整体调控，从而达到有效治疗过敏性疾病的目的。

三、免疫治疗

1911 年，Leonhard Noon 和 John Freeman 在伦敦圣玛丽医院用花粉粗提浸液接种花粉症患者，观察到结膜对花粉的速发性变态反应迅速下降，从而证实了免疫治疗的有效性。这一事件被认为是变应原特异性免疫治疗（allergen-specific immunotherapy，ASIT）的诞生。传统 ASIT 采用皮下注射变应原的方式进行，即用小剂量皮下注射并逐渐增加，最后维持在一定剂量治疗 IgE 介导的 I 型变态反应性疾病。对 ASIT 工作机制的认识建立在对适应性免疫应答过程及固有免疫系统对外来抗原应答理解的基础上，最初是观察到动物模型及人体 Th1 和 Th2 反应的变化，随后了解到组胺是速发型变态反应发生的重要介质，在 T 细胞应答及变应原特异性 IgG4 形成过程中发挥重要作用。后来发现 $CD4^+$、$CD25^+$调节性 T 细胞（T-reg 细胞）可抑制 Th2 细胞和嗜酸性粒细胞、巨噬细胞等，甚至有研究表明变应原特异性调节性T细胞表达水平与患者临床症状呈负相关；机体还存在一种新的 $CD4^+$ T 细胞亚群，即 Th17，其具有 IL-23 依赖性并产生 IL-17，调节 Th1 和 Th2 细胞分泌的细胞因子水平；新型 T 细胞亚群 Th22、Th9 对呼吸道变态反应也具有重要的调控作用。一百年来，人们深刻认识到 ASIT 工作机制的复杂性，也确信诱导机体免疫耐受是 ASIT 发挥作用的根本途径，但确切的细胞分子免疫学机制仍未明了。

20 世纪 80 年代初，英国发生数例因注射变应原制剂引起患者死亡的事件，ASIT 在欧洲一度被禁止，传统的皮下注射免疫治疗方式也因此受到了挑战。口腔黏膜具有免疫赦免功能（immune-privileged site），其与食物蛋白中的许多抗原、病原生物接触，不仅很少发生重度急性过敏反应和炎症反应，而且能够形成口腔耐受，可能是因为位于此部位的细胞具有抗炎作用。1986 年，Scadding 和 Brostoff 首次采用口腔内给予变应原至舌下黏膜的方式成功治疗变应性鼻炎，此方法被称为舌下特异性免疫治疗（sublingual immunotherapy，SLIT）。1993 年，SLIT 被欧洲变态反应和临床免疫学会（European Academy of Allergy and Clinical Immunology，EAACI）认可并推广。Meta 分析显示，SLIT 不仅具有较好的治疗效果，而且安全性高，操作简单、方便、无痛，患者可以自己在家治疗。目前，SLIT 已被广泛用于代替皮下注射免疫疗法，尤其受到了欧洲各国的青睐，欧盟医药管理局（European Medicine Agency，EMA）已正式批准其用于临床。

（一）给药方式

（1）肌内注射：肌肉组织中血管丰富，使用变应原时，可能会产生全身性过敏等副作用，目前肌内注射方式的特异性免疫治疗（specific immunotherapy，SIT）尚未尝试。

（2）皮下注射：皮下组织血管和肥大细胞都较少，但是树突状细胞（dendritic cell，DC）也少，皮下注射免疫治疗（subcutaneous injection immunotherapy，SCIT）的免疫学效应较低。

（3）口腔/舌下：黏膜上皮没有血管且富含 DC，因此口服或舌下含服方式有较好的应用前景。此方式无全身性过敏反应的风险，可以通过舌下大剂量使用变应原进行治疗；但是被覆上皮对蛋白质的通透性较差。因此，SIT 治疗过程中需要高剂量的变应原。

（4）皮内：真皮富含大量的 DC、肥大细胞和血管，且治疗用变应原不能被 IgE 识别，该方式拥有巨大应用前景。最近的临床试验观察了皮内使用低剂量变应原后耐受性的诱导情况及皮肤迟发型反映情况，发现丰富的 DC 允许相对较低的变应原剂量。

（5）表皮/经皮：表皮通过角化的角质形成细胞和角质层形成外层屏障，但是大分子物质可以进入。此部位含递呈抗原的朗格汉斯细胞（Langerhans cell，LC）。角质形成细胞在适应性免疫应答中发挥重要作用。受到诸如擦伤等轻微刺激的皮肤分泌 IL-7 样细胞因子、胸腺基质淋巴生成素、IL-25 和 IL-33，引起 T-reg 和 Th2 型免疫应答。较强的上皮损伤引起过多的 IL-1α、IL-6 和 TNF-α 的分泌，促进 Th1 型反应。

以上给药方式中皮下注射一直是主导的给药方法，在过去的 20 年来，变应原提取物的舌下应用逐年增加，并且在一些欧洲国家已成为主导方式。其他给药途径如表皮和淋巴内给药，同样处于相应的积极研究中，可作为对皮下注射耐受性差或有严重不良反应患者的选择。

（二）治疗方法

1. 特异性免疫治疗　比较规避变应原、药物治疗和特异性免疫治疗（SIT）三种方法的费用，结果显示 SIT 可以节省大量的医疗保健成本。SIT 是指通过皮下注射小剂量纯化的变应原治疗过敏，如脱敏和减敏治疗，停止治疗后，其疗效比药物治疗更加显著且持久，因为症状持续改善，相关治疗成本持续减少。一项为期 6 年的前瞻性研究表明，采用 SIT 治疗的患者的医疗保健成本比为期 3 年的药物治疗患者少 80%。除了疗效好、治疗成本低之外，SIT 还能防止患者向哮喘发展，而且患者对新的变应原的敏感性也会降低。目前，SIT 主要用于尘螨过敏引起的变应性鼻炎、哮喘，对尘螨过敏引起的特应性皮炎、过敏性结膜炎也有疗效。SIT 通过调节患者 Th1/ Th2 型淋巴细胞之间的平衡来阻断变应原诱导的变态反应的发生，其作用机制可能是上调 Th1 型细胞因子的分泌、诱导 Th2 应答的下调或 Th2 应答向 Th1 应答转化，从而降低气道对螨类变应原的特异反应性。SIT 可提高机体对变应原的耐受性，减轻速发型和迟发型的炎症反应；防止新的变应原产生，阻止变应性鼻炎发展为哮喘；调节细胞免疫和体液免疫对变应原的应答。SIT 可诱导 IgA、IgG1 和 IgG4 的产生，进而与 IgE 竞争变应原，降低抗原提呈细胞对变应原的捕获提呈。SIT 治疗后 IgG4 抗体升高，起初为 IgG1 然后是 IgG4，而变应原 IgE 起初升高，然后轻度下降；Th1/Th2 比例升高，IL-10 和 TGF-β 表达增加，对调节性 T 细胞的功能具有重要作用。另外，SIT 可减少肥大细胞数量并降低炎症细胞释放炎症介质的能力，降低 T 细胞对变应原暴露的反应性。

2017 年 3 月 1 日，美国 FDA 批准 Odactra 用于治疗变应性鼻炎，这是 FDA 批准的首个舌下含服的尘螨变应原提取物产品。Odactra 的成分就是尘螨变应原提取物，该产品为舌下含片，溶解迅速，患者可常年服用。患者首次用药时需医生在旁观察 30 分钟，确认不发生潜在的毒副作用。如果患者首次用药耐受良好，以后可以自行在家用药。

2. T 细胞肽免疫疗法　T 细胞肽是天然变应原蛋白质在主要组织相溶性复合体Ⅱ（MHCⅡ）参与下经抗原提呈细胞处理后呈递给 T 细胞的一种短的线性氨基酸序列，其治疗机制是 T 细胞肽可为 T 细胞识别，但不能与变应原特异性 IgE 结合，因而也不能发生变态反应，但可导致 T 细胞免疫性的丧失或细胞因子含量的改变，从而诱导 T 细胞的免疫耐受。与 SIT 相比， T 细胞肽片段无 IgE 结合表位，IgE 不能与肥大细胞和嗜碱性粒细胞的高亲和力受体 FcεRI 相结合，因而不能诱导组胺、IL-24 等的释放。对尘螨变应原第 1 组分和第 2 组分的 T 细胞和 B 细胞表位图谱进行研究，结果表明 T 细胞表位区域存在着个体差异。由于同一个变应原往往存在多个 T 细胞位点，其表位的数量也随个体而异，不同的患者对 T 细胞表位增殖的反应不同，所以仅利用 1～2 个主要 T 细胞表位的肽片段提取物进行免疫治疗，其效果仍显不足。因此，寻找尘螨变应原主要组分的决定性 T 细胞表位并加以利用，可以最大限度地保护患者。

3. 重组变应原免疫治疗 重组变应原免疫疗法是利用 DNA 重组技术对编码天然变应原的基因进行操作，改变其 IgE 结合表位的主要氨基酸序列，使重组变应原既保持 T 细胞的表位活性，促进 T 细胞增殖，又降低 IgE 的表位结合能力，降低其变应原性，从而达到抗过敏的作用。通过定点突变技术合成了屋尘螨变应原第 2 组分（Der p 2）的异构体，这些异构体的 IgE 结合能力比天然变应原低 10～100 倍，但是保留了原有的 T 细胞表位，刺激 T 细胞应答的能力与天然 Der p 2 相当。重组表达的粉尘螨变应原第 1 组分（Der f 1）有与天然变应原相似的酶活性和 IgE 结合能力。但有的重组变应原的变应原性较天然变应原低，如屋尘螨变应原第 1 组分（Der p 1）的重组蛋白可与天然的亲代变应原特异性 IgE 抗体发生反应，但与患者 IgE 抗体的亲和力比天然分子低，这种差异可能是 Der p 1 的重组蛋白质与谷胱甘肽 S-转移酶融合表达产物形成了不同的折叠所致。有的变应原的天然分子仍未分离出来，其重组体是唯一的变应原来源。尽管已有的研究提示重组变应原免疫治疗具有很好的应用前景，但要将各种尘螨变应原以编码 DNA 重组并用于临床，尚需做大量的工作。

4. 抗 IgE 抗体疗法 在螨类变态反应疾病中，IgE 介导、T 细胞依赖的炎症反应机制起着主要作用；而且患者往往对不只一种变应原敏感。所以，直接阻断 IgE 应该是一种理想的变态反应疾病治疗方法。目前已成功研制出供人体使用的重组人单克隆抗 IgE 抗体：奥马珠单抗，这是一个人源化的嵌合体 IgG1 单克隆抗体，对人高亲和力 IgE 受体 FcεRI 有独特的抗原决定簇。奥马珠单抗可与人体内游离的 IgE 结合，但不与肥大细胞、嗜碱性粒细胞膜上的 IgE 结合。机体处于致敏状态时，IgE 大量存在于循环中，或与肥大细胞和嗜碱性粒细胞结合。抗 IgE 抗体与游离 IgE 结合形成抗原抗体复合物，可以将 IgE 从循环系统中清除，临床试验发现，治疗后患者的炎症介质、过敏症状及气道高反应性明显减轻，总 IgE 水平降至治疗前的 1%以下，同时 IgE 的 FcεRI 明显下调。但是，抗 IgE 抗体疗法费用较高，需频繁治疗以补充体内 IgE 的耗竭状态，尚需联合其他方法使治疗效果更加明显。

5. 基因疗法 基因疗法包括 DNA 免疫和免疫刺激序列两种方法。DNA 免疫法是指将 DNA 疫苗接种入宿主体内或细胞内。DNA 疫苗是将编码保护性蛋白表位的 cDNA 插入含强哺乳动物启动子的载体中构建而成。这些病原体的抗原在细胞内合成，可产生直接与 MHC Ⅰ类或Ⅱ类分子结合的抗原肽以呈递抗原。内源蛋白的合成类似病毒的感染，以 MHC Ⅰ类分子呈递外源蛋白，而专职抗原呈递细胞摄入可溶蛋白，以 MHC Ⅱ类分子呈递蛋白，免疫反应的两条途径都能够被激活，并且不会引起由活病原体感染导致的包括细胞死亡和炎症在内的组织变化。

免疫刺激序列（immunostimulatory sequence，ISS）是由 2 个 5′-嘌呤、2 个 3′-嘧啶和去甲 CpG 保守基序组成。包含 CpG 基序的寡聚脱氧核苷酸（CpG-ODN）可特异性抑制总 IgE，而增加总 IgG、IgM 的含量及变应原特异性 IgG、IgM 的含量。CpG 通过诱导外周血细胞 IL-12 mRNA 的表达，可剂量依赖性地提高 IFN-γ 的含量，对抗过敏。用这种 ISS 进行免疫治疗时可作为佐剂与 DNA 疫苗合用，可以单独使用或与重组异构变应原合用。例如，给哮喘小鼠注射 DNA ISS 后，小鼠的气道炎症反应和气道高反应性及哮喘症状都受到抑制，同时还抑制了骨髓嗜酸性粒细胞的分化、成熟和浸润。

（三）临床效果

目前，SIT 被认为是变态反应性疾病唯一的病因治疗方法，SIT 可以改变病程，阻止症状的恶化和防治对新的变应原产生过敏，通过小剂量皮下注射尘螨变应原，并逐渐增加变应原剂量，提高患者对特异性变应原的免疫耐受力，调节患者细胞免疫功能，增强 Th1 反应、抑制 Th2 反应，并促进产生高水平的 IgG 抗体，阻断变应原结合到 IgE。在变态反应性疾病的不可逆性改变发生前的早期阶段进行免疫治疗，可能会影响疾病的进程。SIT 的临床效果具有剂量依赖性，并且最大剂量需要维持较长一段时间后才能出现临床效果。达到最佳临床效果的最佳剂量尚不清楚，大多数报道只是建议采用最高耐受剂量。目前 Der p 1 的有效剂量建议在 0.5～11 μg/ml。用尘螨提取物制剂进行的皮下免疫治疗（subcutaneous immunotherapy，SCIT）的有效性已经通过双盲、安慰剂对照临床试验得到证实。试验对象包括患有结膜炎和（或）哮喘的儿童和成人。大多数免疫治疗使用的尘螨变应原提取物都是经过明矾吸附或化学修饰。SCIT 的疗效在特应性皮炎患者身上也得到了证实，但还需要更多的双盲、安慰剂对照实验进一步证实。

通过症状、药物评分观察来评价 SLIT 效果，其对于哮喘和（或）鼻炎的儿童和成人患者有疗效，能降低鼻部症状和药物用量，并且改善常年性结膜炎患者的临床表现。考虑到依从性是决定疗效的一个关键因素，理想的临床疗效还需要对患者进行规范化管理。

除了变应原浓度和螨种外，其他影响 SIT 疗效的因素还有很多。研究表明，尘螨变应原提取物治疗数月后才出现明显的疗效，完善治疗策略可以提前达到理想疗效。Ferrer 等（2003）用修饰后的屋尘螨和粉尘螨疫苗对患者进行为期 6 个月治疗后，屋尘螨提取液激发实验显示 PC_{20} FEV_1 较治疗前有显著差异。在该研究结束时，免疫治疗组有 10 例患者需要治疗前 3 倍以上的变应原才能达到 PC_{20} FEV_1，而对照组仅 1 例，两组疗效差异具有统计性意义（$P<0.05$）。治疗后的第 3 个月、第 6 个月对患者的症状、药物评分等进行评价，结果显示只有治疗组出现了改善。治疗 6 个月后，治疗组患者的皮肤敏感性显著降低，引起产生相同的组胺（10 HEP）所需要的变应原量是治疗前的 3 倍，然而对照组没有改变，并且无严重不良反应报道。Ibero 和 Castillo（2006）证实治疗组患者在治疗 4 个月后，$PC_{20}FEV_1$ 有显著变化，达到致敏阈值所用的尘螨变应原是 309 μg，而治疗前需要的尘螨变应原的量是 26 μg，即所需的量是治疗前的 12.8 倍。治疗组患者两侧支气管反应的病例数较对照组明显减少。治疗组患者的皮肤反应、症状及药物评分也有显著改善。Bahceciler 等（2005）评估了屋尘满和粉尘螨 SLIT 的临床治疗结果及过敏原特异性抗体的变化情况。两组哮喘患者中，第 1 组接受 6 个月的免疫治疗，第 2 组接受 12 个月的免疫治疗，两组患者的药物评分、嗜酸性粒细胞计数和特异性 IgE 抗体都显著下降，但是第 2 组患者呼吸道症状改善更加显著。Hung 等（2004）证明经过 4 个月治疗的患者呼出的一氧化氮水平显著下降。治疗 5 个月后，呼气高峰时呼气流速显著增加，并且哮喘症状评分下降。Gardner 等（2004）表明，经过 9 个月免疫治疗，所有患者症状评分均减少，并且对屋尘螨的迟发型反应减少；分泌 IL-10 的 $CD4^+$ T 细胞比例增加，分泌 IL-4 的 $CD4^+$ T 细胞和 $CD8^+$ T 细胞下降。临床上用标准化屋尘螨制剂进行 SCIT 会导致 $IL\text{-}4^+$ T 细胞数目降低、$CD4^+IL\text{-}10^+$

T 细胞扩增。有研究表明尘螨鼻腔局部免疫治疗也有疗效(Mascare *et al.*, 2006; Liu and Tsai, 2005)。

Abramson 等（2003）等对变应原免疫疗法进行了系统性评价，结果显示哮喘患者经过变应原免疫治疗后有部分患者的哮喘症状得到改善，与以往报道的哮喘治疗方法相比有较好的疗效。一项双盲、安慰剂对照实验比较了尘螨及花粉变应原混合制剂与单一的尘螨或花粉变应原制剂的 SLIT 的疗效，单一制剂是用甘油提取的，受试对象共 30 人，结果发现混合制剂组 SLIT 治疗后患者的症状评分、药物使用评分及免疫学指标较单一制剂组、安慰剂组都有显著改善（Swamy *et al.*，2012）。利用美国批准的甘油提取变应原浸液进行 SLIT 研究，每日服用 4200 AU 的粉尘螨提取物（约 70μg 的 Der f 1）连续 12～18 个月，以支气管症状和粉尘螨特异性 IgG4 的水平作为疗效评价指标，结果显示此 SLIT 具有明显疗效（Bush *et al.*，2011）。还有证据表明，SIT 可能会阻止既定的变态反应性疾病进一步恶化，即具有二级预防作用。据推测，如果在变态反应性疾病早期实施 SIT，可起到一级预防的作用。

（四）安全性

对尘螨变应原提取物免疫治疗的安全性进行评估的研究较多。Gastaminza 等（2003）对 1212 位接受未修饰的标准化变应原提取物联合明矾进行 SIT 的患者进行研究，以此评估免疫治疗的安全性。这些患者均被临床确诊为呼吸道过敏者或者膜翅目昆虫毒液过敏性休克患者，共进行了 29 754 次注射。接受尘螨变应原提取物治疗的患者中 2.9%发生了全身反应，花粉提取物治疗患者全身性不良反应的发生率为 7.5%，膜翅目毒液则为 6.7%。Moreno 等 （2004）进行的一项多中心研究评估了标准化变应原提取物治疗 488 例呼吸系统过敏患者的安全性，共进行了 17 526 次注射，全身性不良反应共发生 50 次，每次注射后不良反应的发生率为 0.29%。Winther 等（2006）对 1038 位接受 SIT 治疗的患者进行评估，该研究涉及螨、花粉、猫、犬等变应原提取物及黄蜂和蜜蜂毒液，总注射次数为 23 047，341 例患者共发生 582 次不良反应，每次注射后不良反应的发生率为 2.52%。在这些不良反应中 78%是 2 级不良反应，20%是 3 级不良反应，1%是 4 级不良反应。变应原免疫治疗达到维持剂量后，花粉免疫治疗不良反应的发生率最低，其次是猫和屋尘螨。研究还观察到哮喘是不同变应原治疗共有的不良反应，但是接受猫和屋尘螨免疫治疗的患者发生哮喘的频率明显较高。Tabar 等（1993）等分析了 419 例患者，并观察到 4.8%的患者全身性不良反应，每次注射后全身性不良反应的发生率为 0.37%，发生不良反应的主要是哮喘患者，并且这些患者对屋尘螨敏感。在另一项研究中，通过双盲、安慰剂对照研究分析 239 例患者，这些患者接受尘螨变应原提取物治疗，治疗方式分为常规治疗和短期冲击治疗（Tabar *et al.*，2005）。在逐渐增加变应原制剂剂量阶段，接受变应原提取物治疗的 15 例患者共发生 19 次不良反应，8 次是全身性的不良反应（每次注射后发生率为 0.22%），所有反应均为 2 级。在维持剂量阶段，有 8 例患者共发生 9 次迟发型不良反应（每次注射后发生率为 0.45%），2 次是局部不良反应，7 次是全身性不良反应（1 次是非特异性症状，6 次是哮喘）。Machín 等（2001）调查 339 例患者，使用 5108 种剂量，评估了免疫治疗的安全性，当实际使用量为治疗剂量的 0.8%时，观察不良反应，结果显示只有 0.4%的患者发生了全身性不良反应；并且接受猫变应原治疗者不良反应的发生率为 14.2%，接受膜翅目毒液治疗者不良反应的发生率为 7.8%，接受花粉免疫治疗的为 6.3%，接受尘螨变应原免疫治疗的为 2.7%。研究人员对变应原提取物疫苗制剂进行的过度冲击免疫治疗的安全性进行了动态观察，并制订了较理想的免疫计划（Casanovas *et al.*，2006）。

对尘螨和（或）花粉敏感的 1068 例结膜炎患者和（或）哮喘患者进行研究，观察患者接受尘螨和（或）花粉联合明矾制备而成的疫苗制剂的疗效。首日注射时，使用的变应原达到最大浓度，总剂量为 0.2～0.3 ml，每隔 30 分钟注射 1 次，第 2 次注射后所有患者达到最大剂量 0.5 ml。通过记录免疫治疗相关的不良反应来评估耐受情况，注射的总次数是 2136 次，实验前都没有用药。结果显示 7 例发生了局部不良反应，其中，尘螨治疗者 4 例；花粉治疗者 3 例；全身不良反应者 5 例；迟发型 2 级反应 3 例，并且都是花粉治疗者。

有研究人员比较分析了未经修饰的尘螨变应原疫苗与经化学修饰的尘螨变应原疫苗诱导免疫耐受的情况（Casanovas *et al.*，2005），患者被分成两组，采用双盲、平行研究。在剂量增长阶段，23 位患者先按周进行治疗，共 9 周；然后给维持剂量的治疗，按周进行，持续 2 周，每位患者共进行 11 次注射。11 位患者接受标准化的修饰疫苗进行免疫治疗，12 位患者用未修饰的疫苗（吸附在明矾上）进行治疗。结果显示两组患者急性局部反应并不相同。接受未修饰的疫苗进行治疗的患者，变应原提取物浓度为 70 μg/ml，患者出现 42 次局部急性反应和 24 次迟发型反应（有 1 例患者风团直径大于 10 cm）；有 2 例患者出现 4 次全身性反应，1 级急性反应 1 次，2 级迟发型反应 3 次。接受修饰疫苗治疗的患者，变应原提取物浓度为 990 μg/ml，患者出现 30 次局部急性反应和 21 次迟发型反应（有 2 例患者风团直径大于 10 cm），2 级迟发型反应 1 次。两组均无全身性 3 级和 4 级反应。

有文献综述了不同剂量变应原进行的尘螨 SLIT 的安全性，结果显示多数情况下，高剂量变应原免疫治疗的安全性较好（Gidaro *et al.*，2005）。5 岁以下儿童的相关研究表明，与其他种类的变应原比较，尘螨 SLIT 安全性较高，并且 5 岁以下儿童治疗的安全性比其他年龄段要高（Rienzo *et al.*，2005）。基于以上研究结果，笔者认为尘螨变应原免疫治疗比花粉、上皮及动物上皮免疫治疗安全性好，而且用修饰过的变应原提取物进行免疫治疗更加安全。

（五）注意事项

许多螨种均可导致遗传体质者发生变态反应，这可能是常见过敏因素引起的交叉反应所致。交叉反应性在尘螨过敏反应中较常见，尤其是在分类学相近的种群之间存在交叉反应的现象较多。目前对尘螨变应原交叉反应的临床相关性了解得还不是很清楚。在分子水平，虽然不同螨种可能有非常类似的变应原，但是氨基酸序列的微小差异决定着该变应原能否被过敏患者相关的细胞识别，因此尽管类似，但也不一定必然存在交叉反应。变应原的暴露强度、不同变应原的相似性及个体的遗传背景是尘螨不同变应原之间发生交叉反应与否的重要因素。皮肤试验显示，对有交叉反应的患者进行支气管激发试验等有利于临床准确诊断和治疗。

尘螨源变态反应性疾病患者在食用甲壳动物和软体动物后可能会出现过敏症状。因为螨类变应原第 10 组分与多种动物的原肌球蛋白具有同源性，这与螨类和其他无脊椎动物之间的交叉反应有关。螨虫、摇蚊、蚊子、蟑螂和虾都含有能引起交叉反应的 36 kDa 原肌球蛋白，是不同节肢动物之间发生交叉反应的原因。免疫组化实验证实，蜗牛、甲壳类动物、蟑螂及摇蚊的变应原与屋尘螨变应原具有交叉反应性，但是屋尘螨是主要变应原。食物与其他食物及非食物变应原之间的交叉反应不利于 IgE 抗体介导的食物过敏反应病因的查找。尘螨变应原免疫治疗有可能诱导机体对提取物中的其他蛋白质成分产生变态反应。尘螨过敏患者的螨虫免疫治疗似乎不能诱导机体对原肌球蛋白形成致敏状态。

四、结　论

粉尘螨和屋尘螨是两种最常见的室内尘螨，是室内变应原的主要来源。单纯从居住环境着手来预防相关过敏性疾病的发生，其效果并不理想。临床双盲、安慰剂对照试验表明尘螨提取物进行的免疫治疗具有一定的疗效，这些临床试验研究的对象包括患有过敏性结膜炎和哮喘的儿童和（或）成年患者，采用的治疗方式是皮下免疫治疗，且经明矾吸附或化学修饰后疗效更好。舌下免疫治疗儿童和成人哮喘和（或）鼻炎患者具有较好的效果，并能减少鼻部症状和药物使用量。

参 考 文 献

艾维莉，林新勤，梁惠宁，等，2007. 南宁市公共场所螨类污染状况调查[J]. 中国热带医学，7（6）：1018-1018.

白羽，刘志刚，张红云，等，2007. 空调空气滤网灰尘中尘螨变应原 Der f1 和 Der p1 基因的检测[J]. 中国人兽共患病学报，23（3）：227-230.

蔡黎，温廷桓，1989. 上海市区屋尘螨区系和季节消长的观察[J]. 生态学报，9（3）：225-229.

陈国健，卢祺，庞力沛，等，2008. 广州市某高校学生宿舍尘螨孳生的调查[J]. 环境与健康杂志，25（3）：229-231.

崔玉宝，2004. 尘螨的生物学、生态学与流行概况[J]. 国际医学寄生虫病分册，31（6）：277-281

崔玉宝，何珍，李朝品，2005. 居室环境中螨类的孳生与疾病[J]. 环境与健康杂志，22（6）：500-502.

党倩丽，陆学东，张小艳，2000. 慢性荨麻疹患者血清 IL-4，IFN-γ 及 IgE 水平观察[J]. 临床皮肤科杂志，29（4）：208-209.

高蓉，罗萍，章亚倞，等，2005. 成都市部分公共场所尘螨污染情况调查及其浸出液蛋白电泳分析[J]. 中药与临床，24（4）：252-253.

桂彦云，唐红炜，张秀昌，等，1994. 张家口市居民家中尘螨调查[J]. 张家口医学院学报，11（2）：41-42.

韩玉信，赵玉强，2006. 不同居住和工作环境内螨类孳生情况调查[J]. 中国热带医学，6（4）：745-745.

洪晓月，2012. 农业螨类学[M]. 北京：中国农业出版社.

季金环，孟琳，唐彦峰，2004. 不同居住环境内尘螨孳生情况调查[J]. 中国寄生虫病防治杂志，17（2）：1.

蒋启发，陈雄新，伍爱云，2007. 衡阳市居室尘螨孳生状况的初步调查[J]. 中国热带医学，7（9）：1646-1647.

蒋启发，焦荣华，陈雄新，等，2009. 衡阳市居室内尘螨孳生种类及其致病性的研究[J]. 中国病原生物学杂志，4（5）：370-371.

赖乃揆，袁庆标，贺紫兰，等，1982. 广州市及部分市县居民家庭中尘螨分布的调查报告[J]. 广州医学院学报，10（3）：20-28.

刘婷，王少圣，湛孝东，等，2015. 芜湖市幼儿园室内粉螨群落组成及多样性研究[J]. 中国血吸虫病防治杂志，27（3）：295-298.

刘小燕，李朝品，陶莉，等，2008. 宣城地区居室环境中粉螨污染的调查[J]. 环境与健康杂志，25（3）：227-229.

刘晓宇，吴捷，王斌，等，2010. 中国不同地理区域室内尘螨的调查研究[J]. 中国人兽共患病学报，26（4）：310-314.

饶朗毓，林英姿，王永存，等，2006. 海口市大学生宿舍尘螨孳生情况的调查[J]. 海南医学院学报，12（2）：124-127.

沈莲，孙劲旅，陈军，2010. 家庭致敏螨类概述[J]. 昆虫知识，47（6）：1264-1269.

苏楠，林江涛，刘国梁，等，2014. 我国 8 省市支气管哮喘患者控制水平的流行病学调查[J]. 中华内科杂志，53（8）：601-606.

孙劲旅，陈军，张宏誉，等，2004. 尘螨控制方法研究进展[J]. 国外医学呼吸系统分册，24（1）：47-50.

唐慧，王朵勤，沈燕芸，等，2015. 屋尘螨变应原 Der p 1 对人肥大细胞 HMC-1 释放类胰蛋白酶的影响[J]. 中国麻风皮肤病杂志，31（8）：451-454.

滕飞翔，崔玉宝. 2014. 螨类变应原的聚类及相关生物信息学分析[J]. 中国病原生物学杂志，9(2)：163-167

王斌，吴捷，刘志刚，等，2009. 深圳某高校学生寝室床尘螨类调查及相关影响因子分析[J]. 中国寄生虫学与寄生虫病杂志，27（1）：89-90.

王福彭，倪洁身，1992. 南京城区居民室内尘螨的分布调查[J]. 中国公共卫生学报，11（2）：83-84.

王克霞，刘志明，姜玉新，等，2014. 空调隔尘网尘螨变应原的检测[J]. 中国媒介生物学及控制杂志，25（2）：135-138.

王明昕，2003. 北方冬季居民室内螨虫密度调查[J]. 环境与职业医学，20（5）：359-359.

温廷恒，2005. 螨非特异性侵染[J]. 中国寄生虫学与寄生虫病杂志，23（5）：374-378.

温廷恒，2009. 尘螨的起源[J]. 国际医学寄生虫病杂志，36（5）：307-314.

吴宁，汤小晖，李雯，等，2004. 武汉市尘螨致敏的调查[J]. 中国医师杂志，6（7）：1004-1005.

吴子毅，罗佳，徐霞，等，2008. 福建地区房舍螨类调查[J]. 中国媒介生物学及控制杂志，19（5）：446-450.

谢聪，郭卫梅，宁援援，等，2012. 山西省晋中市及周边地区螨虫分布状况和优势螨种的研究[J]. 中国微生态学杂志，24（11）：977-979，983.

许正敏，武小樱，唐玉成，等，2006. 某院校学生生活和学习环境尘螨孳生情况[J]. 环境与健康杂志，23（3）：242-243.

于静淼，2011. 家庭尘土中螨类和内毒素与尘螨过敏的研究[D]. 北京：北京协和医学院.

俞黎黎，张承伯，周鹰，等，2014. 盐城地区居室环境中尘螨调查[J]. 环境与健康杂志，31（5）：444-445.

俞勤，刘小薇，董涓，1984. 东北地区呼吸道过敏与尘螨关系调查[J]. 解放军医学杂志，9（3）：212-214.

袁玉兰，朱乃燕，2003. 居室尘螨污染状况分析[J]. 中国卫生工程学，2（4）：214-215.

张洪杰，张金桐，商成杰，2004. 防尘螨药物的实验室药效测试方法[J]. 昆虫知识，41（3）：275-278.

张欣欣，2008. 大学校园内室内尘螨污染状况调查与研究——以东北师范大学为例[D]. 长春：东北师范大学.

钟立厚，周月容，李明震，等，1999. 武汉地区尘螨调查及致敏性分析[J]. 中国公共卫生，（8）；757.

周曼殊，张勒，张爱平，等，1987. 成都市屋尘和尘螨过敏症调查[J]. 预防医学情报杂志，（1）：30.

ABBOTT J，CAMERON J，TAYLOR B，1981. House dust mite counts in different types of mattresses，sheepskins and carpets，and a comparison of brushing and vacuuming collection methods[J]. Clinical Allergy，11（6）：589-595.

ALFVÉN T，BRAUN-FAHRLÄNDER C，BRUNEKREEF B，et al，2006. Allergic diseases and atopic sensitization in children related to farming and anthroposophic lifestyle—the PARSIFAL study[J]. Allergy，61（4）：414-421.

ANDERSEN A，ROESEN J，1989. House dust mite，*Dermatophagoides pteronyssinus*，and its allergens：effects of washing[J]. 44（6）：396-400.

ANTENS C J，OLDENWENING M，WOLSE A，et al，2006. Repeated measurements of mite and pet allergen levels in house dust over a time period of 8 years[J]. Clinical & Experimental Allergy，36（12）：1525-1531.

ANTONICELLI L，BILÒ M B，PUCCI S，et al，1991. Efficacy of an air-cleaning device equipped with a high efficiency particulate air filter in house dust mite respiratory allergy[J]. Allergy，46（8）：594-600.

ARLIAN L G，CONFER P D，RAPP C M，et al，1998. Population dynamics of the house dust mites Dermatophagoides farinae，D. pteronyssinus，and Euroglyphus maynei（Acari：Pyroglyphidae）at specific relative humidities[J]. Journal of Medical Entomology，35（1）：46-53.

ARLIAN L G，NEAL J S，MRGAN M S，et al，2001. Reducing relative humidity is a practical way to control dust mites and their allergens in homes in temperate climates [J]. Journal of Allergy & Clinical Immunology，107（1）：99.

ARSHAD S H，KARMAUS W，RAXA A，et al，2012. The effect of parental allergy on childhood allergic diseases depends on the sex of the child[J]. Journal of Allergy & Clinical Immunology，130（2）：427-434.

ARSHAD S H，MATTHEWS S，GANT C，et al，1992. Effect of allergen avoidance on development of allergic disorders in infancy[J]. Lancet，339（8808）：1493-1497.

ASHER M I，MONTEFORT S，BJÖRKSTÉN B，et al，2006. Worldwide time trends in the prevalence of symptoms of asthma，allergic rhinoconjunctivitis，and eczema in childhood：ISAAC Phases One and Three repeat multicountry cross-sectional surveys[J]. Lancet，368（9537）：733-743.

BAHIR A，GOLDBERG A，MEKORI Y A，et al，1997. Continuous avoidance measures with or without acaricide in dust mite-allergic asthmatic children[J]. Annals of Allergy Asthma & Immunology Official Publication of the American College of Allergy Asthma & Immunology，78（5）：506-512.

BASAGAÑA X，TORRENT M，ATKINSON W，et al，2002. Domestic aeroallergen levels in Barcelona and Menorca（Spain）[J]. Pediatric Allergy & Immunology，13（6）：412.

BECK H I，KORSGAARD J，1989. Atopic dermatitis and house dust mites[J]. British Journal of Dermatology，120（2）：245-51.

BEGGS P J，BAMBRICK H J，2005. Is the global rise of asthma an early impact of anthropogenic climate change?[J]. Ciência & Saúde Coletiva，113（8）：915-919.

BJÖRNSSON，E，NORBÄCK D，JANSON C，et al，1995. Asthmatic symptoms and indoor levels of micro-organisms and house dust mites[J]. Clinical & Experimental Allergy，25（5）：423.

BOUSQUET J，VAN C P，KHALTAEV N，et al，2001. Allergic rhinitis and its impact on asthma[J]. Journal of Allergy & Clinical Immunology，108（8）：147-334.

CAIN G，ELDERFIELD A J，GREEN R，et al，1999. The effect of dry heat on mite，cat，and dog allergens[J]. Allergy，53（12）：1213-1215.

CAMERON M M，HILL N，2002. Permethrin-impregnated mattress liners：a novel and effective intervention against house dust mites（Acari：Pyroglyphididae）[J]. Journal of Medical Entomology，39（5）：755-762.

CARSWELL F，BIRMINGHAM K，OLIVER J，et al，1996. The respiratory effects of reduction of mite allergen in the bedrooms of asthmatic children — a double-blind controlled trial[J]. Clinical & Experimental Allergy Journal of the British Society for Allergy & Clinical Immunology，26（4）：386.

CHAN T F，JI K M，YIM A K，*et al.* 2015. The draft genome，transcriptome，and microbiome of *Dermatophagoides farinae* reveal a broad spectrum of dust mite allergens [J]. Journal of Allergy & Clinical Immunology，135（2）：539-548.

CHANG J H，BECKER A，FERGUSON A，et al，1996. Effect of application of benzyl benzoate on house dust mite allergen levels[J]. Annals of Allergy Asthma & Immunology Official Publication of the American College of Allergy Asthma & Immunology，77（3）：187-190.

CHARPIN D，BIRNBAUM J，HADDI E，et al，1991. Altitude and allergy to house-dust mites. A paradigm of the influence of environmental exposure on allergic sensitization[J]. American Review of Respiratory Disease，143（1）：983-986.

CUSTOVIC A，SIMPSON B M，MURRAY C S，et al，2002. The national asthma campaign manchester asthma and allergy study[J]. Pediatric Allergy & Immunology Official Publication of the European Society of Pediatric Allergy & Immunology，13（13 S 15）：32-37.

CHEN C M，MIELCK A，FAHLBUSCH B，et al，2007. Social factors，allergen，endotoxin，and dust mass in mattress[J]. Indoor Air，17（5）：384-393.

CHEW F T，ZHANG L，HO T M，et al，1999. House dust mite fauna of tropical Singapore[J]. Clinical & Experimental Allergy，29（2）：201-206.

CLOOSTERMAN S G，SCHERMER T R，BIJL-HOFLAND I D，et al，1999. Effects of house dust mite avoidance measures on Der p 1 concentrations and clinical condition of mild adult house dust mite-allergic asthmatic patients，using no inhaled steroids[J]. Clinical & Experimental Allergy，29（10）：1336-1346.

CODINA R，LOCKEY R F，DIWADKAR R，et al，2003. Disodium octaborate tetrahydrate（DOT）application and vacuum cleaning，a combined strategy to control house dust mites[J]. Allergy，58（4）：318-324.

COLLOFF M J，1987. Mites from house dust in Glasgow[J]. Medical & Veterinary Entomology，1（2）：163.

COLLOFF M J，1992. Exposure to house dust mites in homes of people with atopic dermatitis[J]. British Journal of Dermatology，127（4）：322-327.

COLLOFF M J，1994. Dust mite control and mechanical ventilation：when the climate is right[J]. Clinical & Experimental Allergy，24（2）：94.

COLLOFF M J，2009. Dust Mites [M]. 1st ed. Collingwood，Victoria，Australia：CSIRO Publishing：1-408.

COLLOFF M J，LEVER R S，MCSHARRY C，1989. A controlled trial of house dust mite eradication using natamycin in homes of patients with atopic dermatitis：effect on clinical status and mite populations[J]. Br J Dermatol，121（2）：199-208.

COLLOFF M J，TAYLOR C，MERRETT T G，1995. The use of domestic steam cleaning for the control of house dust mites[J]. Clinical & Experimental Allergy，25（11）：1061-1066.

COUPER D，PONSONBY A L，DWYER T，1998. Determinants of dust mite allergen concentrations in infant bedrooms in Tasmania[J]. Clinical & Experimental Allergy Journal of the British Society for Allergy & Clinical Immunology，28（6）：715-723.

CRISAFULLI D，ALMQVIST C，MARKS G，et al，2007. Seasonal trends in house dust mite allergen in children's beds over a 7-year period[J]. Allergy，62（12）：1394-1400.

CUI YB，2014. When mites attack：domestic mites are not just allergens [J]. Parasites and Vectors. 7：411.

CUI Y B，Zhou P，Peng J L，et al，2008. Cloning，sequence analysis，and expression of cDNA coding for the major house dust mite allergen，Der f 1，in Escherichia coli [J]. Braz J Med Biol Res，41（5）：380-388.

CUI Y B，Peng J L，Zhou P，et al，2007. Bioinformatic studies on the group 2 allergens of *Dermatophagoides farinae* from China [J]. Asian Pacific Journal of Allergy and Immunology. 25（4）：199-206.

CUI Y B，CAI H X，LI L，et al，2009. Cloning，sequence analysis and expression in *E. Coli* of the group 3 allergen of *Dermatophgoides farinae* [J]. Chinese Medical Journal（English Edition）. 122（21）：2657-2661.

CUI Y B，CAI H X，ZHOU Y，et al，2010. Cloning，expression and characterization of Der f 7，an allergen of *Dermatiophagoides farinae* from China [J]. Journal of Medical Entomology. 47（5）：868-876.

CUI Y B，ZHOU Y，MA G，et al，2012. Molecular cloning，bioinformatic analysis，and expression of a house dust mite allergen Der f 5 of *Dermatophagoides farinae* from China [J]. Braz J Med Biol Res. 45（8）：746-752.

CUI Y B，2013. Structural biology of mite allergens [J]. Molecular Biology Reports. 40（1）：681-686.

CUI Y B，ZHOU Y，WANG Y G，et al，2013. The Group 10 Allergen of *Dermatophagoides farinae*（Acari：Pyroglyphidae）：cDNA Cloning，Sequence Analysis，and Expression in *E. coli* BL21 [J]. Journal of Medical Entomology，50（1）：205-208.

CUI Y B，2014. When mites attack：domestic mites are not just allergens [J]. Parasites and Vectors，7：411.

CUI Y B，ZHOU Y，WANG N，et al，2014. Expression，cloning，and IgE-binding of the full-length dust mite allergen Der f 8 [J]. Immunologic Research，60（1）：60-68.

CUI Y B，JIANG Y Q，JI Y L，et al，2014. Cloning，expression，and analysis of a cDNA coding for the *Dermatophagoides farinae* group 21 （Der f 21） allergen [J]. American Journal of Translation Research，6（6）：786-792.

CUI Y B，YU L L，TENG F X，et al，2016. Dust mite allergen Der f 4：Expression，characterization，and IgE-binding in pediatric asthma. Pediatric Allergy and Immunology，27（4）：391-397.

CUI Y B，CAI H X，ZHOU Y，et al，2015. The *Dermatophagoides farinae* group 22 allergen：cloning and expression in E. coli [J]. Int Forum Allergy Rhinol，5（9）：794-800.

CUSTOVIC A，GREEN R，SMITH A，et al，1996. New mattresses：how fast do they become a significant source of exposure to house dust mite allergens [J] Clinical & Experimental Allergy，26（11）：1243-1245.

CUSTOVIC A，TAGGART S C，KENNAUGH J H，et al，1995. Portable dehumidifiers in the control of house dust mites and mite allergens[J]. Clinical & Experimental Allergy Journal of the British Society for Allergy & Clinical Immunology，25（4）：312-316.

CUSTOVIC A，WOODCOCK H，CRAVEN M，et al，1999. Dust mite allergens are carried on not only large particles[J]. Pediatric Allergy & Immunology，10（4）：258-260.

CUTHBERT O D，1990. Storage mite allergy[J]. Clinical Reviews in Allergy，8（1）：69-86.

DE B R，WA V D H，KULLER K，1996. The control of house dust mites in rugs through wet cleaning[J]. Journal of Allergy & Clinical Immunology，97（6）：1214-1217.

DE L S，SPORIK R，O′ MEARA T J，et al，1999. Mite allergen（Der p 1）is not only carried on mite feces[J]. Journal of Allergy & Clinical Immunology，103（1）：174-175.

DE S G D，1988. Optimal efficacy of a fungicide preparation，natamycin，in the control of the house-dust mite，Dermatophagoides pteronyssinus[J]. Experimental and Applied Acarology，4（1）：63-72.

DENSONLINO J M，WILLIESJACOBO L J，ROSAS A，et al，1993. Effect of economic status on the use of house dust mite avoidance measures in asthmatic children[J]. Annals of Allergy，71（2）：130.

DEREWENDA U，LI J，DEREWENDA Z，et al，2002. The crystal structure of a major dust mite allergen Der p 2，and its biological implications[J]. Journal of Molecular Biology，318（1）：189-197.

DHARMAGE S，BAILEY M，RAVEN J，et al，1999. Residential characteristics influence Der p 1 levels in homes in Melbourne，Australia[J]. Clinical & Experimental Allergy，29（4）：461.

DIETEMANN A，BESSOT J C，HOYET C，et al，1993. A double-blind，placebo controlled trial of solidified benzyl benzoate applied in dwellings of asthmatic patients sensitive to mites：clinical efficacy and effect on mite allergens[J]. Journal of Allergy & Clinical Immunology，91（3）：738-746.

DODIN A，RAK H，1993. Influence of low temperature（-30 degrees C）on the different stages of the human allergy mite Dermatophagoides pteronyssinus（Acari：Epidermoptidae）[J]. Journal of Medical Entomology，30（4）：810-811.

DOTTERUD L K，KORSGAARD J，FALK E S，1995. House-dust mite content in mattresses in relation to residential characteristics and symptoms in atopic and nonatopic children living in northern Norway[J]. Allergy，50（10）：788-793.

DOULL I J，BRIGHT J，YOGESWARAN P，et al，1997. House-dust mite allergen Der p 1：amount or concentration?[J]. Allergy，52（2）：220-223.

EARLE C D, KING E M, TSAY A, et al, 2007. High-throughput fluorescent multiplex array for indoor allergen exposure assessment[J]. Journal of Allergy & Clinical Immunology，117（2）：S28.

EDSTON E，VAN H M，2003. Death in anaphylaxis in a man with house dust mite allergy[J]. International Journal of Legal Medicine，117（5）：299-301.

EHNERT B，LAUSCHADENDROF S，WEBER A，et al，1992. Reducing domestic exposure to dust mite allergen reduces bronchial hyperreactivity in sensitive children with asthma[J]. Journal of Allergy & Clinical Immunology，90（1）：135-138.

EL-HEIS S, CROZIER R, ROBINSON S M, et al, 2016. Higher maternal serum concentrations of nicotinamide and related metabolites in late pregnancy are associated with a lower risk of offspring atopic eczema at age 12 months[J]. Clinical & Experimental Allergy Journal of the British Society for Allergy & Clinical Immunology，46（10）：1337.

ELLWOOD P，ASHER M I，BJöRKSTÉN B，et al，2011. Diet and asthma，allergic rhinoconjunctivitis and atopic eczema symptom prevalence：an ecological analysis of the International Study of Asthma and Allergies in Childhood（ISAAC）data. ISAAC Phase One Study Group[J]. European Respiratory Journal，17（3）：436-443.

ERBEN A M，RODRIGUEZ J L，MCCULLOUGH J，et al，1993. Anaphylaxis after ingestion of beignets contaminated with *Dermatophagoides farinae* [J]. Journal of Allergy & Clinical Immunology，92（6）：846.

FELL P，MITCHELL B，BROSTOFF J，1992. Wet vacuum-cleaning and house dust-mite allergen[J]. Lancet，340（8822）：788.

FERNÁNDEXCALDAS E，LOCKEY R F，2004. *Blomia tropicalis*，a mite whose time has come [J]. Allergy，59（11）：1161-1164.

FERRÁNDIZ R，CASAS R，DREBORG S，et al，1995. Characterization of allergenic components from house dust mite *Dermatophagoides siboney*. Purification of Der s 1 and Der s 2 allergens [J]. Clin Exp Allerqy，25（10）：922-928.

FERRÁNDIZ R, CASAS R, DREBORG S, et al, 1995. Crossreactivity between *Dermatophagoides siboney* and other house dust mite allergens in sensitized asthmatic patients [J]. Clinical & Experimental Allergy Journal of the British Society for Allergy & Clinical Immunology，25（10）：929-934.

FLETCHER A M，PICKERING C A，CUSTOVIC A，et al，1996. Reduction in humidity as a method of controlling mites and mite allergens：the use of mechanical ventilation in British domestic dwellings[J]. Clinical & Experimental Allergy，26（9）：1051-1056.

GAMBOA P M，SANZ M L，LOMBARDERO M，et al，2009. Component-resolved in vitro diagnosis in peach-allergic patients[J]. Journal of investigational allergology & clinical immunology：official organ of the International Association of Asthmology（INTERASMA）and Sociedad Latinoamericana de Alergia e Inmunología，19（1）：13-20.

GARRETT M H，HOOPER B M，HOOPER M A，1998. Indoor environmental factors associated with house-dust-mite allergen（Der p 1）levels in south-eastern Australian houses[J]. Allergy，53（11）：1060-1065.

GEHRING U，BISCHOF W，SCHLENVOIGT G，et al，2003. S43. 2：Exposure to house dust endotoxin and allergic sensitization in adults[J]. Biometrical Journal，59（9）：946-952.

GELBER L E，SELTZER L H，BOUZOUKIS J K，et al，1993. Sensitization and exposure to indoor allergens as risk factors for asthma among patients presenting to hospital[J]. American Review of Respiratory Disease，147（3）：573-578.

GISLASON D，GISLASON T，1999. IgE-mediated allergy to Lepidoglyphus destructor in an urban population—an epidemiologic study[J]. Allergy，54（8）：878-883.

GLASS E V，NEEDHAM G R，2017. Eliminating *Dermatophagoides farinae* spp.（Acari：Pyroglyphidae）and their allergens through high temperature treatment of textiles[J]. Journal of Medical Entomology，41（3）：529-532.

GOMES C，FREIHAUT J，BAHNFLETH W，2007. Resuspension of allergen-containing particles under mechanical and aerodynamic disturbances from human walking[J]. Atmospheric Environment，41（41）：5257-5270.

GORE R B，HADI E A，CRAVEN M，et al，2002. Personal exposure to house dust mite allergen in bed：nasal air sampling and reservoir allergen levels[J]. Clinical & Experimental Allergy Journal of the British Society for Allergy & Clinical Immunology，32（6）：856-859.

GØTZSCHE P C，JOHANSEN H K，2009. Author's reply on：'House dust mite control measures for asthma'[J]. Allergy，64（9）：1405-1405.

GRAHAM J，PAVLICEK P K，SERCOMBE J K，et al，2000. The nasal air sampler：a device for sampling inhaled aeroallergens[J]. Annals of Allergy Asthma & Immunology，84（6）：599.

GREEN W F，NICHOLAS N R，SALOME C M，et al，1989. Reduction of house dust mites and mite allergens：effects of spraying carpets and blankets with Allersearch DMS，an acaricide combined with an allergen reducing agent[J]. Clinical & Experimental Allergy，19（2）：203-207.

GROSS I，HEINRICH J，FAHLBUSCH B，et al，2001. Indoor determinants of Der p 1 and Der f 1 concentrations in house dust are different[J]. Clinical & Experimental Allergy，30（3）：376.

GUTGESELL C，HEISE S，SEUBERT S，et al，2001. Double-blind placebo-controlled house dust mite control measures in adult patients with atopic dermatitis[J]. British Journal of Dermatology，145（1）：70.

HAGAN L L，GOETZ D W，1998. Sudden infant death syndrome：a search for allergen hypersensitivity[J]. Annals of Allergy Asthma & Immunology Official Publication of the American College of Allergy Asthma &

Immunology，80（3）：227-231.

HANSEN K S，BALLMERWEBER B K，SASTRE J，et al，2009. Component-resolved in vitro diagnosis of hazelnut allergy in Europe[J]. Journal of Allergy & Clinical Immunology，123（5）：1-3.

HANSON I C，1996. Double-blind controlled trial of effect of housedust-mite allergen avoidance on atopic dermatitis[J]. Lancet，347（8993）：15-18.

HARCING H，KORSGAARD J，DAHL R，et al，1990. House dust mites and atopic dermatitis. A case-control study on the significance of house dust mites as etiologic allergens in atopic dermatitis[J]. Annals of Allergy，65（1）：25-31.

HARROP J，CHINN S，VERLATO G，et al，2007. Eczema，atopy and allergen exposure in adults：a population-based study[J]. Clinical & Experimental Allergy，37（4）：526-535.

HARVING H，KORSGAARD J，DAHL R，1993. House-dust mites and associated environmental conditions in Danish homes[J]. Allergy，48（2）：106-109.

HARVING H，KORSGAARD J，DAHL R，1994. House-dust mite exposure reduction in specially designed，mechanically ventilated "healthy" homes[J]. Allergy，49（9）：713-718.

HAYDEN M L，ROSE G，DIDUCH K B，et al，1992. Benzyl benzoate moist powder：investigation of acarical activity in cultures and reduction of dust mite allergens in carpets[J]. Journal of Allergy & Clinical Immunology，89（2）：536.

HEGARTY J M，ROUHBAKHSH S，WARNER J A，et al，1995. A comparison of the effect of conventional and filter vacuum cleaners on airborne house dust mite allergen[J]. Respiratory Medicine，89（4）：279-284.

HEINRICH J，POPESCU M A，WJST M，et al，1998. Atopy in children and parental social class[J]. American Journal of Public Health，88（9）：1319-1324.

HIRSCH T，WALTHER，HEDRER，et al，1998. Prevalence and determinants of house dust mite allergen in east German homes[J]. Clinical & Experimental Allergy Journal of the British Society for Allergy & Clinical Immunology，28（8）：956-964.

HOLM L，BENGTSSON A，VANHAGE-HAMSTEN M，et al，2001. Effectiveness of occlusive bedding in the treatment of atopic dermatitis – a placebo-controlled trial of 12 months' duration[J]. Allergy，56（2）：152-158.

HOLM L，ÖHMAN，S，VAN HAGE - HAMSTEN M，et al，1999. Sensitization to allergens of house - dust mite in adults with atopic dermatitis in a cold temperate region[J]. Allergy，54（7）：708-715.

JEONG E Y，KIM M G，LEE H S，2009. Acaricidal activity of triketone analogues derived from Leptospermum scoparium oil against house-dust and stored-food mites[J]. Pest Management Science，65（3）：327-231.

JEONG K Y，HONGB C S，YONG T S，2006. Recombinant allergens for diagnosis and immunotherapy of allergic disorders，with emphasis on cockroach allergy[J]. Current Protein & Peptide Science，7（1）：57.

JOSEPH K E，ADAMS C D，COTTRELL L，et al，2003. Providing dust mite-proof covers improves adherence to dust mite control measures in children with mite allergy and asthma[J]. Annals of Allergy Asthma & Immunology Official Publication of the American College of Allergy Asthma & Immunology，90（5）：550-553.

KALPAKLIOĞLU A F，FERIXLI A G，MISIRLIGIL Z，et al，1996. The effectiveness of benzyl benzoate and different chemicals as acaricides[J]. Allergy，51（3）：164-170.

KALRA S, CRANK P, HEPWORTH J, et al, 1993. Concentrations of the domestic house dust mite allergen Der p 1 after treatment with solidified benzyl benzoate（Acarosan）or liquid nitrogen[J]. Thorax，48（1）：10.

KALRA S, OWEN S J, HEPWORTH J, et al, 1990. Airborne house dust mite antigen after vacuum cleaning[J]. Lancet，336（8712）：449.

KAMEZAKI H, OHASHI K, ISHIHARA K, et al, 2007. Lethal effects of two types of oxygen absorbers on the eggs of three house dust mites, *Dermatophagoides farinae*, *D. pteronyssinus*, and *Tyrophagus putrescentiae*[J]. Journal of the Acarological Society of Japan，16（14）：127-133.

KAMEZAKI H，SASAKI Y，OHASHI K，et al，2005. Lethal effects of oxygen absorber on 3 species of adult house dust mites(Proceedings of 13th Annual Meeting of the Acarological Society of Japan)[J]. Journal of the Acarological Society of Japan，14：127-133.

KATO Y, KATSUNO T, AOKI M, et al, 1991. Effect of intensive vacuum cleaning in reducing house dust mite antigen in bed rooms of asthmatic children[J]. Vihon Koshusei Zasshi，38（10）：801-807.

KATOH N，HIRANO S，SUEHIRO M，et al，2004. The characteristics of patients with atopic dermatitis demonstrating a positive reaction in a scratch test after 48 hours against house dust mite antigen[J]. Journal of Dermatology，31（9）：720.

KIM H K，TAK J H，AHN Y J，2004. Acaricidal activity of paeonia suffruticosa root bark-derived compounds against *Dermatophagoides farinae* and *Dermatophagoides pteronyssinus*（Acari：Pyroglyphidae）[J]. Journal of agricultural and food chemistry，52（26）：7857.

KIM H Y，SHIN Y H，YUM H Y，et al，2013. Patterns of sensitisation to common food and inhalant allergens and allergic symptoms in pre-school children[J]. Journal of Paediatrics & Child Health，49（4）：272-277.

KIM J Y, YI M H, WANG Y, et al, 2018. 16S rRNA profiling of the Dermatophagoides farine core microbiome：Enterococcus and Bartonella [J]. Clin Exp Allergy. 48（5）：607-610. doi：10. 1111/cea. 13104.

KITCH B T，CHEW G，BURGE H A，et al，2000. Socioeconomic predictors of high allergen levels in homes in the greater Boston area[J]. Environmental Health Perspectives，108（4）：301-307.

KNIEST F M，WOLFS B J，VOS H，et al，1992. Mechanisms and patient compliance of dust-mite avoidance regimens in dwellings of mite-allergic rhinitic patients[J]. Clinical & Experimental Allergy, 22（7）: 681-689.

KONISHI E，UEHARA K，1995. Distribution of *Dermatophagoides* mite（Acari：Pyroglyphidae）antigens in homes of allergic patients in Japan[J]. Experimental and Applied Acarology，19（5）：275-286.

KRANTE G W, WALTER D E, 2009. A Manual of Acarology[M]. 3rd Edition. Lubbock：Texas Tech University Press.

KROIDL R F，GÖBEL D，BALZER D，et al，1998. Clinical effects of benzyl benzoate in the prevention of house-dust-mite allergy[J]. Allergy，53（4）：435-440.

KUEHR J，FRISCHER T，KARMAUS W，et al，1994. Natural variation in mite antigen density in house dust and relationship to residential factors[J]. Clinical & Experimental Allergy，24（3）：229-237.

KWON J H, AHN Y J, 2002. Acaricidal activity of butylidenephthalide identified in Cnidium officinale rhizome against Dermatophagoides farinae and Dermatophagoides pteronyssinus（Acari： Pyroglyphidae）[J]. Journal of Agricultural & Food Chemistry，50（16）：4479.

KWON J H，AHN Y J，2003. Acaricidal activity of Cnidium officinale rhizome-derived butylidenephthalide against Tyrophagus putrescentiae（Acari：Acaridae）[J]. Pest Management Science，59（1）：119-23.

LAU S，ILLI S，SOMMERFELD C，et al，2000. Early exposure to house-dust mite and cat allergens and development of childhood asthma：a cohort study. Multicentre Allergy Study Group[J]. Lancet，356（9239）：1392-1397.

LAU S，SCHULZ G，SOMMERFELD C，et al，2001. Comparison of quantitative ELISA and semiquantitative Dustscreen™ for determination of Der p 1，Der f 1，and Fel d 1 in domestic dust samples[J]. Allergy，56（10）：993-995.

LAU S，WAHN J，SCHULZ G，et al，2002. Placebo-controlled study of the mite allergen-reducing effect of tannic acid plus benzyl benzoate on carpets in homes of children with house dust mite sensitization and asthma[J]. Pediatr Allergy Immunol，13（1）：31-36.

LEE C H，LEE H S，2008. Acaricidal activity and function of mite indicator using plumbagin and its derivatives isolated from Diospyros kaki Thunb. roots（Ebenaceae）[J]. J Microbiol Biotechnol，18（18）：314-321.

LEE H S，2007. Acaricidal effects of quinone and its congeners and color alteration of *Dermatophagoides* spp. with quinone[J]. J Microbiol Biotechnol，17（8）：1394-1398.

LINDEN C C，WEGIENKA G，HAVSTAD S，et al，2009. The effects of early-life Environmental Tobacco Smoke（ETS）exposure on pet allergy at age 18 in the childhood allergy study[J]. Journal of Allergy & Clinical Immunology，123（2）：S259-S259.

LOMBARDI C，FIOCCHI A，RAFFETTI E，et al，2014. Cross-sectional comparison of the characteristics of respiratory allergy in immigrants and Italian children[J]. Pediatric Allergy & Immunology Official Publication of the European Society of Pediatric Allergy & Immunology，25（5）：473.

LUCZYNSKA C M，1997. Sampling and assay of indoor allergens[J]. Journal of Aerosol Science，28（3）：393-399.

LUCZYNSKA C M，ARRUDA L K，PLATTS-MILLS T A E，et al，1989. A two-site monoclonal antibody ELISA for the quantification of the major *Dermatophagoides* spp. allergens，Der p 1 and Der f 1[J]. Journal of Immunological Methods，118（2）：227-235.

LUCZYNSKA C M，LI Y，CHZPMAN M D，et al，1990. Airborne concentrations and particle size distribution of allergen derived from domestic cats（Felis domesticus）. Measurements using cascade impactor，liquid impinger，and a two-site monoclonal antibody assay for Fel d 1[J]. American Review of Respiratory Disease，141（2）：361-367.

LUCZYNSKA C，STERNE J，BOND J，et al，1988. Indoor factors associated with concentrations of house dust mite allergen，Der p 1，in a random sample of houses in Norwich，UK[J]. Clinical & Experimental Allergy，28（28）：1201-1209.

LUCZYNSKA C，TREDWELL E，SMEETON N，et al，2003. A randomized controlled trial of mite allergen-impermeable bed covers in adult mite-sensitized asthmatics [J]. Clinical & Experimental Allergy，33（12）：1648-1653.

MACDONALD C，STERNBERG A，HUNTER P R，2008. A systematic review and meta-analysis of interventions used to reduce exposure to house dust and their effect on the development and severity of asthma[J]. Ciência & Saúde Coletiva，115（12）：1691-1695.

MAHAKITTIKUN V, BOITANO J J, TOVEY E, et al, 2006. Mite penetration of different types of material claimed as mite proof by the Siriraj chamber method[J]. Journal of Allergy & Clinical Immunology, 118(5): 1164-1168.

MAHAKITTIKUN V, KOMOLTRI C, NOCHOT H, et al, 2003. Laboratory assessment of the efficiency of encasing materials against house dust mites and their allergens[J]. Allergy, 58 (10) : 981-985.

MARKS G B, TOVEY E R, GREEN W, et al, 1994. House dust mite allergen avoidance: a randomized controlled trial of surface chemical treatment and encasement of bedding[J]. Clinical & Experimental Allergy, 24 (11) : 1078-1083.

MARKS G B, TOVEY E R, PEAT J K, et al, 2010. Variability and repeatability of house dust mite allergen measurement: implications, for study design and interpretation[J]. Clinical & Experimental Allergy, 25(12): 1190-1197.

MARKS G B, TOVEY E R, TOELLE B G, et al, 1995. Mite allergen (Der p 1) concentration in houses and its relation to the presence and severity of asthma in a population of Sydney schoolchildren[J]. Journal of Allergy & Clinical Immunology, 96 (4) : 441-448.

MATHESON M C, DHARMAGE S C, FORBES A B, et al, 2003. Residential characteristics predict changes in Der p 1, Fel d 1 and ergosterol but not fungi over time[J]. Clinical & Experimental Allergy, 33 (9) : 1281-1288.

MCCARNEY R, WARNER J, ILIFFE S, et al, 2007. The Hawthorne Effect: a randomised, controlled trial[J]. BMC Medical Research Methodology, 7 (1) : 30.

MCDONALD L G, TOVEY E, 1992. The effectiveness of benzyl benzoate and some essential plant oils as laundry additives for killing house dust mites[J]. Journal of Allergy & Clinical Immunology, 92(5): 771-772.

MCDONALD E, COOK D, NEWMAN T, et al, 2002. Effect of air filtration systems on asthma: a systematic review of randomized trials[J]. Chest, 122 (5) : 1535-1542.

MCDONALD L G, TOVEY E, 1992. The role of water temperature and laundry procedures in reducing house dust mite populations and allergen content of bedding[J]. Journal of Allergy & Clinical Immunology, 90(4): 599-608.

MEHL R, 1998. Occurrence of mites in Norway and the rest of Scandinavia[J]. Allergy, 53(48 Suppl): 28-35.

MIHRSHAHI S, MARKS G B, CRISS S, et al, 2003. Effectiveness of an intervention to reduce house dust mite allergen levels in children's beds[J]. Allergy, 58 (8) : 784-789.

MIHRSHAHI S, MARKS G, VANLAAR C, et al, 2002. Predictors of high house dust mite allergen concentrations in residential homes in Sydney[J]. Allergy, 57 (2) : 137-142.

MIHRSHAHI S, PEAT J K, MARKS G B, et al, 2003. Eighteen-month outcomes of house dust mite avoidance and dietary fatty acid modification in the Childhood Asthma Prevention Study (CAPS) [J]. Journal of Allergy & Clinical Immunology, 111 (1) : 162-168.

MISTRELLO G, GENTILI M, RONCAROLO D, et al, 1998. Dot immunobinding assay for detection of mite antigens in house-dust samples[J]. Journal of Medical Entomology, 35 (2) : 143-147.

MORGAN W J, CRAIN E F, GRUCHALLA R S, et al, 2004. Results of a home-based environmental intervention among urban children with asthma[J]. New England Journal of Medicine, 351(11): 1068-1080.

MOSBECH H, JENSEN A, HEINING J H, et al, 1991. House dust mite allergens on different types of mattresses[J]. Clinical & Experimental Allergy, 21（3）: 351-355.

MOTHES N, VALENTA R, SPOITXAUER S, 2006. Allergy testing: the role of recombinant allergens[J]. Clinical Chemistry & Laboratory Medicine, 44（2）: 125-132.

MUMCUOGLU K Y, ABED Y, ARMENIOS B, et al, 1994. Asthma in Gaza refugee camp children and its relationship with house dust mites[J]. Annals of Allergy, 72（2）: 163-166.

MUMCUOGLU K Y, GAT Z, HOROWITZ T, et al, 1999. Abundance of house dust mites in relation to climate in contrasting agricultural settlements in Israel[J]. Medical & Veterinary Entomology, 13（3）: 252-258.

MUNIR A K M, EINARSSON R, DREBORG S K G, 1993. Vacuum cleaning decreases the levels of mite allergens in house dust[J]. Pediatric Allergy & Immunology Official Publication of the European Society of Pediatric Allergy & Immunology, 4（3）: 136-143.

MUNIR A KM, BJORKSTE N B, EINARSSON R, et al, 1995. Mite allergens in relation to home conditions and sensitization of asthmatic children from three climatic regions[J]. Allergy, 50（1）: 55-64.

NIVEN R, FLETCHER A M, PICKERING A C, et al, 1999. Attempting to control mite allergens with mechanical ventilation and dehumidification in British houses[J]. Journal of Allergy & Clinical Immunology, 103（1）: 756-762.

OSTING A J, DE BRUIN-WELLER M S, et al, 2002. Effect of mattress encasings on atopic dermatitis outcome measures in a double-blind, placebo-controlled study: the Dutch mite avoidance study[J]. Journal of Allergy & Clinical Immunology, 110（3）: 500-506.

OWEN S, MORGANSTERN M, HEPWORTH J, et al, 1990. Control of house dust mite antigen in bedding[J]. Lancet, 335（8694）: 911-912.

PARK H J, LEE J H, PARK K H, et al, 2014. A nationwide survey of inhalant allergens sensitization and levels of indoor major allergens in Korea[J]. Allergy Asthma & Immunology Research, 6（3）: 222-227.

PARVANEL S, JOHANSSON E, ELFMAN L H M, et al, 2002. An ELISA for recombinant *Lepidoglyphus destructor*, Lep d 2, and the monitoring of exposure to dust mite allergens in farming households[J]. Clinical & Experimental Allergy Journal of the British Society for Allergy & Clinical Immunology, 32（1）: 80-86.

PATERNOSTER L, STANDL M, CHEN C M, et al, 2011. Meta-analysis of genome-wide association studies identifies three new risk loci for atopic dermatitis[J]. Nature Genetics, 44（2）: 187-192.

PAULI G, HOYET C, TENABENE A, et al, 1988. Guanine and mite allergenicity in house dust[J]. Clinical Allergy, 18（4）: 383.

PAULI G, QUOIX E, HEDELIN G, et al, 1993. Mite allergen content in mattress dust of Dermatophagoides-allergic asthmatics/rhinitics and matched controls[J]. Clinical & Experimental Allergy Journal of the British Society for Allergy & Clinical Immunology, 23（7）: 606-611.

PEARCH N, DOUWES J, BEASLEY R, 2000. Is allergen exposure the major primary cause of asthma?[J]. Thorax, 55（5）: 424.

PEAT J K, TOELE B G, GRAY E J, et al, 1995. Prevalence and severity of childhood asthma and allergic sensitisation in seven climatic regions of New South Wales[J]. Medical Journal of Australia, 163（1）: 22-26.

PEAT J K, TOVEY E, MELLIS C M, et al, 1993. Importance of house dust mite and Alternaria allergens in childhood asthma：an epidemiological study in two climatic regions of Australia[J]. Clinical & Experimental Allergy Journal of the British Society for Allergy & Clinical Immunology，23（10）：812.

PEAT J K，TOVEY E，TOELLE B G，et al，1996. House dust mite allergens. A major risk factor for childhood asthma in Australia[J]. American Journal of Respiratory & Critical Care Medicine，153（1）：141-146.

PEAT J K，WOOLCOCK A J，1995. Prevention of asthma as a public health priority[J]. Monaldi archives for chest disease = Archivio Monaldi per le malattie del torace / Fondazione clinica del lavoro，IRCCS [and] Istituto di clinica tisiologica e malattie apparato respiratorio，Università di Napoli，Secondo ateneo，50（6）：423-426.

PELIKAN Z，2009. Role of nasal allergy in chronic secretory otitis media[J]. Current Allergy and Asthma Reports，9（2）：107-113.

PETROVA A D，ZHELTIKOVA T M，2000. Long-term dynamics and structure of house dust mite community in Moscow（Acariformes，Astigmata）[J]. Zoologicheskii Zhurnal，79（12）：1402-1408.

PLATTS-MILLS T A E，POLLART S M，MRAZEK D A，et al，1989. Asthma and serum levels of IgE[J]. New England Journal of Medicine，320（25）：1696-1697.

PLATTS-MILLS T A E，VAUGHAN J W，CARTER M C，et al，2000. The role of intervention in established allergy：Avoidance of indoor allergens in the treatment of chronic allergic disease[J]. Journal of Allergy & Clinical Immunology，106（5）：787-804.

PLATTS-MILLS T A，CHAPMAN M D，WHEATLY L M，1999. Control of house dust mite in managing asthma. Conclusions of meta-analysis are wrong[J]. Bmj Clinical Research，318（7187）：870-871.

PLATTSMILLS T A，SPORIK R B，WHEATLEY L M，et al，1995. Is there a dose-response relationship between exposure to indoor allergens and symptoms of asthma?[J]. Journal of Allergy & Clinical Immunology，96（4）：435-440.

PLATTSMILLS T A，THOMAS W R，AALBERSE R C，et al，1992. Dust mite allergens and asthma：report of a second international workshop[J]. Journal of Allergy & Clinical Immunology，89（5）：1046.

PLATTSMILLS T A，TOVEY E R，MITCHELL E B，et al，1982. Reduction of bronchial hyperreactivity during prolonged allergen avoidance[J]. Lancet，2（8309）：1212.

PLATTSMILLS T A，WOODFOLK J A，CHAPMAN M D，et al，1996. Changing concepts of allergic disease：the attempt to keep up with real changes in lifestyles[J]. Journal of Allergy & Clinical Immunology，98（3）：297-306.

POPIEL J，CEKIERA A，2015. Comparison of IgE test results with intradermal skin tests for dust mites and storage mites in atopic dogs[J]. Polish Journal of Veterinary Sciences，18（2）：351-356.

POPPLEWELL E J，INNES V A，LLOYDHUGHES S，et al，2000. The effect of high-efficiency and standard vacuum-cleaners on mite，cat and dog allergen levels and clinical progress[J]. Pediatric Allergy & Immunology，11（3）：142-148.

PRICE J A，POLLOCK I，LITTLE S A，et al，1990. Measurement of airborne mite antigen in homes of asthmatic children[J]. Lancet，336（8720）：895-897.

PUERTA L，FERNÃNDEZ-CALDAS E，MERCADO D，et al，1996. Sequential determinations of *Blomia tropicalis* allergens in mattress and floor dust samples in a tropical city - Journal of Allergy and Clinical

Immunology[J]. Journal of Allergy & Clinical Immunology，97（2）：689.

QUOIX E，LE M J，HOYET C，et al，1993. Prediction of mite allergen levels by guanine measurements in house-dust samples[J]. Allergy，48（5）：306-309.

RAODN K，SCHOTTKY A，GARZ S，et al，2000. Distribution of dust-mite allergens（Lep d 2，Der p 1，Der f 1，Der 2）in pig-farming environments and sensitization of the respective farmers[J]. Allergy，55（3）：219-225.

REBMANN H，WEBER A K，FOCKE I，et al，1997. Does benzyl benzoate prevent colonization of new mattresses by mites? A prospective study[J]. Allergy，51（12）：876-882.

RECER G M，2004. A review of the effects of impermeable bedding encasements on dust-mite allergen exposure and bronchial hyper-responsiveness in dust-mite-sensitized patients[J]. Clinical & Experimental Allergy，34（2）：268-275.

REISER J，INGRAM D，MITCHEL E B，et al，1990. House dust mite allergen levels and an anti-mite mattress spray（natamycin）in the treatment of childhood asthma[J]. Clinical & Experimental Allergy Journal of the British Society for Allergy & Clinical Immunology，20（5）：561-567.

REISMAN R E，MAURIELLO P M，DAVIS G B，et al，1990. A double-blind study of the effectiveness of a high-efficiency particulate air（HEPA）filter in the treatment of patients with perennial allergic rhinitis and asthma[J]. Journal of Allergy & Clinical Immunology，85（6）：1050-1057.

RICCI G，PATRIZI A，SPECCHIA F，et al，2001. Effect of house dust mite avoidance measures in children with atopic dermatitis[J]. British Journal of Dermatology，144（4）：912-913.

RIIM I S，JEE C H，2006. Acaricidal effects of herb essential oils against *Dermatophagoides farinae* and *D. pteronyssinus*（Acari：Pyroglyphidae）and qualitative analysis of a herb Mentha pulegium（pennyroyal）[J]. Korean Journal of Parasitology，44（2）：133-138.

RIJSSENBEEK-NOUWENS L H，OOSTING A J，DE MONCHY J G，et al，2002. The effect of anti-allergic mattress encasings on house dust mite-induced early- and late-airway reactions in asthmatic patients. A double-blind，placebo-controlled study[J]. Clinical & Experimental Allergy Journal of the British Society for Allergy & Clinical Immunology，32（1）：117-125.

ROCHE N，CHINET T C，BELOUCHI N E，et al，2000. Dermatophagoides pteronyssinus and bioelectric properties of airway epithelium：role of cysteine proteases[J]. European Respiratory Journal，16（2）：309-315.

RUSSELL D W，FERNÁNDEZ-CALDAS E，SWANSON M C，et al，1991. Caffeine，a naturally occurring acaricide[J]. Journal of Allergy & Clinical Immunology，87（1 Pt 1）：107.

SAHA G K，1994. Relationship between Dermatophagoides mite density and specific immune response in asthmatic patients[J]. Annals of Allergy，73（5）：429-433.

SAKAGUCHI M，INOUYE S，YASUEDA H，et al，1992. Concentration of airborne mite allergens（Der Ⅰ and Der Ⅱ）during sleep[J]. Allergy，47（1）：55-57.

SCHOBER G，KNIEST F M，KORT H S M，et al，1992. Comparative efficacy of house dust mite extermination products[J]. Clinical & Experimental Allergy Journal of the British Society for Allergy & Clinical Immunology，22（6）：618-626.

SCHRAMBIJKERK D，DOEKES G，BOEVE M，et al，2006. Nonlinear relations between house dust mite allergen levels and mite sensitization in farm and nonfarm children[J]. Allergy，61（5）：640.

SCRIVENER S, YEMANEBERHAN H, ZEBENIGUS M, et al, 2001. Independent effects of intestinal parasite infection and domestic allergen exposure on risk of wheeze in Ethiopia：a nested case-control study[J]. Lancet，358（9292）：1493-1499.

SEVKI C, LEVENT A, ENDER G, et al, 2006. Reduction of house-dust mite allergen concentrations in carpets by aluminium potassium sulfate dodecahydrate（alum）[J]. Allergy & Asthma Proceedings, 27（5）: 350-353.

SHARMA D，DUTTA B K，SINGH A B，2011. Dust mites population in indoor houses of suspected allergic patients of South assam，India[J]. Isrn Allergy，2011（2011）：74-80.

SHEIKH A，HURWITZ B，2001. House dust mite avoidance measures for perennial allergic rhinitis[M]// The Cochrane Library. New Jersey：John Wiley & Sons，Ltd：318.

SHIBASAKI M，IKEDA H，ISOYAMA S，et al，1996. Treatment of whole houses with liquid nitrogen for control of dust mites[J]. Journal of Medical Entomology，33（6）：906-910.

SHIBASAKI M，TAKITA H，1994. Effect of electric heating carpet on house dust mites[J]. Annals of Allergy，72（6）：541-545.

SIDENIUS K E，HALLAS T E，BRYGGE T，et al，2002. House dust mites and their allergens at selected locations in the homes of house dust mite-allergic patients[J]. Clinical & Experimental Allergy，32（9）：1299-1304.

SIDENIUS K E，HALLAS T E，POULSEN L K，et al，2002. A controlled intervention study concerning the effect of intended temperature rise on house dust mite load[J]. Annals of Agricultural and Environmental Medicine，9（2）：163-168.

SIH T，MION O，2010. Allergic rhinitis in the child and associated comorbidities[J]. Pediatric Allergy & Immunology，21（1-Part-Ⅱ）：e107-e113.

SIMPSON A，HASSALL R，CUSTOVIC A，et al，1995. Variability of house-dust-mite allergen levels within carpets[J]. Allergy，53（6）：602-607.

SIMPSON A，SIMPSON B，CUSTOVIC A，et al，2002. Household characteristics and mite allergen levels in Manchester，UK[J]. Clinical & Experimental Allergy，32（10）：1413-1419.

SIMPSON A，WOODCOCK A，CUSTOVIC A，2001. Housing characteristics and mite allergen levels：to humidity and beyond[J]. Clinical & Experimental Allergy Journal of the British Society for Allergy & Clinical Immunology，31（6）：803.

SOARES F A, SEGUNDO G R, ALVES R, et al, 2007. Indoor allergen sensitization profile in allergic patients of the allergy clinic in the University Hospital in Uberlandia，Brazil[J]. Revista Da Associação Médica Brasileira，53（1）：25-28.

OBOTNÍK J，ALBERTIC G，WEYDA F，et al. 2008. Ultrastructure of the digestive tract of *Acarus siro*（Acari：Acaridida）. Journal of Morphology. 269：54-71.

SONG W J，KANG M G，CHANG Y S，et al，2014. Epidemiology of adult asthma in Asia：toward a better understanding[J]. Asia Pacific Allergy，4（2）：75-85.

SOPELETE M C，SILVA D A O，ARRUDA L K，et al，2000. *Dermatophagoides farinae*（Der f 1）and *Dermatophagoides pteronyssinus*（Der p 1）allergen exposure among subjects living in Uberlândia，Brazil[J].

International Archives of Allergy & Immunology，122（4）：257-263.

STEINHOFF M，BUDDENKOTTE J，SHPACOVITCH V，et al，2005. Proteinase-activated receptors：transducers of proteinase-mediated signaling in inflammation and immune response[J]. Endocrine Reviews，26（1）：1-43.

STEWART A W，MITCHELL E A，PEARCE N，et al，2001. The relationship of per capita gross national product to the prevalence of symptoms of asthma and other atopic diseases in children（ISAAC）[J]. International Journal of Epidemiology，30（1）：173.

SUN J L，LIAN S，CHEN J，et al，2014. Mite and booklouse fauna from vacuumed dust samples from Beijing[J]. Allergy Asthma & Immunology Research，6（3）：257-262.

SUN J L，SHEN L，CHEN J，et al，2013. Species diversity of house dust mites in Beijing，China[J]. Journal of Medical Entomology，50（1）：31-36.

SUNDELL J，WICKMAN M，PERSHAGEN G，et al，1995. Ventilation in homes infested by house - dust mites[J]. Allergy，50（2）：106-112.

SUNYER J，JARVIS D，PEKKANEN J，et al，2004. Geographic variations in the effect of atopy on asthma in the European Community Respiratory Health Study[J]. Journal of Allergy & Clinical Immunology，114（5）：1033-1039.

TAK J H，KIM H K，LEE S H，et al，2006. Acaricidal activities of paeonol and benzoic acid from Paeonia suffruticosa root bark and monoterpenoids against Tyrophagus putrescentiae（Acari：Acaridae）[J]. Pest Management Science，62（6）：551.

TANEI R，HASEGAWA Y，2016. Atopic dermatitis in older adults：a viewpoint from geriatric dermatology[J]. Geriatrics & Gerontology International，16（Supplement）：75-86.

TERRA S A，SILVA D A，SOPELETE M C，et al，2004. Mite allergen levels and acarologic analysis in house dust samples in Uberaba，Brazil[J]. Journal of Investigational Allergology & Clinical Immunology，14（3）：232.

TERREEHORST I，HAK E，OOSTING A J，et al，2003. Evaluation of impermeable covers for bedding in patients with allergic rhinitis[J]. Journal of Pediatrics，349（3）：237-246.

THOMAS W R，SMITH W A，HALES B J，2004. The allergenic specificities of the house dust mite[J]. Chang Gung Medical Journal，27（8）：563-569.

THOMAS W R，SMITH W A，HALES B J，et al，2002. Characterization and immunobiology of house dust mite allergens[J]. International Archives of Allergy & Immunology，129（1）：1-18.

TOPP R，WIMMER K，FAHLBUSCH B，et al，2003. Repeated measurements of allergens and endotoxin in settled house dust over a time period of 6 years[J]. Clinical & Experimental Allergy，33（12）：1659-1666.

TORRENT M，SUNYER J，GARCIA R，et al，2007. Early-life allergen exposure and atopy，asthma，and wheeze up to 6 years of age. [J]. Am J Respir Crit Care Med，176（5）：446-453.

TOVEY E R，ALMQVIST C，Li Q，et al，2008. Nonlinear relationship of mite allergen exposure to mite sensitization and asthma in a birth cohort [J]. J Allergy Clin Immunol，122（1）：114-118.

TOVEY E R，CHAPMAN M D，PLATTS-MILLS T A，1981. Mite faeces are a major source of house dust allergens[J]. Nature，289（5798）：592-593.

TOVEY E R，MARKS G B，MATTTHEWS M，et al，1992. Changes in mite allergen Der p 1 in house dust following spraying with a tannic acid/acaricide solution[J]. Clinical & Experimental Allergy，22（1）：67-74.

TOVEY E R，MITAKAKIS T Z，SERCOMBE J K，et al，2003. Four methods of sampling for dust mite allergen：differences in 'dust'[J]. Allergy，58（8）：790-794.

TOVEY E R，TAYLOR D J，MITAKAKIS T Z，et al，2001. Effectiveness of laundry washing agents and conditions in the removal of cat and dust mite allergen from bedding dust[J]. Journal of Allergy & Clinical Immunology，108（3）：369.

TOVEY E R，WOOLCOCK A J，1994. Direct exposure of carpets to sunlight can kill all mites[J]. Journal of Allergy & Clinical Immunology，93（6）：1072-1074.

TSAY A，WILLLIAMS L，MITCHELL E B，et al，2002. A rapid test for detection of mite allergens in homes[J]. Clinical & Experimental Allergy Journal of the British Society for Allergy & Clinical Immunology，32（11）：1596.

UEHARA S，FRANZOLIN M R，CHIESA S，et al，2006. Effectiveness of house dust mite acaricide trinbutyl tin maleate on carpets，fabrics and mattress foam：a standardization of methodology[J]. Revista Do Instituto De Medicina Tropical De São Paulo，48（3）：171-174.

VALENTA R，TWAROCH T，SWOBODA I，2007. Component-resolved diagnosis to optimize allergen-specific immunotherapy in the Mediterranean area[J]. Journal of Investigational Allergology & Clinical Immunology，17 Suppl 1（1）：36.

VAN D H S，KAUFFMAN H F，DUBOIS A E，et al，1997. Allergen-avoidance measures in house-dust-mite-allergic asthmatic patients. Effects of acaricides and mattress encasings[J]. Allergy，52（9）：921.

VAN S O C，MAAS T，KAPER J，et al，2007. Is there any role for allergen avoidance in the primary prevention of childhood asthma?[J]. Journal of Allergy & Clinical Immunology，119（6）：1323-1328.

VAN S R T，VERHOEFF A P，VAN W J H，et al，1995. Der p Ⅰ concentrations in mattress surface and floor dust collected from infants' bedrooms[J]. Clinical & Experimental Allergy Journal of the British Society for Allergy & Clinical Immunology，25（12）：1184.

VAN STRIEN R T，VERHOEFF A P，BRUNEKREEF B，et al，1994. Mite antigen in house dust：relationship with different housing characteristics in The Netherlands[J]. Clinical & Experimental Allergy，24（9）：843.

VANLAAR C H，PEAT J K，MARKS G B，et al，2000. Domestic control of house dust mite allergen in children's beds [J]. Journal of Allergy & Clinical Immunology，105（6 Pt 1）：1130.

VAUGHAN J W，MCLAUGHLIN T E，PERXANOWSKI M S，et al，1999. Evaluation of materials used for bedding encasement：effect of pore size in blocking cat and dust mite allergen[J]. Journal of Allergy & Clinical Immunology，103（2 Pt 1）：227.

VEALE A J，PEAT J K，TOVEY E R，et al，1996. Asthma and atopy in four rural Australian Aboriginal communities [J]. Medical Journal of Australia. 165：192-196.

VERHOEFF A P，STEREN R T V，WIJNEN J H V，et al，1995. Damp housing and childhood respiratory symptoms：the role of sensitization to dust mites and molds[J]. American Journal of Epidemiology，141（2）：103.

VICENTINI L，PERONI D，MIRAGLIA D G M，et al，2002. Comparison of vacuum cleaners[J]. Allergy，

57（6）：555.

VOJTA P J, RANDELS S P, STOUT J, et al, 2001. Effects of physical interventions on house dust mite allergen levels in carpet, bed, and upholstery dust in low-income, urban homes[J]. Environmental Health Perspectives, 109（8）：815-819.

VRLATO G，CALABRESE R，DE M R，2002. Correlation between asthma and climate in the European Community Respiratory Health Survey[J]. Archives of Environmental Health An International Journal, 57（1）：48-52.

VYSZENSKIMOHER D L，ARLIAN L G，2014. Effects of wet cleaning with disodium octaborate tetrahydrate on dust mites（Acari：Pyroglyphidae）in carpet[J]. Journal of Medical Entomology，40（4）：508-511.

WAHN U, LAU S, BERGMANN R, et al, 1997. Indoor allergen exposure is a risk factor for sensitization during the first three years of life[J]. Journal of Allergy & Clinical Immunology，99（6 Pt 1）：763.

WARNER A，BOSTRÖM S，MUNIR A K M，et al，1998. Environmental assessment of Dermatophagoides mite-allergen levels in Sweden should include Der m 1[J]. Allergy，53（7）：698-704.

WASSENAAR D P，1998. Reducing house-dust mites by vacuuming[J]. Experimental and Applied Acarology, 4（2）：167-171.

WEILAND S，HUSING A，STRACHAN D，et al，2004. Climate and the prevalence of symptoms of asthma, allergic rhinitis，and atopic eczema in children[J]. Occupational & Environmental Medicine，61（7）：609.

WEINMAYR G，WEILAND S K，BJÖRKSTÉN B，et al，2007. Atopic sensitization and the international variation of asthma symptom prevalence in children[J]. American Journal of Respiratory & Critical Care Medicine，176（6）：565-574.

WEN D C, SHYUR S D, HO C M, 2005. Systemic anaphylaxis after the ingestion of pancake contaminated with the storage mite Blomia freemani[J]. Ann Allergy Asthma Immunol，95（6）：612-614.

WICKENS K，MASON K，FITZHARRIS P，et al，2001. The importance of housing characteristics in determining Der p 1 levels in carpets in New Zealand homes[J]. Clinical & Experimental Allergy Journal of the British Society for Allergy & Clinical Immunology，31（6）：827.

WICKENS K，SIEBERS R，ELLIS I，et al，1997. Determinants of house dust mite allergen in homes in Wellington，New Zealand[J]. Clinical & Experimental Allergy，27（9）：1077-1085.

WICKMAN M，EMENIUS G，EGMAR A C，et al，1994. Reduced mite allergen levels in dwellings with mechanical exhaust and supply ventilation[J]. Clinical & Experimental Allergy，24（2）：109–114.

WICKMAN M，NORDVALL S L，PERSHAGEN G，et al，1991. House dust mite sensitization in children and residential characteristics in a temperate region[J]. J Allergy Clin Immunol，88（1）：89-95.

WICKMAN M，NORDVALL S L，PERSHAGEN G，et al，1993. Sensitization to domestic mites in a cold temperate region[J]. American Review of Respiratory Disease，148（1）：58-62.

WOODCOCK A, LOWE L A, MURRAY C S, et al, 2004. Early life environmental control: effect on symptoms, sensitization，and lung function at age 3 years[J]. American Journal of Respiratory & Critical Care Medicine, 170（4）：433.

WOOLCOCK A J, PEAT J K, TREVILLION L M, 1995. Is the increase in asthma prevalence linked to increase in allergen load?[J]. Allergy，50（12）：935-940.

YI F C，LEE B W，CHEONG N，et al，2005. Quantification of Blo t 5 in mite and dust extracts by two-site ELISA[J]. Allergy，60（1）：108-112.

YOON J S，WON S，LEE E K，et al，2015. Immunoglobulin E to allergen components of house dust mite in children with allergic disease[J]. Journal of Allergy & Clinical Immunology，135（2）：AB189.

ZHANG L，CHEW F T，SOH S Y，et al，1997. Prevalence and distribution of indoor allergens in Singapore[J]. Clinical & Experimental Allergy，27（8）：876-885.

ZOCK J P，HEINRICH J D，VERLATO G，et al，2007. Distribution and determinants of house dust mite allergens in Europe：The European Community Respiratory Health Survey II [J]. Journal of Allergy & Clinical Immunology，118（3）：682.